아로마 마음챙김

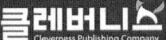

아로마 마음챙김
숨결처럼 가볍게, 습관처럼 자연스럽게

발 행   2024년 8월 9일 초판 1쇄 발행
저 자   이 주 예
발행처   클레버니스
발행인   조 성 준
주 소   서울특별시 은평구 갈현로 11길 46
전 화   010-2993-3375
팩 스   02-2275-3371
등록번호 제 2024-000045호
등록일자 2024년 5월 9일
ISBN   979-11-94129-33-2 (03510)
정 가   25,000원

※ 이 책은 저작권법에 의해 보호를 받는 저작물로 무단 전재나 복제를 금지하며,
※ 이 책 내용의 전부 또는 일부를 이용하려면 반드시 저작권자나 발행인의 서면동의를 받아야 합니다.
※ 파본 및 낙장은 구입하신 서점에서 교환하여 드립니다.

숨결처럼 가볍게, 습관처럼 자연스럽게

이주예 지음

아로마 마음챙김

클레버니스
Cleverness Publishing Company

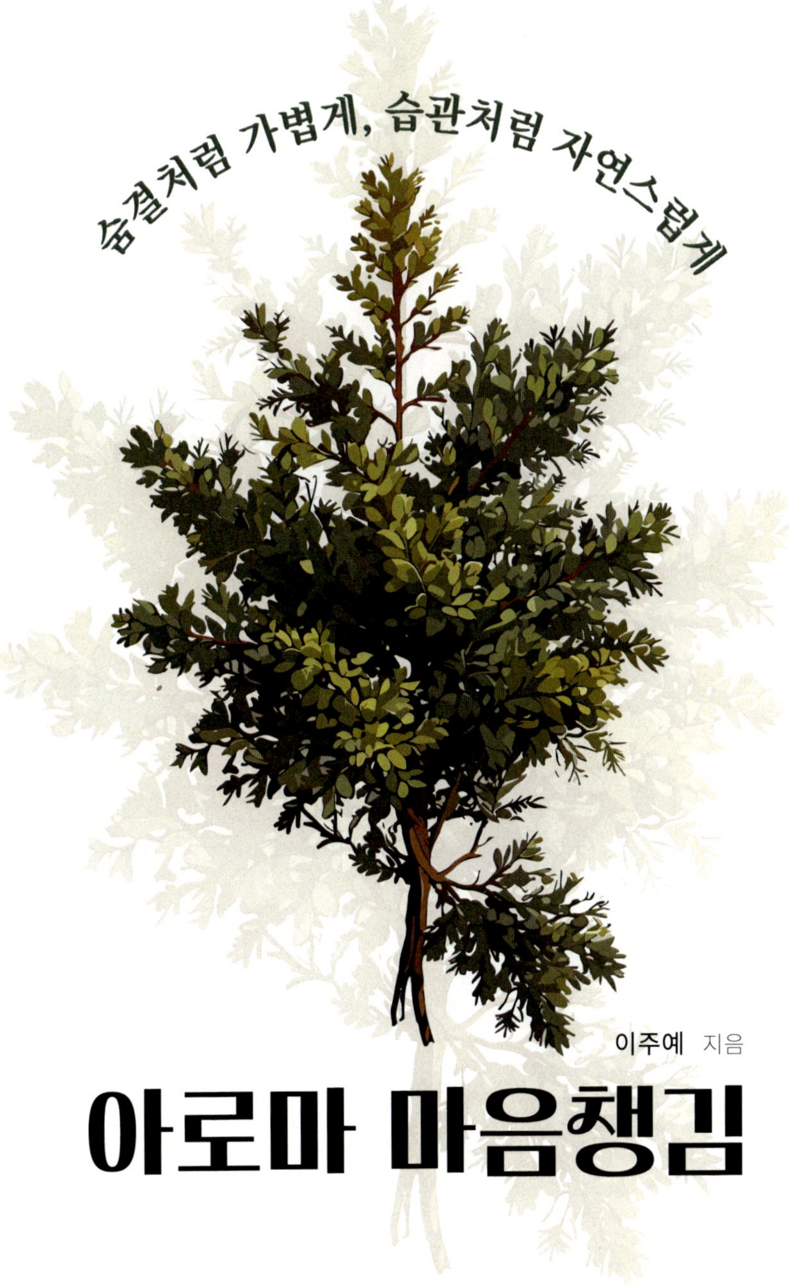

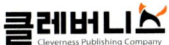

차례

Part 1
아로마 마음챙김으로의 초대 015

마음챙김 뜨는 아침 019
아로마와 함께 차근차근 023
역사 속으로 숨은 아로마 명상 028
품격 있는 에센셜 오일 고르기 034
아로마로 디자인하는 나만의 마음챙김 038
향기로운 출발선에 서다 043

Part 2
차크라 밸런싱으로 마음의 중심 잡기 051

땅을 딛고 우뚝 서는 뿌리 차크라 056
차크라 명상으로 떠나는 마음챙김 여행 058
1층부터 옥상까지 디톡스 062
단단한 뿌리로 풍성한 열매 맺기 067
차크라 균형이 빚어내는 조화로운 움직임 070
천정의 빛으로 가득 찬 지혜 074

Part 3

에센셜 오일로 마음의 주파수 맞추기　083

마음을 홀리는 달콤한 유혹　087
편안한 솜털 같은 위로　092
레몬 한 조각의 상큼한 각성　100
봄바람 타고 온 행복한 설렘　105
나를 만나는 깊고 그윽한 시간　110
신성한 향기에 깃든 마음의 기도　115

Part 4

아로마 명상으로 만나는 마음챙김　123

향기 타고 흐르는 마음챙김 호흡　127
아로마 바디 스캔으로 섬세해지는 나　132
고요 속에 피어나는 샌달우드 명상　137
자비의 손길이 된 로즈 명상　141
걷는 향기, 걷는 마음챙김　147
아로마 자국 남기는 일상 명상　151

◇◇◇◇◇
Part 5

손끝에서 피어나는 마음챙김 블렌딩　161

아로마 요가로 깨어나는 몸과 마음　165
차분해지고 선명해지는 일랑일랑 명상　170
옴의 울림에 담아내는 우디한 평온　176
활기찬 로즈마리 운동으로 기분전환　180
식탁 위 작은 행복 레시피　185
아침에 한 숟가락 마음챙김 습관　189

◇◇◇◇◇
Part 6

가족과 함께하는 따뜻한 마음챙김 시간　199

우리 집 작은 마음챙김 스튜디오　202
책상 앞에서 불어오는 레몬 바람　206
아로마 고요와 향기가 흐르는 사색의 방　210
자연이 전하는 초록빛 마음챙김　215
온전한 위로와 치유의 시간　220
랜선 타고 오는 아로마 마음챙김　224

◇◇◇◇◇◇
Part 7

오늘부터 시작하는 아로마 마음챙김 233

마음챙김, 내 삶에 어떤 변화를 줄까? 238

향기로운 동행 243

마음챙김 파트너 246

나만의 아로마 마음챙김 루틴 만들기 251

함께 하니 더 좋은 마음챙김 260

한 방울의 행복을 찾아서 263

◇◇◇◇◇◇
Part 8

아로마 마음챙김으로 만드는 작은 변화 277

지치지 않는 마음챙김으로 가는 길 279

스트레스 SOS! 284

향기로운 소통의 기술 294

사랑 가득한 향기 포옹 299

삶의 균형을 찾아가는 아로마 리더 306

내 마음에 아로마 보물지도 그리기 309

서문

숨을 깊이 들이마시면 은은한 프랑킨센스 향이 폐부 깊숙이 스며듭니다. 눈을 감고 이 향에 온전히 집중하는 순간, 머릿속의 끊임없는 잡념이 서서히 가라앉는 것을 느낄 수 있죠. 마음이 고요해지고 평온이 찾아옵니다. 이것이 바로 아로마 마음챙김이 우리에게 선사하는 선물입니다.

현대를 살아가는 우리는 분주함 속에 내면의 소리를 놓치고 살아가기 쉽습니다. 과도한 스트레스와 감정적 동요는 우리의 삶을 병들게 하고, 진정한 행복과 건강에서 멀어지게 만듭니다. 이런 문제에 대한 해답으로 마음챙김이 주목받고 있습니다. 자신의 내면에 깨어있고 현재에 충실하게 머무르는 연습, 그것이 마음챙김의 핵심입니다. 한편 수천 년 동안 인류는 아로마의 치유적 힘을 활용해왔습니다. 에센셜 오일의 고귀한 향은 우리의 신체와 정신을 치유하고 고양시키는 힘이 있죠. 이 두 가지 지혜, 마음챙김과 아로마테라피가 만났을 때 어떤 시너지가 일어날까요? 바로 이 질문에 대한 답을 찾는 여정이 이 책의 시작입니다.

라벤더, 프랑킨센스, 베르가못 등 마음챙김에 도움 되는 에센셜 오일들을 하나씩 만나 보겠습니다. 호흡명상, 바디스캔, 요가 등 다양한 명상법에 아로마를 접목하는 방법도 배울 거예요. 내 안의 차크라를 균형 잡고 에너지의 흐름을 촉진하는 아로마 명상법도 실천해 보겠습니다. 가정과 일터, 일상의 공간에서 아로마 마음챙김을 어떻게 실천할 수 있을까요? 생활 속 실천 팁과 DIY 레시피, 나만의 힐링 키트 만들기까지. 이 책은 아로마 마음챙김을 일상의 작은 습관으로 만드는 구체적인 방법을 제시할 것입니다.

우리는 지금 삶의 변화를 위한 향기로운 여정의 출발점에 서 있습니다. 이 여정의 끝에서 우리는 무엇을 만날 수 있을까요? 바쁘게 흘러가는 일상 속에서도 자신의 존재를 놓치지 않고, 매 순간 깨어 있는 삶. 나 자신은 물론 주변의 소중한 이들과 향기로운 소통을 나누며 공감과 이해의 폭을 넓혀가는 경험. 그리고 무엇보다 순간순간의 소중함과 감사함을 발견하며 내면의 평화와 기쁨을 만끽하는 시간들. 이것이 아로마 마음챙김이 우리에게 가져다 줄 선물입니다.

　이제 숨을 깊이 들이쉬고 천천히 내쉬어 보세요. 에센셜 오일을 한 방울 떨어뜨리고 그 향에 온 마음을 집중해 보세요. 아로마 마음챙김으로 향기로운 행복을 만끽하는 시간, 바로 지금 이 순간부터 시작됩니다.

이 주 예

PART 1
아로마 마음챙김으로의 초대

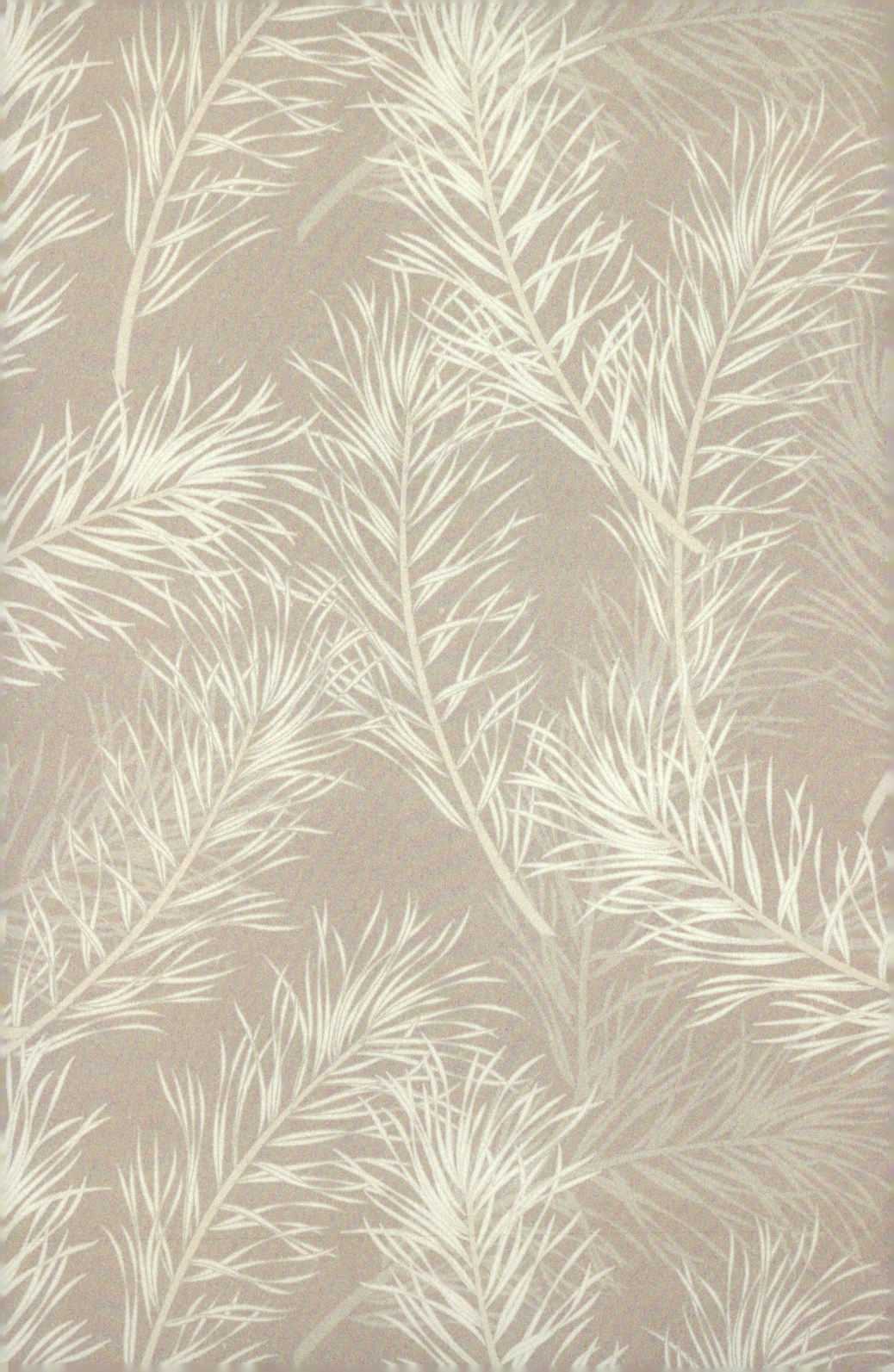

아로마 마음챙김으로의 초대

에센셜 오일의 은은한 향기에 온몸을 내맡기고 깊게 숨을 내쉬어 보세요. 아로마와 마음챙김이 선사하는 힐링의 세계로 우리 함께 들어가 보려 합니다. 향기로운 치유의 시간으로 초대하는 이 여정에서 여러분의 마음을 활짝 열어, 에센셜 오일이 주는 경이로운 경험을 만끽해 보시기 바랍니다.

수 세기 동안 다양한 문화권에서 사랑받아 온 아로마테라피는 에센셜 오일의 치유 특성을 활용하는 예술이자 과학입니다. 식물의 정수를 담은 귀한 오일 한 방울이 우리 마음과 몸, 영혼을 어루만지는 강력한 효과를 지니고 있죠. 매혹적인 향을 들이마시는 그 순간, 우리는 치유와 회복의 샘물을 만날 수 있습니다. 햇살 아래 이슬처럼 사라지는 일상의 스트레스를 경험하게 될 거예요.

하지만 아로마테라피의 진정한 마법은 단순히 오일 자체에만 있는 게 아닙니다. 우리가 매 순간 향기를 대하는 자세, 바로 마음챙김에 그 비밀이 숨어 있죠. 판단하지 않고 온전히 현재에 존재하는 연습, 마음챙김은 우리를 향기의 미묘한 뉘앙스를 음미하도록 초대합니다. 내면에 향이 울리는 감각을 느끼게 해주죠. 이런 고양된 자각 상태를 기르며, 우리는 내면은 물론 바깥 세상을 더욱 깊이 이해하고 감사할 수 있게 됩니다.

아로마테라피와 마음챙김의 조화로운 춤사위를 탐구하며, 이 두 실천법이 일상에 가져다주는 무궁무진한 혜택도 만나보겠습니다. 개개인의 필요와 선호에 부응하는 맞춤형 블렌드 오일을 만드는 과정부터 마음챙김 수련에 향기로운 의식을 더하는 방법까지, 우리 앞에 펼쳐진 가능성은 만개한 꽃밭처럼 무한합니다.

함께 배우고 익히며, 우리는 향기를 활용해 이완과 집중, 내적 조화를 길러주는 신성한 공간을 조성하는 법을 터득하게 될 것입니다. 편안한 수면을 돕는 라벤더 오일을 확산시키거나, 레몬의 상큼한 노트로 기분을 전환해 생산성을 높이고, 프랑킨센스의 안정감 있는 향으로 명상을 깊게 하는 식으로 말이죠. 향기와의 매 만남이 자기 발견과 변화를 위한 기회가 됩니다.

aroma mindfulness의 혜택은 개인의 웰빙을 넘어섭니다. 우리가 식물의 세계, 자연과 깊은 교감을 나누며 만물의 연결성을 깨달을수록 자연의 순환과 계절의 흐름, 생태계의 미묘한 균형에 내재한 깊은 지혜를 알아차리게 되죠. 이런 깨어있는 렌즈를 통해 세상을 바라보며, 지구와 모든 생명체를 공경하는 삶의 방식을 택하게 됩니다.

향기로운 모험을 떠나며, 여러분 모두 개방적인 마음가짐과 호기심 어린 자세로 매 경험을 맞이하시길 권합니다. 직관에 귀 기울이고, 몸의 타고난 지혜와 영혼의 속삭임을 신뢰하세요. 이 여정이 지극히 개인적이라는 사실을 명심하시길 바랍니다. 한 사람에겐 감동적인 것이 다른 이에겐 별 느낌이 없을 수 있어요. 자신만의 독특한 길을 받아들이고, 향기와 마음챙김을 대하는 옳고 그른 방식은 없다는 걸 아셨으면 좋겠습니다.

자, 여러분, 이 향기로운 모험을 함께 떠날 준비 되셨나요? 숨 한 번, 에센셜 오일 한 방울, 자각의 찰나 속에 내재한 무한한 변화의 잠재력을 발견할 준비가 되셨나요? 그렇다면 이제 시작해 봅시다. 손을 맞잡고 가슴을 열며 아로마 마음챙김의 경계 없는 세계로 나아갑니다. 우리의 발걸음 하나하나가 현존의 감미로운 향기로 물들고, 우리의 호흡 하나하나가 우리를 둘러싼 아름다움과 경이로움을 일깨워 주기를.

함께 깊이 들이쉬고 천천히 내쉬며, 아로마 마음챙김의 마법이 향기로운 순간 속에서 우리 안에 펼쳐지기를 기대해 봅니다. 숨

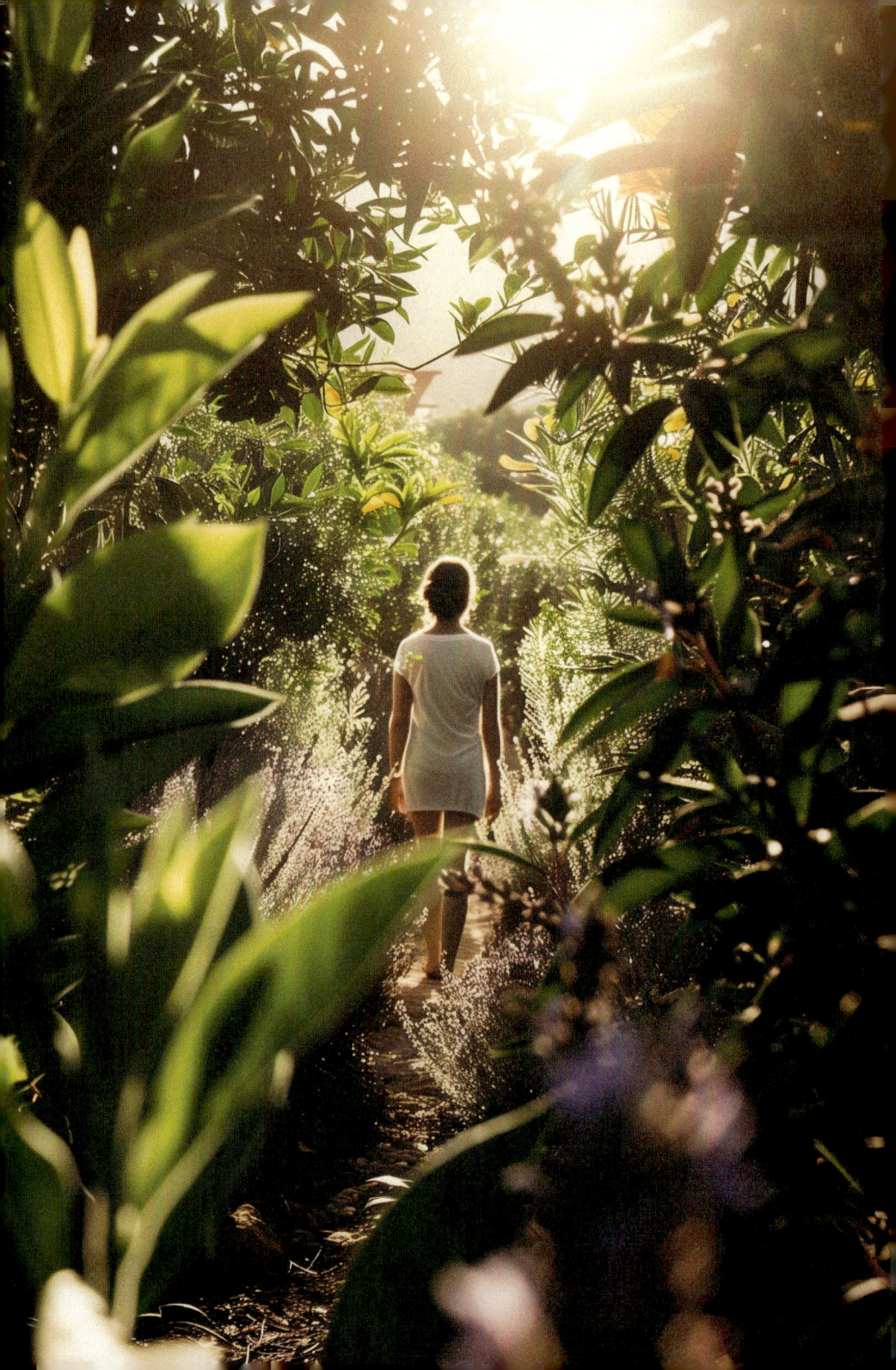

결마다 우리를 깨우고 치유하며 번영으로 이끄는 세상에 어서 오세요. 우리의 향기로운 수련을 이제 시작합니다.

마음챙김 뜨는 아침

고요한 아침의 햇살이 살며시 눈꺼풀을 어루만지며 새로운 하루의 시작을 알립니다. 침대에 누워 깊게 숨을 들이마시며 레몬 에센셜 오일의 상쾌하고 생기 넘치는 향기를 만끽해 보세요. 그 생동감 있는 아로마가 온몸의 감각을 일깨우고 마음을 환히 밝혀 줄 거예요. 레몬의 기운을 담아 마음챙김 호흡을 하는 이 작은 행위는 선명함, 집중력, 긍정 에너지로 가득 찬 하루의 시작을 예고합니다.

원기를 북돋우고 기분을 끌어올리기로 유명한 레몬 에센셜 오일은 아침 마음챙김 수련의 강력한 조력자입니다. 그 밝고 상큼한 감귤 향은 정신적, 감정적 안녕에 깊은 영향을 미쳐 잠에서 깨어난 후에도 남아있는 혼란을 걷어내고 집중력을 높여줍니다. 레몬 향을 깊이 들이마시면 감각이 자극되어 또렷한 정신과 함께 다가올 하루를 맞이할 준비가 됩니다.

아침 일과에 레몬 에센셜 오일을 사용하는 것은 마음챙김과 존재감을 키우는 간단하지만 효과적인 방법입니다. 향기와 그것이 몸과 마음에 미치는 영향에 주의를 기울이면 현재에 주의가 집중되어 전날에서 이어진 걱정이나 방해 요소를 내려놓을 수 있습니다. 이런 수련 덕분에 매일 아침 깨끗한 마음으로 새롭게 충전된 에너지와 목적 의식을 가지고 하루를 시작할 수 있습니다.

레몬 에센셜 오일의 장점을 경험하는 가장 강력한 방법 중 하나는 아로마테라피입니다. 침실이나 거실에 오일을 디퓨징 하면 정신을 맑게 하고 활력을 주는 분위기가 조성되어 정신이 또렷해지고 정신적 선명함이 높아집니다. 상쾌한 향기가 공기 중에 퍼지면 자연스레 더 깊고 의식적인 호흡을 하게 되어 아로마가 내면 깊숙이 스며들어 감각을 일깨웁니다.

아로마테라피 효과 외에도 레몬 에센셜 오일은 아침 스킨케어 루틴에 활용할 수 있습니다. 캐리어 오일에 오일을 몇 방울 희석해 피부에 바르면 하루 종일 레몬의 기분 전환과 스트레스 감소 효과를 느낄 수 있습니다. 오일을 피부에 부드럽게 마사지하는 행위 자체도 마음챙김의 순간이 되어 자신의 몸과 교감하고 자기 돌봄과 위로의 감각을 일깨웁니다.

레몬 에센셜 오일을 아침 마음챙김 수련에 도입하기 시작하면 선명함과 집중력을 높이는 다른 의식들과 자연스레 조화를 이루는 것을 발견하게 될 거예요. 예를 들어, 레몬 향과 함께 몇 분간 부드러운 요가 스트레칭을 하면 에너지와 유연성이 높아지는 동시에 안녕감도 향상됩니다. 이와 유사하게, 레몬의 상쾌한 아로마에 둘러싸여 그날을 위한 의도를 세우는 것은 긍정성과 동기부여를 고취시켜 생산적이고 보람찬 하루의 토대를 마련해 줍니다.

마음챙김과 정신적 선명함을 증진하는 레몬 에센셜 오일의 힘은 아침 시간을 넘어서까지 확장됩니다. 작은 오일 병을 하루 종일 지니고 다니면 언제든 에너지나 집중력 향상이 필요할 때 그 장점을 활용할 수 있습니다. 직장에서 도전적인 과제에 직면했거나, 바쁜 하루 중 잠깐의 평온이 필요할 때 레몬 향을 맡으며 깊게 숨을 들이쉬면 마음이 중심을 되찾고 평정과 선명함이 회복됩니다.

아로마테라피와 마음챙김의 시너지 효과를 계속 탐구하다 보면 레몬 에센셜 오일이 일상의 필수 요소가 된다는 걸 깨닫게 될 거예요. 그 밝고 상쾌한 향기는 현재에 머물며 집중하라는 지속적인 알림이 되어 삶의 도전 과제 앞에서 내적 평화와 회복탄력성을 기르는 데 도움을 줍니다.

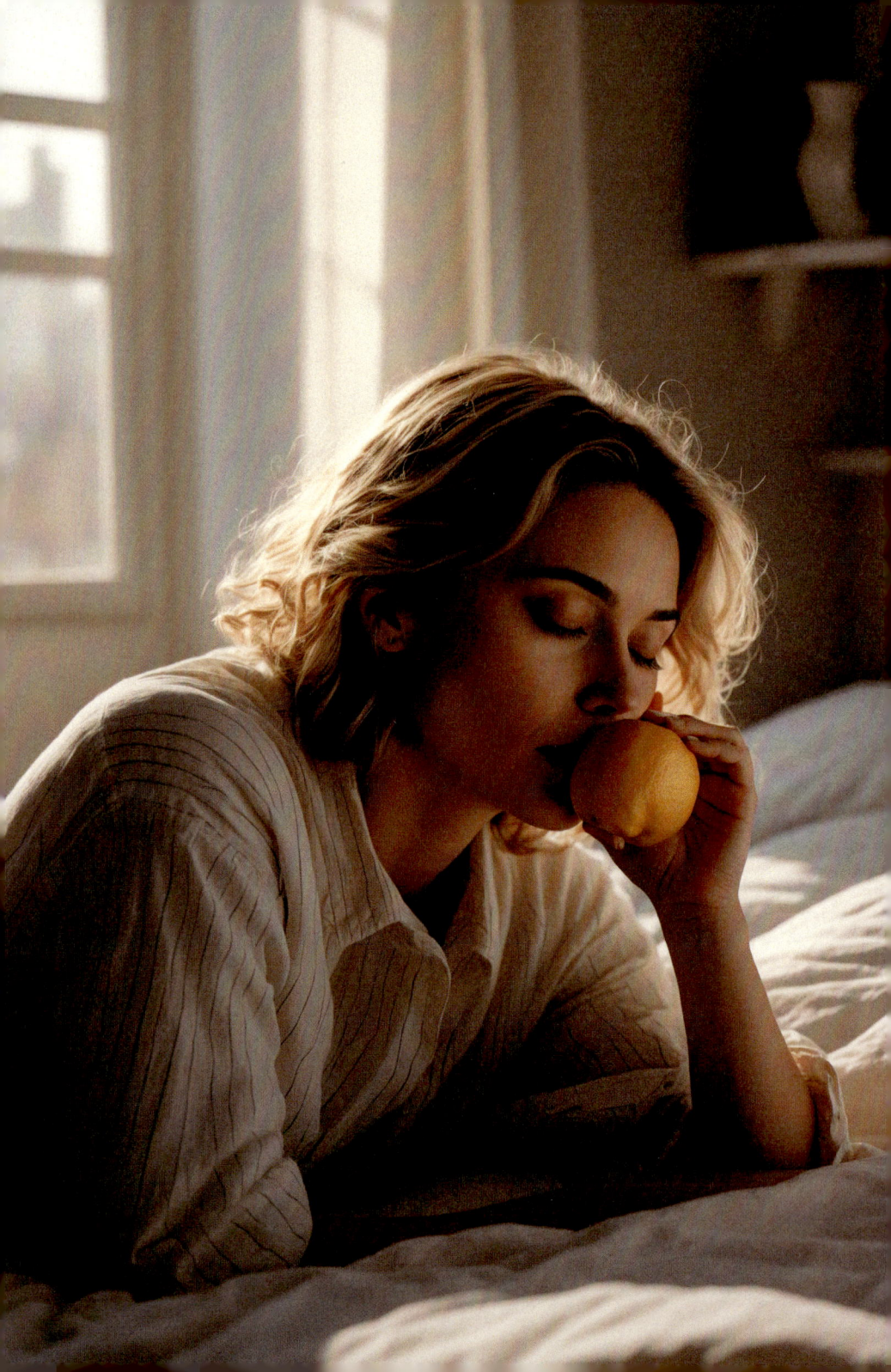

종종 압도적이고 혼란스러울 수 있는 세상에서 아침 마음챙김 수련에 레몬 에센셜 오일을 활용하는 작은 행위는 강력한 닻이 되어 우리를 현재에 단단히 붙들어 매고 새로운 에너지와 목적의식으로 매일을 맞이하게 해줍니다. 이 놀라운 오일의 활기차고 고양시키는 특성을 활용함으로써 우리는 더 큰 선명함, 집중력, 기쁨으로 살아갈 힘을 얻게 되고, 깨어 있는 매 순간 마음챙김의 본질을 구현하게 됩니다.

그러니 매일 아침 상쾌한 레몬 향을 깊이 들이마시며 감각을 일깨우고 마음을 맑게 하세요. 이 작은 마음챙김의 행위가 그날 하루를 목적, 존재감, 무한한 가능성으로 가득 채울 수 있도록 해줄 겁니다. 레몬 에센셜 오일의 힘을 길잡이 삼아 매일 아침이 새로운 시작의 약속을 품고 있음을 발견하게 될 거예요. 열린 마음과 맑고 집중된 정신으로 새날을 반기는 초대장인 셈이죠.

아로마와 함께 차근차근

아로마테라피의 은은한 향기가 온몸을 감싸는 순간, 마음은 고요해지고 치유의 힘이 스며듭니다. 이 같은 아로마테라피의 경험은 단순히 좋은 향을 맡는 것 이상의 의미를 지닙니다. 에센셜 오일의 치유 에너지와 마음챙김의 깊이가 만나 우리를 내면의 평온으로 이끌기 때문이죠.

아로마테라피의 기본 원리는 식물의 정수를 담은 에센셜 오일의 치유력에 바탕을 두고 있습니다. 각각의 에센셜 오일은 고유의 테라퓨틱 프로퍼티therapeutic property를 지니고 있어 심신 균형을 되찾고 스트레스를 해소하는 데 도움을 줍니다. 이는 우리가 에센셜 오일을 통해 원하는 상태에 다가설 수 있음을 의미하죠.

더불어 마음챙김 수련은 온전히 현재에 머물며 비판단적 자세로 자신과 주변을 바라보는 예술이라 할 수 있습니다. 호흡 명상, 바디스캔, 명상적 움직임 등을 통해 우리는 지금 이 순간에 온전히 머물며 내면의 평화를 경험하게 됩니다.

아로마테라피와 마음챙김의 조화로운 만남은 깊은 내적 변화를 일으킵니다. 명상 시간에 에센셜 오일을 활용하면 감각적 경험이 풍성해지고, 산만함에서 벗어나 순간에 깊이 몰입하게 되죠. 공기 중에 퍼지는 아로마 분자는 우리의 주의력을 내면으로 부드럽게 인도하는 동시에, 에센셜 오일 본연의 치유 특성이 심신에 긍정적 영향을 미칩니다.

따스한 촛불이 은은한 빛을 발하고, 디퓨저에서는 정성스레 블렌딩한 에센셜 오일 향이 피어오르는 평온한 공간을 상상해 보세요. 눈을 감고 깊은 호흡과 함께 아로마를 들이마시는 순간, 긴장이 풀리며 온전히 지금에 존재하게 됩니다. 호흡에 따라 향이 함께 움직이며 주의력을 호흡에 고정하죠. 설령 생각이 잠시 다른 곳을 방황해도 아로마는 다시 우리를 현재로 부드럽게 돌려놓습니다. 이렇듯 아로마테라피와 마음챙김의 조화는 내면의 감정을 자연스레 알아차리고 온화하게 다룰 수 있는 신성한 공간을 만들어 줍니다.

이제 막 아로마 마음챙김의 여정을 시작하는 분들께 당부 드리고 싶은 것은, 마음챙김이 하루아침에 완성되는 것이 아니라는 점입니다. 천천히, 그리고 꾸준히 해나가는 수련의 과정이 있을 뿐이죠. 처음엔 매일 5분씩 명상 시간을 가지는 것으로 시작해 점차 시간을 늘려가는 것도 좋습니다. 일상에서 벗어나 내면과 교감할 수 있는 안전하고 아늑한 공간을 마련하는 것도 중요합니다. 그리고 무엇보다 자신을 향한 인내와 자비의 마음을 잊지 마세요. 명상 중 생각이 자꾸 어디론가 떠난다고 낙담할 필요는 없습니다. 호흡 한 번, 지금 이 순간으로 돌아오기로 선택할 때마다 마음챙김의 힘은 깊어지니까요.

이 새로운 향기로운 마음챙김의 여정에는 곁에서 함께 해줄 든든한 조력자들도 있습니다. 가이드 명상, 마음챙김 수업, 관련 서적과 자료들은 수련의 깊이를 더해줄 것입니다. 자신에게 맞는 에센셜 오일과 블렌드를 직관에 따라 탐색하고 실험해 보세요. 내면의 필요와 공명하는 향기들이 찾아올 테니까요.

지금부터 우리는 함께 아로마테라피의 기초를 다지고, 마음챙김의 심오한 세계로 발걸음을 내딛어 볼 것입니다. 두 가지 고귀한 전통이 만나 빚어내는 변화의 향기를 따라, 우리 모두 온전한 삶을 향한 길을 걷게 될 것입니다. 이 여정에는 정답도, 종착점도 없습니다. 다만 호흡 한 번, 에센셜 오일 한 방울과 함께 찾아오는 내적 평온과 치유만이 있을 뿐입니다.

그러니 바쁘게 달려온 일상을 잠시 멈추고 깊은 호흡과 함께 아로마의 힐링 에너지를 만나보세요. 자신만의 속도로, 그리고 자신만의 깊이로 아로마 마음챙김을 탐구해 나가다 보면 어느새 당신의 삶 전체가 더욱 충만해질 것입니다. 순간순간 깨어있는 삶, 내면의 지혜가 빛나는 삶으로 향하는 이 경이로운 변화의 첫 걸음에 아로마테라피가 함께 하겠습니다. 이제 우리 모두 아로마 마음챙김의 세계로 입문해 볼까요? 에센셜 오일 한 방울의 놀라

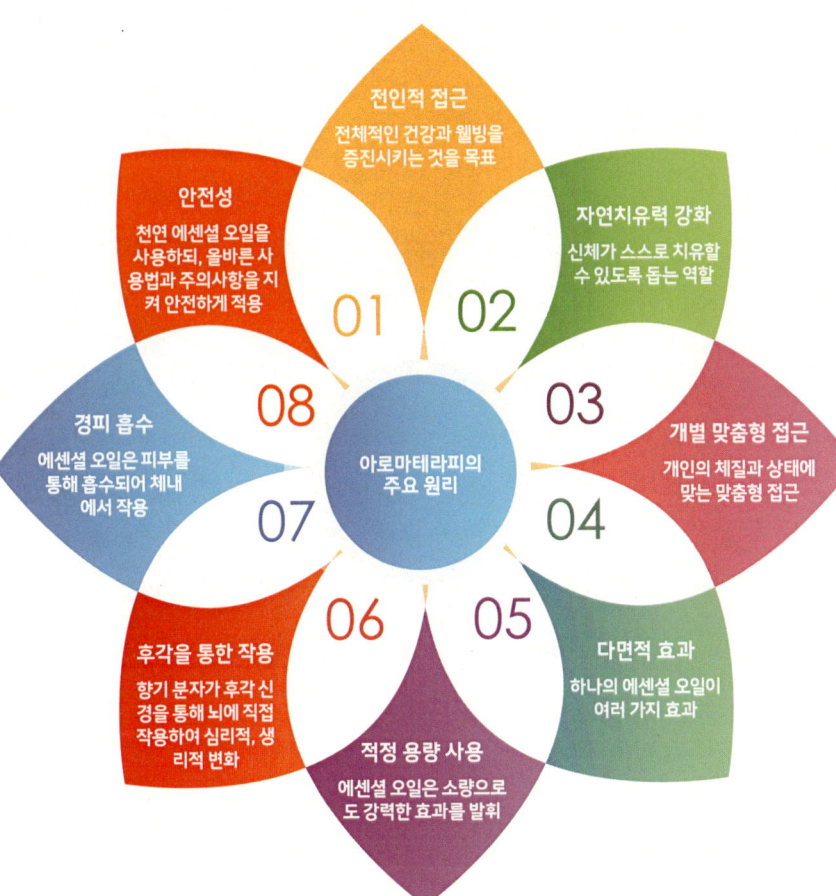

운 힘을 친구 삼아, 한 호흡 한 호흡 새로운 깨달음의 향기를 만 끽하며 나아가 보려 합니다.

역사 속으로 숨은 아로마 명상

향에 대한 감각은 오랫동안 명상 수행과 깊은 연관이 있었습니다. 고대 이집트, 인도, 중국 문명에서부터 중세 유럽의 수도원 전통에 이르기까지 향기로운 물질의 사용은 마음챙김을 강화하고 영적 성장을 촉진하는 데 중요한 역할을 해왔죠.

고대 이집트에서는 향을 피우는 행위가 종교 의식과 의례의 필수적인 부분이었습니다. 몰약myrrh과 유향frankincense 같은 향기로운 수지는 공기를 정화하고 지상과 신의 영역 사이의 연결고리를 만드는 것으로 여겨졌어요. 이집트인들은 향이 마음과 영혼에 미치는 영향력을 인식하고, 명상과 영적 수행을 위한 무대를 만드는 데 아로마를 사용했습니다.

비슷하게 고대 인도에서도 명상은 종종 백단향sandalwood, 침향agarwood, 안식향 수지benzoin resin 같은 향기로운 물질과 함께했어요. 이런 향기는 집중력을 높이고, 마음을 고요하게 하며, 내면을 성찰하는 데 도움이 된다고 생각했죠. 힌두교 의식과 의례에서 향을 사용하는 것은 신을 숭배하고 영적 깨달음에 이르는 것과 연관되었으며, 명상에 적합한 신성한 분위기를 조성했습니다.

고대 중국에서는 도교 전통이 명상 수행에서 향의 사용을 매우 중요하게 여겼어요. 도교 신자들은 향기로운 물질이 수행자가 자연 세계와 연결되고 균형과 조화를 이루는 데 도움이 될 수 있다고 믿었죠. 그들은 인삼과 감초와 같은 약초를 사용했는데, 이는 장수, 활력, 영적 성장을 촉진한다고 여겨졌습니다.

이러한 고대 문화 전반에 걸쳐 명상에서 아로마를 사용하는 것은 공통된 주제를 공유했어요. 향과 향기로운 물질은 종종 정화와 연관되어 영적 수행을 위한 신성한 공간을 만드는 것으로 여겨졌죠. 또한 집중력과 주의력을 높여 수행자가 명상에 더 깊이 빠져들 수 있게 한다고 믿었습니다. 아로마는 신성, 자연계, 더 높은 힘과 연결되는 수단으로도 여겨졌는데, 이는 많은 고대 명상 수행의 중심 주제였어요.

명상에서 향기로운 물질을 사용하는 지혜는 이런 고대 문명이 사라진 후에도 계속 이어졌습니다. 중세 시대에는 유럽의 수도원과 수녀원이 학문, 치유, 영적 헌신의 중심지가 되었죠. 수사와 수녀들은 방대한 허브와 꽃 정원을 가꾸었고, 이는 그들의 일상생활과 명상 수행에서 중요한 역할을 했어요.

허브와 꽃의 향기로운 특성은 중세 수도사들의 마음챙김 수행에서 특히 중요했습니다. 이 식물들의 향기는 감정 상태, 사고의 명료함, 심지어 수면에도 영향을 미친다고 여겨졌죠. 예를 들어, 로즈마리는 혈액순환에 도움이 된다고 생각되었고, 마늘은 기생충으로부터 장을 보호하는 데 사용되었어요. 이러한 특성은 신체 건강뿐만 아니라 명상과 마음챙김에 적합한 환경을 조성하는 데에도 활용되었습니다.

중세 수도사들이 허브의 특성을 추출하고 활용하는 데 사용한 기술은 현대 허벌리스트와 마음챙김 수행자들에게 계속 영향을 미치고 있어요. 예를 들어, 에센셜 오일의 사용은 여전히 휴식과 웰빙을 증진시키는 대중적인 방법으로 남아있죠. 수도원 관행의 특징이었던 자연 치유제에 대한 강조와 건강에 대한 전인적 접근법은 현대 마음챙김 기법에 통찰력을 제공하며, 인간과 식물 환경의 상호 연결성에 대한 더 큰 감사를 고취시킵니다.

이 고대의 지혜는 서양에만 국한되지 않아요. 아유르베다와 전통 중국 의학 같은 전통 치유 체계는 오랫동안 아로마 화합물과 마음챙김 기반 관행을 통합하여 신체적, 정신적, 영적 웰빙을 증진시켜 왔습니다. 아유르베다에서는 에센셜 오일, 허브, 향신료를 사용하여 신체의 도샤dosha의 균형을 잡고 전반적인 건강을 증진시켜요. 예를 들어, 라벤더와 백단향은 마음과 몸을 진정시키는 데 사용되고, 생강과 계피는 소화와 혈액순환을 자극하는 데 쓰입니다.

유사하게 전통 중국 의학은 명상, 태극권, 기공 같은 마음챙김 수련법을 통합하여 신체의 기(氣) 균형을 회복시켜요. 아로마 화합물은 주로 한약과 향의 형태로 신체의 기에 영향을 미치고 치유를 촉진하는 데 사용됩니다. 인삼과 감초는 신체의 기운을 강화하는 데 사용되고, 페퍼민트와 유칼립투스는 신체를 맑게 하고 시원하게 하는 데 쓰이죠.

이런 전통 치유 체계에서 아로마테라피와 마음챙김의 통합은 후각이 뇌의 감정 및 기억 중추와 밀접하게 연결되어 있다는 이해에 뿌리를 두고 있어요. 아로마 화합물을 흡입하면 뇌에서 반응이 촉발되어 기분, 인지, 전반적인 웰빙에 영향을 미칠 수 있습

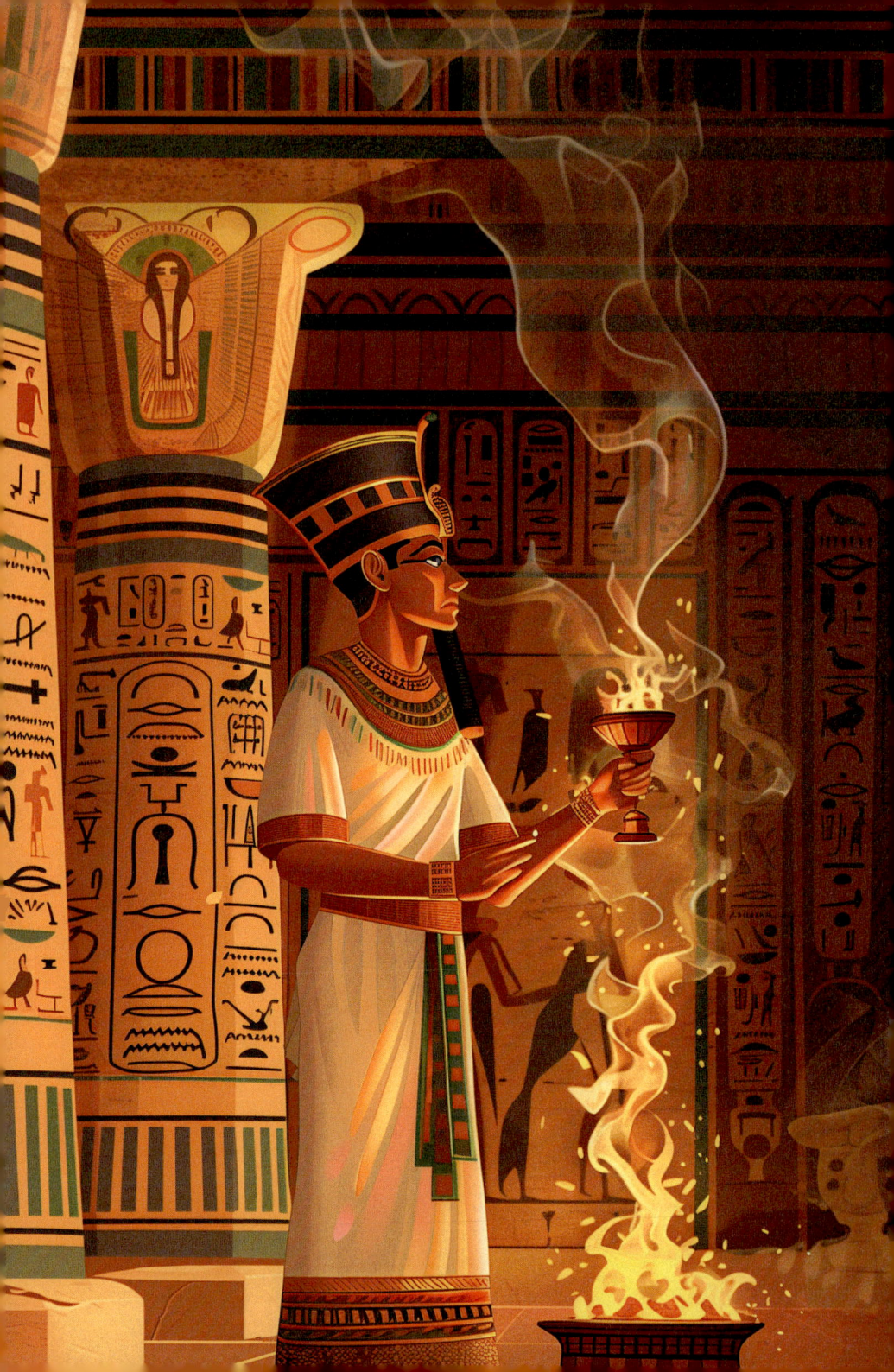

니다. 명상과 심호흡 같은 마음챙김 수련은 아로마 화합물의 치료 특성에 대한 신체의 수용성을 높임으로써 아로마테라피의 효과를 강화하죠.

아로마테라피와 마음챙김의 이러한 시너지 효과는 현대 웰니스 관행에 귀중한 통찰력을 제공합니다. 이 두 가지 수련법의 조합은 효과적인 스트레스 해소 프로그램을 만들고, 통증을 관리하며, 정신 건강을 지원하고, 더 나은 수면을 촉진하는 데 사용될 수 있어요. 우리는 고대 문명과 전통 치유 체계의 잊혀진 지혜를 재발견함으로써 자신의 마음챙김 수련을 풍부하게 하고 자연 세계에 대한 더 깊은 감사를 기를 수 있습니다.

현대 생활의 도전에 맞서 아로마 화합물과 마음챙김 기반 수련법의 통합은 균형, 회복력, 전반적인 웰빙을 증진하는 강력한 도구가 될 수 있어요. 과거의 지혜와 전통 치유 체계의 지식을 활용함으로써 우리는 신체, 정신, 영혼 사이의 깊은 연결을 인식하는 건강과 웰니스에 대한 더 전체론적인 접근 방식을 만들어낼 수 있습니다.

앞으로 펼쳐질 페이지에서는 후각의 과학, 에센셜 오일의 치료 특성, 일상의 마음챙김 수련에 아로마테라피를 통합하는 실질적인 적용 방안을 탐구하며 아로마 마음챙김의 세계로 깊이 빠져들 것입니다. 우리는 향기로운 아로마를 들이마시는 단순한 행위가 어떻게 우리의 정신 상태를 변화시키고, 스트레스를 줄이며, 삶의 전반적인 질을 향상시킬 수 있는지 발견하게 될 거예요.

감각 탐구와 자기 발견의 이 여정을 시작하면서, 우리보다 앞서 걸었던 이들의 영원한 지혜를 떠올리고, 우리를 둘러싼 자연 세계에서 영감을 얻을 수 있기를 바랍니다. 아로마 마음챙김의 힘을 받아들임으로써 우리는 내면의 평화, 깨달음, 연결로 향하는 관문이 될 수 있는 호흡의 단순한 행위가 가능성의 세계로 우리를 인도하도록 마음을 열 수 있습니다.

품격 있는 에센셜 오일 고르기

눈을 감고 깊게 숨을 들이마십니다. 향기로운 에센스가 감각을 통해 춤을 추며, 평온함과 존재감을 깨우게 됩니다. 향기로운 동반자들이 내면의 평화로 가는 여정에서 소중한 동료가 되어주는 매혹적인 마음챙김 아로마테라피의 세계에 오신 것을 환영합니다.

이 변혁적인 길을 시작할 때, 에센셜 오일의 품질이 중심이 됩니다. 자연의 선물에서 추출된 이 귀중한 에센셜 오일은 마음챙김 수련의 잠재력을 최대한 끌어내는 열쇠를 쥐고 있습니다. 가장 순수하고 진실한 에센스만을 신성한 공간으로 초대하려면 에센셜 오일 품질의 복잡성을 이해하는 것이 중요합니다.

순도와 진실성은 고품질 에센셜 오일의 근간입니다. 오일의 무결성을 측정하는 신뢰할 만한 지표인 GC/MS 검사 결과를 공개적으로 공유하는 투명성을 우선시하는 회사를 찾으세요. 오일의 천연 속성을 보존하는 데에도 추출 방법이 중요한 역할을 합니다. 오랜 역사를 가진 증류법부터 CO_2 추출과 같은 혁신적인 기술에 이르기까지, 식물에서 질병치유에 이르는 과정을 이해하면 이 향기로운 보물에 대한 감사가 깊어질 것입니다.

컬렉션을 엄선할 때는 주변 세계에 미치는 영향을 고려하세요. 유기농 재배나 야생 수확 방식을 통해 지속 가능하게 공급되는 오일을 선택하세요. 윤리적 공급과 공정 무역을 우선시하는 기업을 지원함으로써 지구와 이 향기로운 선물을 키우는 공동체의 웰빙에 기여하게 됩니다.

통찰력 있는 눈과 열린 마음으로 마음챙김 수련과 공명하는 다양한 에센셜 오일을 탐색할 수 있습니다. 시대를 초월한 고전인 라벤더는 진정시키는 포옹으로 우리를 감싸 하루의 스트레스를 녹여줍니다. 접지와 명료함의 속성을 지닌 프랑킨센스는 부정적인 감정을 내려놓고 현재에 집중할 수 있도록 초대합니다. 나무 향이 나면서 진정 효과가 있는 샌달우드는 깊은 이완과 영적 연결을 북돋아 줍니다.

향기로운 풍경을 더 탐험하다 보면 베르가못의 상쾌한 시트러스 노트, 일랑일랑의 기분 좋아지는 꽃 에센스, 시더우드와 베티버의 접지하고 진정시키는 특성에 이끌릴 수도 있습니다. 정신적 선명도와 집중력 향상부터 불안감 완화와 전반적인 웰빙 강화에 이르기까지 각 오일마다 고유한 효능을 가져다 줍니다.

마음챙김 아로마테라피 컬렉션을 구축하는 것은 개인적인 여정이자 다양한 향과 치료 특성을 탐색하고 실험할 기회입니다. 의도와 공명하는 세 가지 오일로 작게 시작해 보세요. 그리고 자신에게 가장 잘 맞는 것을 찾아갈 자유를 누리세요. 일지를 써서 각 오일이 정신 상태와 감정의 풍경에 어떤 영향을 미치는지 기록하세요.

에센셜 오일과 마음챙김 수련에서의 역할에 대한 이해가 깊어질수록 경험 많은 아로마테라피스트와 이 분야의 전문가에게 조언을 구하는 것을 주저하지 마세요. 그들의 지혜와 통찰력은 여러분의 길을 밝혀주고, 자신감과 목적 의식을 가지고 광활한 아로마테라피의 세계를 탐색할 수 있도록 도와줄 것입니다.

마음챙김 아로마테라피의 여정은 완벽함이 아니라 존재감에 관한 것임을 기억하세요. 신중하게 선택한 에센셜 오일을 들이마시는 매 숨결, 매 흡입은 현재의 순간으로 돌아오라는 초대장이며, 일상의 혼란 속에서 고요함을 찾는 방법입니다. 향기로운 동반자들과 함께라면 어떤 공간이라도 평화와 성찰의 성소로 변모시킬 수 있습니다.

이제 나아가세요. 마음챙김을 추구하는 구도자여, 향기로운 에센스가 내적 조화의 길로 인도하게 하세요. 호기심과 열린 마음으로 여정을 받아들이세요. 매 숨결마다 자신과 주변 세계와 더 깊은 연결을 키우고 있다는 것을 아세요. 라벤더의 부드러운 속삭임, 프랑킨센스의 땅을 딛는 존재감, 샌달우드의 평온한 품에서 마음챙김의 삶이 지닌 깊은 아름다움의 열쇠를 발견할 것입니다.

아로마로 디자인하는 나만의 마음챙김

향기로운 라벤더의 유혹적인 향기가 공기를 타고 춤을 추며, 그 섬세한 손길로 당신의 감각을 어루만지고 평온한 세계로 초대합니다. 깊이 숨을 들이마시면 하루의 스트레스가 녹아내리고, 깊은 평화와 존재감으로 대체됩니다. 이것이 바로 아로마테라피의 힘이며, 마음챙김과 정서적 안녕을 기르기 위한 부드럽지만 강력한 도구입니다.

아로마테라피와 마음챙김은 아름다운 시너지 효과를 공유하며, 각각의 효과를 강화하여 변화무쌍한 경험을 만들어냅니다. 우리는 향기의 연상적 특성을 이용하여 현재의 순간에 우리 자신을 고정시키고, 끊임없이 떠드는 마음을 내려놓고 풍부한 감각의 세계를 받아들일 수 있습니다. 마음챙김의 실천은 차례로 각 에센셜 오일의 미묘한 뉘앙스를 온전히 감상할 수 있게 해주며, 그것들이 제공하는 치유 속성과의 연결을 더욱 깊게 만들어 줍니다.

아로마테라피로 자신만의 마음챙김 수련법을 설계하는 것은 자기 발견의 여정이자, 에센셜 오일이 선사하는 무한한 가능성을 탐구할 수 있는 기회입니다. 그 잠재력을 열어젖히는 열쇠는 자신의 후각적 선호도와 다양한 향기에 대한 감정적 연상 작용을 이해하는 데 있습니다. 우리의 후각은 감정과 기억을 처리하는 뇌의 부분인 변연계와 밀접하게 연결되어 있습니다. 그래서 특정한 향기가 우리를 순식간에 특정 시간과 장소로 되돌려 보내 강력한 감정과 기억을 불러일으키는 것입니다.

개인 맞춤형 마음챙김 의식을 만들기 시작하려면, 자신과 공명하는 향기에 대해 잠시 생각해 보세요. 아마도 페퍼민트의 신선하고 활기찬 향기가 사랑하는 조부모의 정원을 떠올리게 하여 기쁨과 향수로 가득 차게 할 수도 있습니다. 혹은 계피의 따뜻하고 매콤한 향이 추운 날 아늑한 포옹처럼 편안함과 안전의 느낌을 불러일으킬 수도 있습니다. 이러한 개인적 연상 작용을 파악함으로써, 여러분은 원하는 감정 상태에 부합하는 에센셜 오일을 선택하고 자신의 고유한 필요에 맞는 맞춤형 블렌드를 만들 수 있습니다.

이 향기로운 여정을 시작할 때, 마음챙김은 특정한 목표나 결과를 달성하는 것이 아니라 현재 순간에 대한 깊은 인식과 수용을 기르는 것임을 기억하세요. 여러분이 마음챙김의 냄새 맡기에 참여할 때, 판단이나 기대 없이 감각적 경험에 온전히 몰입할 수 있습니다. 이 실천법은 고요한 호흡 운동과 결합될 때 특히 강력할 수 있는데, 천천히 들이마시고 내쉬는 행위가 주의를 고정시키고 이완감을 촉진하는 데 도움이 되기 때문입니다.

아로마테라피의 아름다움은 그것의 다양성과 적응성에 있습니다. 여러분이 라벤더의 진정 특성, 베르가못의 고양 효과, 프랑킨센스의 안정감을 주는 에센스를 선호하든, 모든 기분과 의도에 맞는 에센셜 오일이 있습니다. 다양한 조합과 비율을 실험함으로써 집중력 향상부터 정서적 균형과 내적 평화 증진에 이르기까지 마음챙김의 다양한 측면을 뒷받침하는 광범위한 블렌드를 만들 수 있습니다.

마음챙김 수련에 아로마테라피를 통합하는 것의 가장 보람 있는 측면 중 하나는 자신만의 고유한 의식과 일상을 만들 수 있는 기회입니다. 아침에 디퓨저에 기분 좋고 활기찬 블렌드를 몇 방울 떨어뜨려 앞으로 다가올 시간을 위해 긍정적이고 활기찬 분위기를 만드는 것으로 하루를 시작해 보세요. 스트레스나 압도감의 순간에는 맥박이 뛰는 부위에 발라 진정 효과가 있는 롤온 블렌드를 사용하여 향기가 부드럽게 평정심으로 되돌아갈 수 있도록 해보세요. 저녁에 긴장을 풀 때는 편안한 에센셜 오일 블렌드가 들어간 호화스러운 목욕을 즐기며 따뜻한 물과 향기로운 증기가 하루의 긴장을 녹여주도록 하세요.

일상생활에 아로마테라피를 통합하는 가능성은 정말 무한합니다. 디퓨저와 룸 스프레이로 생활 공간에 향기를 내는 것부터 자신만의 천연 향수와 입욕제를 만드는 것까지, 각각의 적용은 마음챙김과 감각적 기쁨을 하루에 주입할 수 있는 새로운 기회를 제공합니다. 에센셜 오일의 세계를 계속 탐구하다 보면, 개인적인 여정과 공명하는 특정 블렌드에 이끌리게 될 수 있고, 그것들은 더 큰 자기 인식과 정서적 안녕으로 향하는 길에서 소중한 동반자가 될 것입니다.

마음챙김의 실천은 완벽함에 관한 것이 아니라, 자신과 주변 세계와의 연민과 호기심 어린 관계를 기르는 것임을 기억하는 것이 중요합니다. 마음이 산만하고 집중력이 피하는 날이 있을 것이고, 그것은 괜찮습니다. 이런 순간에는 호흡으로, 선택한 에센셜 오일의 안정감 있는 향기로 단순히 돌아가서 현재로 주의를 부드럽게 되돌리세요.

아로마테라피와 마음챙김의 탐구를 깊이 할수록, 그 혜택이 즉각적인 감각 경험을 훨씬 넘어선다는 것을 발견하게 될 것입니다. 이러한 실천을 규칙적으로 함으로써, 더 큰 자기 인식, 정서적 회복력, 전반적인 안녕감을 기를 수 있습니다. 더 중심을 잡고 안정감을 느끼며, 일상의 도전과 기쁨을 은혜와 평정심으로 헤쳐 나갈 수 있게 되었음을 알게 될 것입니다.

종종 급하고 압도적으로 느껴지는 세상에서, 아로마테라피로 자신만의 마음챙김 수련법을 설계하는 행위는 강력한 자기 돌봄의 한 형태입니다. 그것은 속도를 늦추고, 감각에 귀를 기울이며, 현재 순간의 아름다움과 풍요로움을 음미하라는 알림입니다. 깊은 호흡 하나, 좋아하는 에센셜 오일 블렌드의 향기 하나로, 평화와 명료함, 연결감을 삶에 더 많이 초대하고 있는 것입니다.

그러니 앞으로 나아가, 아로마테라피가 제공하는 무한한 가능성을 탐험하세요. 호기심이 당신을 인도하게 하고, 자신의 감각의 지혜를 믿으세요. 고유한 마음챙김 의식을 만들어 갈 때, 자신의 안녕을 키우고 있을 뿐만 아니라 더 연민 어리고 마음 깨어있는 세상에 기여하고 있다는 것을 기억하세요. 한 번에 한 호흡, 한 번에 한 방울의 에센셜 오일로, 여러분은 존재감과 목적, 향기로운 기쁨으로 가득 찬 삶을 가꾸고 있습니다.

향기로운 출발선에 서다

라벤더의 속삭임, 캐모마일의 부드러운 손길, 베르가못의 상쾌한 향기. 이 향기들이 공기 중에서 춤을 추며 당신을 아로마 마음챙김의 변혁적인 여로로 초대합니다. 향기로운 출발선에 서서, 아로마테라피와 마음챙김의 시너지에 빠져들 준비가 되었다면, 잠시 깊게 숨을 들이쉬고 차분한 향기가 감각을 감싸도록 내버려 둡니다.

수련을 시작하기 위해, 산만함이 사라지고 평온함이 지배하는 고요한 성소를 찾아보세요. 집 안의 아늑한 구석이든 평화로운 야외 공간이든, 당신의 영혼에 말을 거는 환경을 선택하세요. 에센셜 오일의 부드러운 아로마로 이 신성한 공간을 가득 채워, 그들의 치유 특성이 공기를 스며들게 하세요. 디퓨저에 라벤더 몇 방울, 캐모마일 향이 나는 촛불의 부드러운 깜빡임, 혹은 베르가못 룸 스프레이의 섬세한 안개. 이런 미묘한 터치들이 휴식과 내성을 키우는 분위기를 만들어 냅니다.

선택한 공간에 자리를 잡고, 척추를 곧게 펴고 숨이 자유롭게 흐를 수 있는 편안한 자세를 찾으세요. 방석 위에 앉든 지지력 있는 의자에 파묻히든, 편안함과 기민함을 느낄 수 있는 자세를 확보하세요. 부드럽게 눈을 감고, 눈꺼풀을 이완시키며 시선을 내면으로 돌리세요. 외부 시각 자극을 차단하는 이 단순한 행위는 마음이 외부 세계의 산만함에서 벗어나 현재 순간에 집중할 수 있도록 도와줍니다.

눈을 감은 채로, 주의를 호흡으로 가져가세요. 당신을 지금 여기에 묶어두는 닻입니다. 코로 들어오는 공기가 폐를 생명을 주는 산소로 채우면서 일으키는 시원한 감각에 주목하세요. 가슴이 부드럽게 오르내리고, 숨을 깊게 들이마실 때 배가 미묘하게 팽창하는 것을 느껴보세요. 숨을 내쉴 때는, 당신을 둘러싼 아로마 에센스의 날개를 타고 떠나는 긴장이나 스트레스의 해소를 상상해보세요.

호흡에 집중하면서 아로마 마음챙김 수련에 임하면서 갖고 있는 의도를 떠올리며 연결해 보세요. 삶의 어떤 측면을 키우고 싶으세요? 어떤 긍정적인 변화를 이루고자 하나요? 어쩌면 더 많은 자기 돌봄에 대한 열망, 내적 평화에 대한 갈망, 또는 더 많은 존재감과 목적을 가지고 살겠다는 다짐일 수도 있겠죠. 이런 포부를 숙고하며 수련의 길잡이가 되도록 하세요. 개인적 성장과 변화를 향해 나아가는 나침반 역할을 하도록 말이에요.

이런 의도를 구현하는 자신의 모습을 시각화하세요. 마음챙김과 자기 인식을 가지고 매일을 사는 모습 말이에요. 이 길에 대한 헌신을 긍정하면서, 매 호흡, 매 순간의 존재가 목표에 한 발짝 더 다가가게 한다는 것을 알아차리세요. 마음챙김이 평생에 걸친 여정이며, 자기 발견과 자기 수용의 끊임없이 진화하는 과정이라는 점을 기억하세요. 파도의 밀려옴과 빠져나감, 도전과 승리를 받아들이면서, 매 발걸음이 성장과 배움의 기회라는 것을 알아차리세요.

아로마 마음챙김 수련을 더 깊이 하면서, 의도와 공명하는 구체적인 기술을 도입하는 것을 고려해 보세요. 마음챙김 먹기에 참여하면서 한 입 한 입을 음미하고, 식사의 풍미, 질감, 향기에 주의를 기울이세요. 마음챙김 움직임을 연습하세요. 부드러운 요가나 고요한 자연 속 산책을 통해서요. 몸을 존재감과 자각의 도구가 되도록 하면서 말이에요. 삶의 축복에 대한 고마움을 키워나가세요. 아무리 작거나 무의미해 보일지라도요.

여정 내내 작은 승리를 축하하세요. 마음챙김이 의식적인 노력이 아닌 자연스러운 습관이 되는 순간들 말이에요. 관점의 미묘한 변화, 날들을 스며드는 선명함과 평온함의 증가를 인지하세요. 그리고 도전이 닥칠 때는, 반드시 그럴 테니까요, 연민과 호기심으로 맞서세요. 각각의 장애물이 수련을 심화하고 회복력을 강화하라는 초대장이라는 것을 알면서 말이에요.

향기로운 출발선에 서서, 아로마 마음챙김의 변혁적인 길을 나서려 할 때, 혼자가 아니라는 것을 기억하세요. 셀 수 없이 많은 이들이 당신 앞에서 이 길을 걸었고, 앞으로도 셀 수 없이 많은 이들이 당신의 발자취를 따를 것입니다. 마음챙김과 아로마테라피의 힘을 이용해 목적, 존재감, 깊은 안녕의 삶을 만든 이들의 집단적 지혜에서 힘을 얻으세요.

그러니 깊이 숨을 들이마시고, 아로마 에센스가 폐를 가득 채우게 하며, 용기와 호기심을 가지고 앞으로 나아가세요. 여정을 믿으세요. 당신 자신을 믿으세요. 그리고 아로마 마음챙김의 변혁적인 힘을 믿으세요. 매 호흡, 매 순간의 존재와 함께, 의미로 풍성하고 평화로 가득 차며 현재 순간의 절묘한 아름다움으로 깊이 물든 삶을 가꾸고 있다는 것을 믿으세요.

향기로운 출발선에 어서 오세요. 여러분의 여정이 자기 발견의 달콤한 향기, 내적 지혜의 부드러운 속삭임, 그리고 매 순간 마음챙김 속에 사는 깊은 기쁨으로 가득 차기를.

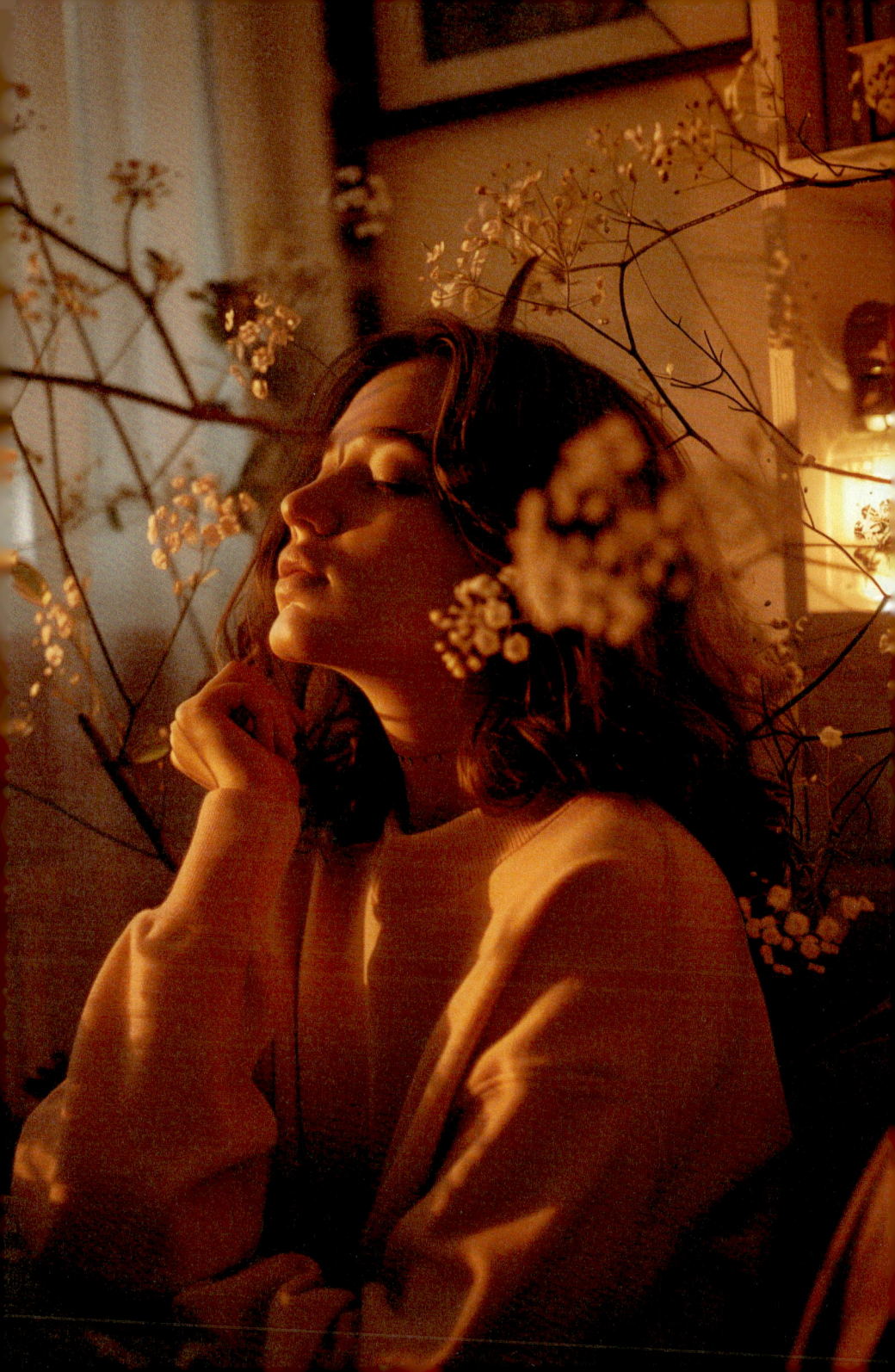

PART 2
차크라 밸런싱으로 마음의 중심 잡기

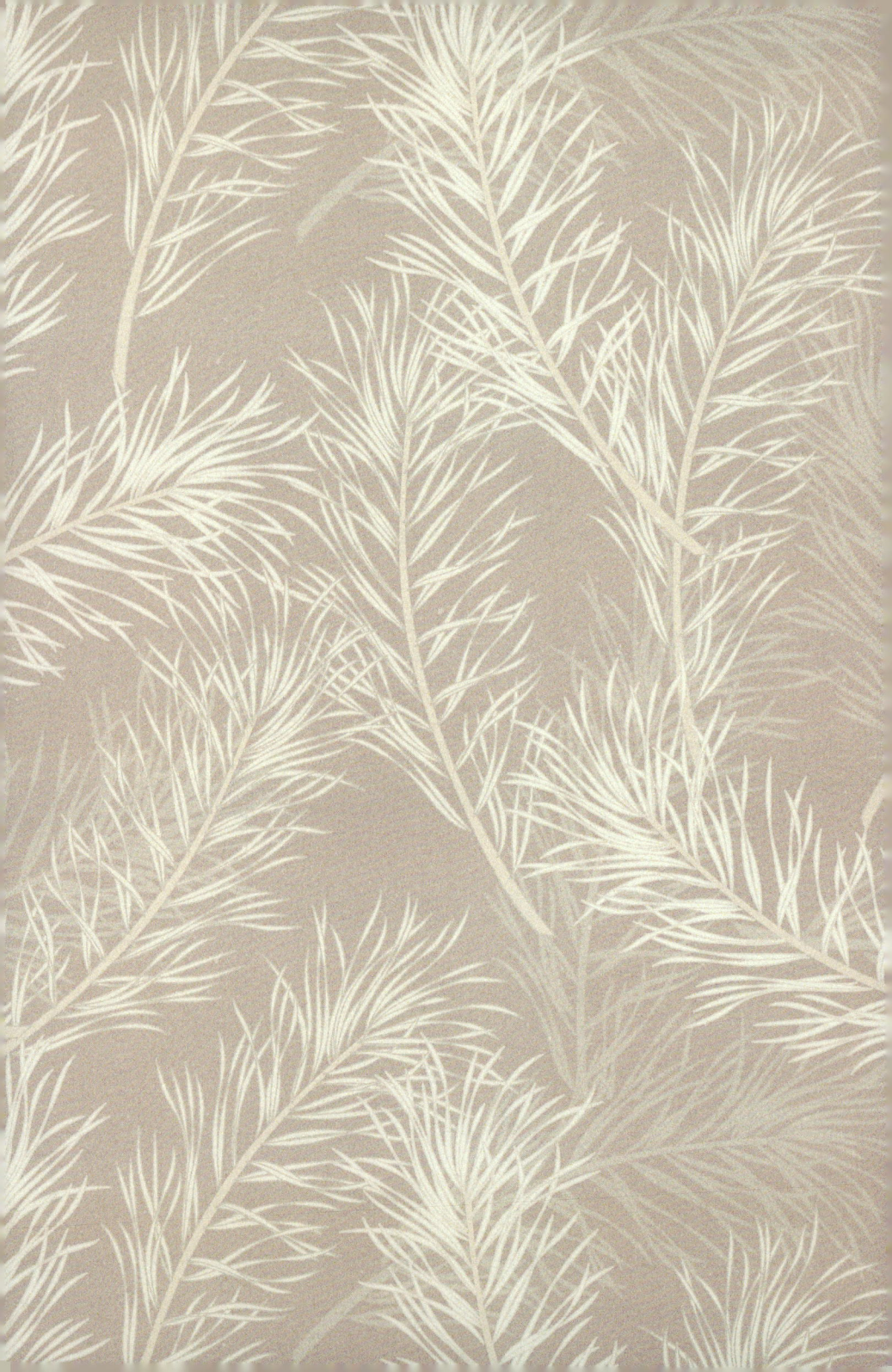

차크라 밸런싱으로 마음의 중심 잡기

라벤더의 은은한 향기가 공기 중에 퍼져나가며 고요함과 평온함을 불러일으킵니다. 깊게 숨을 들이쉬며 에센셜 오일이 당신의 존재를 스며들게 하면, 내면에서 미묘한 변화를 느끼게 될 거예요. 차크라라고 불리는 에너지 중심의 재정렬 말이죠. 아로마테라피의 힘과 함께하는 차크라 밸런싱 수련은 내적 조화와 마음챙김으로 가는 변혁의 길을 제시합니다.

차크라와 에센셜 오일 이해하기: 연결고리 탐구

인체 내 일곱 개의 에너지 중심인 차크라는 신체적, 정서적, 영적 안녕을 유지하는 데 중추적인 역할을 합니다. 각 차크라는 안정과 접지부터 직관과 영적 연결에 이르기까지 삶의 특정 측면과 연관되어 있죠. 이 에너지 중심이 불균형해지면 신체 불편, 감정 혼란, 자신과 주변 세계로부터의 단절감으로 나타날 수 있어요.

여기서 에센셜 오일, 즉 균형과 조화를 회복시켜주는 자연의 선물이 등장합니다. 각 에센셜 오일은 특정 차크라와 공명하는 고유한 특성과 향을 지니고 있거든요. 예를 들어, 흙 내음과 접지의 향을 가진 베티버는 뿌리 차크라와 일치하여 안정감과 안전함을 증진시킵니다. 진정과 명상의 특질로 알려진 샌달우드는 제2차크라와 제3의 눈 차크라와 공명하며 창의성과 직관력을 높여주죠.

차크라와 에센셜 오일 간의 연결고리를 이해함으로써 우리는 전반적인 웰빙과 영적 성장을 도모하기 위해 둘의 결합된 힘을 활용할 수 있습니다. 이 오일들을 마음챙김으로 바라보고 흡입해 보세요. 그들의 치유 에센스가 우리의 에너지 중심을 흘러 다니며 부드럽게 균형을 되찾도록 이끌 테니까요.

아로마테라피로 하는 차크라 명상 단계별 가이드
아로마테라피로 차크라 균형 잡기의 여정은 명상을 위한 신성한 공간 마련으로 시작됩니다. 선택한 에센셜 오일의 은은한 향기에 둘러싸여 방해받지 않고 앉을 수 있는 조용하고 편안한 장소를 찾으세요. 자리에 앉아 몇 번 깊게 호흡하며 지금 이 순간에 온전히 존재하게 하세요.

척추 기저부에 위치한 뿌리 차크라에 먼저 집중해 봅니다. 샌달우드나 베티버 같은 접지의 오일을 발라보거나 디퓨징하면서 이 에너지 중심에서 밝고 활기찬 붉은색이 뿜어져 나오는 것을 시각화하세요. 안정과 안전의 주제를 되새기며 가이드 이미저리를 활용해 발 밑의 대지와 연결되어 보세요.

창의성과 감정적 유대감과 관련된 제2 차크라로 시선을 위로 옮겨봅니다. 일랑일랑이나 자스민 에센셜 오일이 이 에너지 중심을 일깨우는 데 도움이 될 수 있어요. 빛나는 주황빛을 떠올려 보세요. 프라나야마 호흡법을 활용해 막힌 부분을 풀어주고 에너지가 자유롭게 흐르도록 해주세요.

이어지는 각 차크라, 즉 솔라 플렉서스, 심장, 목, 제3의 눈, 정수리에 대해서도 이 과정을 반복해 주세요. 해당하는 에센셜 오일과 시각화를 활용하면서요. 각 에너지 중심에 시간을 할애하고, 경험 그리고 떠오를 수 있는 감정을 온전히 받아들여 주세요.

명상을 마무리할 때는 잠시 조용히 앉아 당신의 존재 안에서 새롭게 발견한 균형과 조화를 느껴보세요. 이 내적 평화를 하루 종일 간직하며, 필요할 때면 언제든 평정을 회복할 수 있는 도구가 있음을 알고 계세요.

일상에 차크라 밸런싱 통합하기

아로마테라피로 하는 차크라 밸런싱의 매력은 일상에서의 접근성과 적응성에 있습니다. 간단한 수련법과 의식을 통합함으로써 매일의 존재 속 도전과 스트레스 가운데서도 내적 조화를 유지할 수 있어요.

뿌리 차크라와 관련된 에센셜 오일을 활용한 접지 명상으로 하루를 시작해보는 건 어떨까요? 안정감과 집중력 증진에 도움이 될 거예요. 일과를 보내는 동안에는 좋아하는 에센셜 오일을 작은 병에 담아 가까이 두고, 중심을 되찾고 싶을 때마다 마음챙김 하며 흡입해보세요.

장미나 베르가못 같은 심장 차크라 오일을 넣은 진정 목욕 등 자기 돌봄과 정서적 안녕에 우선순위를 두는 저녁 의식을 만들어보는 것도 좋겠죠. 특정 차크라를 목표로 하는 요가 자세를 취해보세요. 신체 수련이 에너지적 자각을 심화할 수 있도록 말이에요.

내적 조화로 가는 길은 개인의 여정이며, 어떤 이에게 효과가 있었던 것이 다른 이에게는 다를 수 있다는 점을 명심하세요. 여러 에센셜 오일과 수련법을 시도해보고, 당신만의 고유한 에너지와 가장 깊이 공명하는 것으로 이끄는 직관을 신뢰하세요.

차크라 밸런싱을 통해 아로마테라피와 마음챙김의 시너지를 계속 탐구하다 보면, 이 수련이 숨 쉬는 것처럼 자연스러워짐을

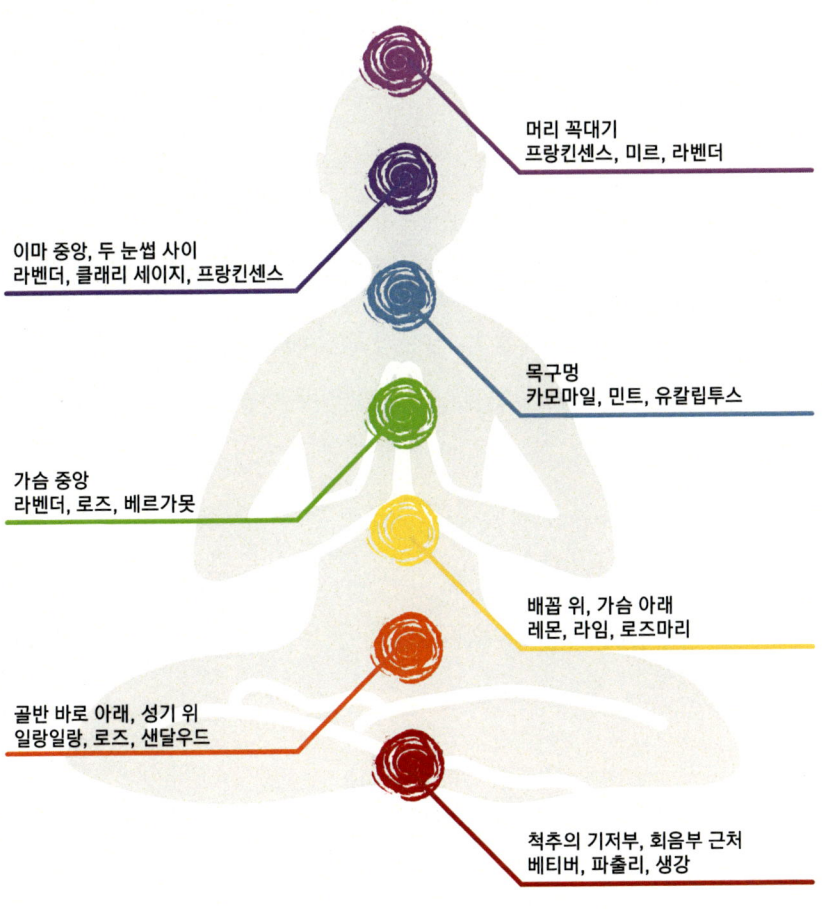

[에센셜 오일과 연관된 7개 차크라]

55

발견하게 될 거예요. 일상이 성장과 발견의 신성한 여정으로 변모하는 가운데, 부드러운 향기 속 중심으로 돌아오라는 은은한 알림 같은 존재로요.

결국 내적 조화를 일깨우는 힘은 바로 당신 안에 있습니다. 차크라의 지혜에 조율하고 아로마테라피의 변혁적 잠재력을 활용함으로써 자기 발견과 치유의 길에 오르는 것이죠. 마음챙김하는 매 호흡마다 스트레스, 불안, 단절의 층층이를 벗겨내어 언제나 당신의 핵심에 자리했던 빛나고 균형 잡힌 존재를 드러내 보세요.

그러니 깊이 숨을 쉬어보세요. 그리고 부드러운 향기가 숨결처럼 가볍고 습관처럼 자연스러운 곳, 바로 마음의 중심으로 당신을 인도하게 하세요. 내적 조화가 그곳에서 기다리고 있으니까요.

땅을 딛고 우뚝 서는 뿌리 차크라

뿌리 차크라는 우리의 안정감과 존재감의 뿌리입니다. 이 에너지 중심은 척추 하단에 위치하며, 균형 잡힌 삶을 위한 토대가 됩니다. 뿌리 차크라가 조화를 이룰 때, 우리는 깊은 안정감과 내적 힘을 느낍니다. 하지만 현대인들은 빠른 삶의 속도에 휩쓸려

이 소중한 연결고리를 잃어버리기 쉽습니다.

이때 시더우드의 향기가 우리를 뿌리로 이끌어줍니다. 시더우드 에센셜 오일의 온화하고 나무 같은 향은 마음을 진정시키고 중심을 잡아주죠. 이 오일을 디퓨징하거나 피부에 바르면, 어지러운 생각의 소용돌이에서 벗어나 고요함에 잠길 수 있습니다.

명상 시 시더우드를 활용하면 내면을 들여다보는 신성한 공간이 만들어집니다. 뿌리내리는 듯한 향을 들이마시며, 우리를 짓누르는 긴장과 걱정을 내려놓을 수 있죠. 숨을 내쉴 때마다 몸의 감각을 더 깊이 인식하고 현재에 온전히 머무르게 됩니다.

발바닥에서 땅속 깊이 뿌리내리는 모습을 상상하는 접지 명상을 통해 뿌리 차크라와의 연결을 강화할 수 있습니다. 대지의 기운을 빨아들여 온몸에 흐르게 하고, 숨을 따라 미세한 에너지의 변화를 감지하며 조화를 되찾아갑니다.

정신적 안정을 향한 길은 목적지가 아닌 자기 발견과 성장의 여정입니다. 시더우드의 접지력을 품으며 뿌리 차크라를 가꾸는 것은 삶의 든든한 기반이 됩니다. 매 순간 마음챙김의 숨을 내쉬며, 우리는 어떤 역경도 헤쳐나갈 수 있음을 깨닫습니다.

시더우드의 위로는 언제나 곁에 있습니다. 우주의 계획을 신뢰하고, 어둠 속에서도 인내할 힘을 갖게 되죠. 우리 존재의 뿌리가 더 단단해질수록 세상과 깊이 연결되고 삶의 흐름 속에서 평화를 찾아갑니다.

뿌리 차크라의 힘을 받아들이고 시더우드의 향을 들이마십시오. 우리 안의 힘과 회복력을 믿으며 당당히 설 수 있습니다. 내적 안정이라는 토양 위에서 우리는 비로소 꽃을 피우고, 고유한 빛을 세상에 나눌 수 있습니다.

차크라 명상으로 떠나는 마음챙김 여행

고요한 숨결처럼 가볍게, 자연스러운 습관처럼 스며드는 아로마 마음챙김의 세계로 빠져보세요. 눈을 감고 깊게 숨을 들이마시면, 에센셜 오일의 부드러운 향기가 당신을 차크라 명상과 내면 탐구의 치유 여행으로 이끌 것입니다.

우리 몸 안에 자리한 일곱 개의 차크라, 즉 에너지 중심은 전반적인 웰빙에 중요한 역할을 합니다. 각 차크라에는 이를 밸런싱하고 조율하는 데 도움이 되는 특정 에센셜 오일이 연관되어 있죠. 뿌리 차크라를 위한 시더우드의 땅 내음부터 관상 차크라를 위한 프랑킨센스의 깨달음을 주는 향까지, 에센셜 오일은 우리의 명상 수련을 강화하고 자아와의 깊은 연결을 도모하는 강력한 도구가 됩니다.

명상을 시작할 때는 방해받지 않고 편안히 앉을 수 있는 평화로운 공간을 만드세요. 불안 극복, 자신감 향상, 감정적 회복탄력성 강화 등 당신의 의도에 부합하는 에센셜 오일을 선택하세요. 라벤더나 캐모마일의 진정 효과를 느끼며 깊은 이완 상태로 들어가 보세요.

고요함 속에서 마음의 층위를 탐색하고, 판단하지 않고 생각과 감정을 관찰하세요. 페퍼민트나 유칼립투스의 상쾌한 향으로 정신을 맑게 하며 내면 깊숙이 들어가 보세요. 당신을 가로막는 도전과 패턴에 직면하고, 이 장애물들을 성공적으로 극복하는 자신의 모습을 시각화하며 자신감과 자각을 쌓아가세요.

에센셜 오일과 마음챙김 수련의 시너지 효과는 고대의 지혜와 현대 과학 연구 모두에 뿌리를 두고 있습니다. 프랑킨센스, 샌달우드, 팔로 산토 같은 신성한 오일은 수 세기 동안 지혜, 명료함, 영적 연결을 전해주는 데 사용되어 왔죠. 오늘날 우리는 에센셜 오일이 우리의 차크라 밸런싱을 돕고 신체적, 영적, 정서적 웰빙을 증진하는 독특한 에너지적 특성을 지니고 있음을 알고 있습니다.

마음챙김의 길을 걸어가면서 각 차크라에 맞춰 다양한 에센셜 오일 블렌드를 시도해 보세요. 오일의 미묘하고 에너지적이며 진동적인 특질이 당신을 균형과 조화의 상태로 안내할 것입니다. 자신만의 에너지 블렌드를 만드는 등 직접 체험하는 활동을 통해 아로마테라피의 힘에 대한 이해와 연결을 심화해 보세요.

이 여정은 개인적이고 변화를 일으키는 경험임을 기억하세요. 마음의 층위를 탐색하고 잠재력을 일깨우는 과정에서 인내심을 가지고 자신에게 친절하고 연민을 베푸세요. 숨 한 번, 부드러운 향기 한 번 들이마실 때마다 자각, 감정적 치유, 개인적 성장에 한 걸음 더 다가서게 됩니다.

에센셜 오일의 가볍고 자연스러운 향이 차크라 명상과 내면 탐

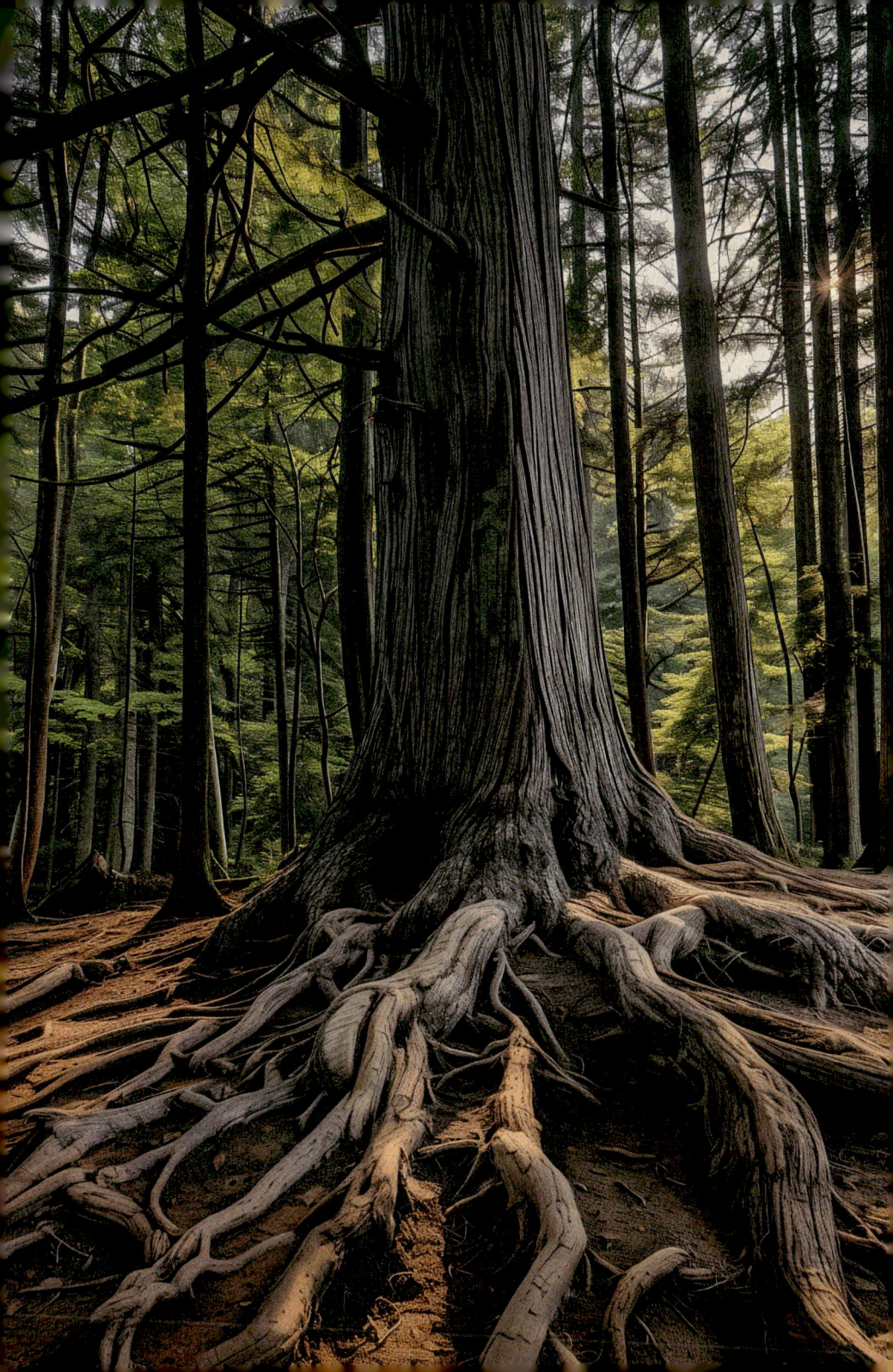

구의 마음챙김 길을 비추게 하세요. 아로마테라피와 마음챙김의 시너지를 받아들이고, 그것이 당신의 삶에 미칠 수 있는 심오한 영향을 발견하세요. 꾸준히 수련하다 보면 이 과정이 숨 쉬듯 가볍고 습관처럼 자연스러워질 것입니다. 그리고 보다 균형 잡히고 충만하며 깨달음으로 가득한 삶으로 향하는 길을 열어줄 거예요.

이처럼 에센셜 오일은 우리의 에너지 중심과 공명하며 심신의 치유와 성장을 이끕니다. 고대부터 전해 내려온 치유의 지혜와 현대 과학의 발견이 만나 빚어내는 아로마테라피의 경이로움을 온몸으로 느껴보세요. 내면의 목소리에 귀 기울이고 본연의 모습을 발견하는 이 경이로운 힐링의 시간은 삶을 변화시키는 계기가 될 것입니다.

1층부터 옥상까지 디톡스

라벤더 향기를 머금은 산들바람이 당신을 감싸 안는 순간을 상상해 보세요. 이는 자연이 선사하는 아로마테라피의 힘이며, 정서적, 에너지적 웰빙을 변화시킬 수 있는 선물입니다. 아로마테라피 전문가이자 마음챙김 수련가로서 저는 이 두 가지 기법을 결합했을 때 내적 평화와 균형을 만들어내는 심오한 영향력을 목격해 왔습니다.

아로마테라피의 유익함을 활용하는 가장 강력한 방법 중 하나는 차크라를 정화하고 균형을 잡는 것입니다. 뿌리, 성, 솔라플렉서스, 심장, 목, 제3의 눈, 정수리 차크라 등 7개의 주요 차크라는 우리 존재의 특정 정서적, 에너지적 측면과 연관되어 있죠. 에센셜 오일과 가이드 명상을 사용하면 이 에너지 중심을 조율하고 조화를 이뤄 전체성과 활력을 증진시킬 수 있습니다.

먼저 등을 곧게 펴고 발을 단단히 땅에 딛고 편안하게 앉을 수 있는 조용한 공간을 찾으세요. 눈을 감고 몇 번 깊게 숨을 내쉬면서 현재의 순간에 안착하도록 합니다. 척추 기저부에 위치한 뿌리 차크라부터 시작해, 시더우드, 미르, 패출리, 일랑일랑 등 접지 에센셜 오일 블렌드를 손목이나 발바닥에 몇 방울 떨어뜨립니다. 척추 기저부에서 밝은 빨간색 빛이 온몸으로 퍼져나가 따뜻함과 안정감을 주는 것을 떠올리세요. 불안감이나 두려움을 내려놓으며 안전과 접지에 집중합니다. 깊게 들이마시고 내쉬면서 "나는 안전하고 단단히 뿌리내렸다"라는 만트라를 반복하세요.

하복부에 위치한 성 차크라로 올라가면서 베르가못, 클라리 세이지, 패출리 등의 성 차크라 에센셜 오일 블렌드를 손목이나 아랫배에 몇 방울 떨어뜨립니다. 이 부위를 생기 넘치는 주황빛이 가득 채우고 풍요로움과 안녕을 증진하는 것을 시각화하세요. 창의성과 자기표현과 관련된 정서적 장애물이나 부정적 패턴을 내려놓는 데 주력합니다. 깊이 숨을 들이마시고 내쉬면서 "나는 풍요로움과 기쁨을 누릴 가치가 있다"라는 만트라를 되뇝니다.

이 과정을 각 차크라에 맞는 에센셜 오일, 색깔, 만트라를 사용해 명상을 이끌어가며 계속하세요. 정수리 차크라에 이르면 빛나는 보라색 혹은 흰색 빛이 당신을 당신의 고차원적 자아 및 우주와 연결하는 것을 떠올리세요. 모든 차크라가 정렬되고 균형을 이룬 상태에서 존재의 통합과 완전함을 느끼는 데 잠시 시간을 갖습니다.

일상에 아로마테라피를 접목시키는 것 역시 정서적, 에너지적 웰빙을 뒷받침하는 마음챙김 가정환경 조성에 도움이 됩니다. 라벤더, 캐모마일, 일랑일랑 등의 에센셜 오일을 디퓨징하면 이완을 촉진하고 스트레스를 줄일 수 있죠. 잠들기 전 라벤더나 샌달우드 블렌드로 베개와 침구를 가볍게 뿌리는 것은 편안하고 차분한 침실 분위기를 조성해 숙면과 재충전을 도와줍니다. 베르가못, 장미, 유칼립투스를 에솜솔트나 캐리어 오일과 함께 사용하는 진정 목욕 의식은 사치스럽고 편안한 경험을 선사합니다.

상쾌하고 기분 좋은 분위기를 위해서는 증류수에 에센셜 오일을 섞은 룸 스프레이를 직접 만들어 보는 것도 좋습니다. 라벤더, 캐모마일, 베르가못 블렌드는 이완과 평화로움을 주는 환경을 만들어내죠. 콩이나 밀랍으로 만들어 에센셜 오일로 향을 낸 천연 캔들을 사용하는 것 역시 이완과 평온함을 증진하는 따뜻하고 초대하는 듯한 분위기 조성에 기여합니다.

정서적 해독과 부정적 감정 해소에 있어서는 특정 에센셜 오일이 특히 유익할 수 있습니다. 진정과 균형 효과로 잘 알려진 로즈 제라늄은 스트레스와 불안감을 줄이고 정서적 치유와 용서를 증진합니다. 흔히 마음을 접지시키고 진정시키는 데 사용되는 패출리는 정서적 짐을 내려놓고 평온함을 느끼는 데 도움이 됩니다. 바질 스위트, 라벤더, 일랑일랑, 베르가못, 페퍼민트, 레몬 등의 에센셜 오일 역시 정서적 혼란을 줄이고 정신적 선명함을 높이며 감정정화를 장려하는 데 일조합니다.

Woolzies Emotional Detox Blend와 Mikes Recovery Detox Aromatherapy Essential Oil 같이 정서적 해독을 위해 특별히 설계된 에센셜 오일 블렌드는 부정적 감정 해소와 용서 증진을 뒷받침해줄 강력한 오일 조합을 제공합니다. 이 블렌드는 디퓨징, 아로마테라피 목욕, 국소도포 등 다양한 방식으로 활용해 마음을 정화하고 정서적 균형을 도모할 수 있습니다.

아로마테라피를 통한 정서적, 에너지적 정화 여정을 시작할 때는 항상 고품질의 테라퓨틱 그레이드 에센셜 오일을 사용하고 적절한 안전 지침을 따르는 것을 잊지 마세요. 특히 기저질환이 있거나 임신, 수유 중일 때는 자격을 갖춘 아로마테라피스트나 의료인과 상담을 받는 것이 좋습니다. 피부에 바르기 전에는 에센셜 오일을 캐리어 오일로 희석하고, 섭취는 아로마 전문가와 상담 후 드시는 게 좋습니다. 아이들, 반려동물, 가연성 물품과 멀리 떨어뜨려 두는 것도 중요하죠.

아로마테라피와 마음챙김의 힘을 일상에 통합함으로써 정서적, 에너지적 웰빙을 함양하는 내면과 가정 내 신성한 공간을 만들어낼 수 있습니다. 자연의 부드러운 향기를 들이마시면서 더는 자신에게 도움이 되지 않는 것들을 내려놓고, 내면에 깃든 평화와 균형을 받아들이세요. 아로마테라피의 빛이 당신의 정체성으로 가는 길을 한 호흡 한 호흡 인도하도록 내버려 두세요.

단단한 뿌리로 풍성한 열매 맺기

베티버의 향기는 우리의 마음을 안정시키고 현재에 머무르게 하는 힘이 있습니다. 이 향을 맡으며 명상에 잠길 때, 우리는 내면의 평온함을 발견하게 되죠. 베티버는 단순한 향기를 넘어 마음챙김의 훌륭한 도구가 됩니다.

뿌리 깊이 내린 베티버처럼, 우리도 현재에 단단히 뿌리내릴 수 있습니다. 끊임없이 변화하는 세상 속에서 한순간 한순간에 집중하는 것. 그것이 바로 베티버가 가르쳐주는 교훈이에요. 이 교훈을 삶에 적용할 때, 우리는 내적인 풍요로움을 경험하게 될 거예요.

명상 시간이나 집중이 필요한 순간, 베티버 에센셜 오일을 활용해보세요. 코 끝에 오일을 발라 깊게 들이마시거나, 디퓨저에 넣어 은은한 향을 느껴보는 거예요. 이런 작은 실천들이 우리의 마음을 차분하게 만들어 줍니다.

베티버의 향기는 우리에게 내적 평화와 번영이 이미 내재되어 있음을 일깨워 줍니다. 우리는 그저 그것을 발견하고 받아들이면 되는 거죠. 이런 깨달음은 우리 삶의 방식을 바꾸는 계기가 될 수 있어요. 어려운 상황에 직면했을 때, 우리는 베티버의 뿌리처럼 흔들리지 않는 마음으로 대처할 수 있습니다. 내면의 평정심에 집중하며 지혜롭게 행동하는 거예요. 이것이 진정한 번영으로 가는 길이 아닐까요?

베티버는 우리에게 소중한 가르침을 줍니다. 그것은 바로 풍요로움이 물질적인 것에만 국한되지 않는다는 사실이에요. 매 순간 깨어 있는 삶, 자신과 타인에 대한 연민, 세상과의 조화로운 관계. 이런 것들이야말로 우리 삶을 진정으로 풍성하게 만드는 요소들이죠.

우리 모두 내면의 평화와 풍요로움을 추구합니다. 하지만 그 과정이 항상 순탄하지만은 않죠. 힘든 순간이 다가올 때면, 베티버의 향기를 떠올려보세요. 그 향기는 우리를 현재로 이끌어줄 것입니다. 그리고 우리 안에 이미 존재하는 풍성함을 발견하게 해줄 거예요.

베티버의 뿌리가 대지에 깊이 박혀 양분을 얻듯이, 우리도 내

구분		설명
특징	향	깊고, 흙내음이 나는 향으로, 종종 남성 향수에 사용됨.
	추출부위	식물의 뿌리에서 추출
	주요성분	세스퀴테르펜, 세스퀴테르펜올, 쿠시몰, 베티베논 등
	추출방법	뿌리를 물에 담가 증류하여 추출
효능	불안 및 스트레스 완화	베티버 오일은 신경계를 진정시키고 불안과 스트레스를 줄이는 데 효과적임
	수면 개선	진정 효과로 인해 불면증 및 수면 무호흡증을 완화하는 데 도움을 줌
	피부 건강	항염증 및 항균 특성으로 여드름, 습진, 건선 등의 피부 질환을 치료하고 피부를 건강하게 유지함
	항산화 효과	항산화 특성으로 피부 노화를 방지하고 세포를 보호함
	면역력 증진	항균 및 항염증 효과로 면역 체계를 강화하고 상처 치유를 촉진함
	주의력 결핍 과잉행동 장애 (ADHD)	주의력 향상과 정신 피로 감소에 도움을 줄 수 있음
	해충 퇴치	천연 해충 퇴치제로 모기와 기타 해충을 쫓는 데 효과적임
	호흡 개선	수면 중 호흡 패턴을 개선하여 코골이를 줄이는 데 도움을 줄 수 있음
	항진균 및 항균	항진균 및 항균 특성으로 다양한 감염과 질환을 예방하고 치료함

[베티버의 특징과 효능]

면의 힘을 믿고 그로부터 자양분을 얻읍시다. 그것이 우리를 성장시키고 번영하게 할 테니까요.

베티버가 전하는 메시지를 마음에 새기며 오늘도 마음챙김의 시간을 가져봅시다. 자신의 호흡에 집중하고, 감사할 일들을 떠올려보고, 내면의 고요함을 느껴보세요. 이런 작은 실천들이 모여 우리 삶을 더 풍성하게 가꿔줄 거예요.

베티버와 함께하는 마음챙김은 우리를 내면의 평화로 초대합니다. 그 초대에 기꺼이 응하는 것, 그것이 바로 우리가 내딛는 첫걸음이 될 거예요. 이 여정이 우리 모두에게 깊은 깨달음과 번영을 가져다주기를 바랍니다.

차크라 균형이 빚어내는 조화로운 움직임

라벤더의 은은한 속삭임이 공기를 가르며, 햇살이 황금빛으로 방을 물들입니다. 숨을 들이마실 때마다 평온의 정수가 존재로 스며들어, 현재의 순간과 깊이 연결되도록 초대하죠. 이것이 바로 아로마 마음챙김의 힘입니다. 에센셜 오일과 마음챙김의 시너지 효과를 활용하여 차크라를 통해 에너지의 조화로운 흐름을 만들어내는 변혁의 수련법이에요.

우리 존재의 핵심에는 차크라로 알려진 섬세한 에너지 중심이 자리하고 있습니다. 각각 특정 색상과 주파수와 연결된 이 빛의 회전 바퀴들은 신체적, 정서적, 영적 안녕의 다양한 측면을 관장합니다. 차크라가 조화를 이룰 때 에너지는 자유롭게 흐르며, 활력과 선명함, 내면의 평화로움을 선사하죠. 하지만 일상의 도전과 스트레스는 이 균형을 깨트릴 수 있고, 막힘으로 이어져 신체적 고통, 정서적 불안정, 자신 및 주변 세계와의 단절감으로 나타날 수 있어요.

아로마 마음챙김은 이 균형을 회복하고 타고난 지혜와 다시 연결할 수 있는 강력한 도구를 제공합니다. 마음챙김 수련에 에센셜 오일의 치유 속성을 접목함으로써, 차크라에 직접 말을 걸어 부드럽게 정렬 상태로 안내하는 감각적 경험을 만들 수 있죠.

차크라의 춤은 척추 기저부에 위치한 뿌리 차크라의 접지 에너지에서 시작됩니다. 베티버와 샌달우드의 흙 내음이 우리를 현재에 고정시켜 안정감과 안전함을 키워줍니다. 제2 차크라로 올라가면, 일랑일랑과 자스민의 달콤하고 꽃 같은 향이 창의력과 감정의 유연성에 불을 붙여 삶의 밀물과 썰물을 우아하고 편안하게 받아들일 수 있게 해줍니다.

태양신경총 차크라는 우리 개인의 힘이 자리한 곳인데, 베르가못과 스위트 오렌지의 상쾌한 향이 타고난 힘과 회복탄력성을 상기시켜 줍니다. 심장 차크라로 이동하면, 마조람과 캐모마일의 진정 효과가 자기 사랑과 연민의 담요로 우리를 감싸 안아, 모든 존재의 아름다움과 상호 연결성에 마음을 열게 합니다.

진실된 자기 표현의 관문인 목 차크라는 유칼립투스와 클라리 세이지의 정화 특성으로 지지되어, 선명하고 확신에 찬 목소리로 진실을 말할 수 있게 해줍니다. 제3의 눈 차크라로 올라가면, 자스민과 미르의 신비로운 향기가 직관과 내면의 지혜를 일깨워 더 큰 통찰과 이해를 향해 우리를 이끕니다.

마지막으로 머리 정수리에서, 연꽃과 유향의 천상의 향이 우리 내면과 주변에 있는 신성과 연결되도록 초대하여, 최고의 잠재력이 지닌 무한한 가능성에 우리를 개방시킵니다.

이 향기로운 동반자들에 마음을 다해 참여하면, 위안과 명료함, 쇄신을 찾을 수 있는 성스러운 내적 공간을 만들 수 있습니다. 명상 중에 에센셜 오일을 디퓨징하거나, 요가 순서에 접목하거나, 해당 차크라 지점에 국소 도포하는 등의 간단한 수련법으로 에너지 중심과의 연결을 심화하고 마음챙김 수련의 변혁적 힘을 높일 수 있죠.

아로마 마음챙김을 통해 이 내적 조화를 키워나가면서, 삶의 모든 영역에서 더 큰 균형감과 안녕감을 발산하기 시작합니다. 일상의 상호작용에서 한층 더 접지되고 현존하며, 자신과 타인의 감정과 필요에 더욱 조율되고, 진정한 자아 및 목적과 더 잘 정렬되는 자신을 만날 수 있어요.

차크라를 통해 흐르는 에너지의 춤사위는 우리 타고난 온전함과 활력의 아름다운 발현이 되어, 내면은 물론 외부 세계에서도 조화와 균형을 만들어낼 힘이 우리에게 있음을 상기시켜 줍니다. 자연의 치유 정수가 스며든 호흡 하나하나, 마음챙김의 순간마다 우리 본질과 만물의 상호 연결성에 대한 더 큰 이해로 한 걸음 내딛게 되죠.

그러니 아로마 마음챙김의 변혁적 힘을 받아들여, 차크라의 부드러운 춤사위가 더 큰 조화와 목적, 기쁨이 가득한 삶으로 우리를 인도하게 합시다. 이 내적 균형을 키워나가면서, 우리는 타인에게 빛과 영감의 등대가 되어 우리 모두 안에 내재한 무한한 잠재력을 상기시켜 줄 수 있습니다.

위대한 시인 루미의 말처럼 "상처는 빛이 당신 안으로 들어오는 곳이다." 아로마 마음챙김의 치유의 빛이 당신의 최고의 자아로 가는 길을 밝혀주기를, 그리고 당신의 차크라를 흐르는 에너지의 춤이 당신 안에 깃든 아름다움과 회복탄력성, 우아함을 늘 일깨워주기를 바랍니다.

천정의 빛으로 가득 찬 지혜

은은한 천장 조명 아래, 부드러운 바람이 라벤더와 프랑킨센스의 매혹적인 향기를 실어 나릅니다. 이 향기는 영혼을 영적 각성의 여정으로 초대하죠. 마음이 고요한 상태에 이르면, 이 고대 오일들의 깊은 지혜가 펼쳐지기 시작하며 내적 평화와 깨달음으로 가는 길을 밝혀줍니다.

생기 넘치는 보라색을 띠는 라벤더는 직관과 지혜를 상징하는 아즈나 차크라 Ajna chakra 의 색을 띠고 있습니다. 혹독한 기후에서도 잘 자라는 라벤더의 강인한 특성은 고통을 극복하고 깨달음에 이르는 불교적 이상을 떠올리게 합니다. 중세 유럽에서 라벤더는 헌신과 충성을 상징했으며, 결혼식과 전쟁터에서 라벤더의 존재는 감정적 치유와 내적 힘을 키우는 데 중요한 역할을 했음을 보여줍니다.

특성/효과	프랑킨센스	라벤더
정화	영적정화, 공간정화	에너지정화, 공간정화
영적 연결	신성한 존재와의 연결	여신 에너지와의 연결
감정적 치유	불안과 스트레스 감소	스트레스와 불안 감소
신체적 효과	항염, 항암, 호흡기 건강	피부치유, 수면개선
사용 용도	명상, 기도, 종교의식	명상, 기도, 수면

[프랑킨센스와 라벤더의 영적 특성 및 효과]

라벤더의 진정 효과가 공기 중에 퍼지면, 마음을 평온하게 만들고 영적 통찰력에 마음을 열게 되어 직관과 내적 지혜가 향상됩니다. 많은 문화권에서 라벤더는 그리스 신화의 사냥의 여신 아르테미스가 선사한 신성한 여성성의 상징으로, 순수함, 보호, 변화를 의미합니다. 이러한 신성한 여성성과의 연결은 영적 성장에 있어 자기 돌봄과 자기 사랑의 중요성을 강조합니다.

라벤더 에센셜 오일을 활용한 가이드 명상은 개인이 내면의 평화와 빛과 연결되도록 도와줍니다. 깊은 호흡, 시각화, 긍정적 확언을 통해 평온함과 자기 인식이 생겨납니다. 이는 우주에서 자신의 위치와 모든 것의 상호 연결성에 대한 더 깊은 이해를 촉진합니다.

보스웰리아 나무의 수지에서 추출한 프랑킨센스는 수세기 동안 영적, 치유 관행에서 신비롭고 치료적인 특성으로 존경받아 왔습니다. 프랑킨센스의 진정 효과는 깊은 이완과 높아진 인식을 촉진하여 내면의 자아 및 신성한 에너지와 더 깊이 연결되도록 합니다. 프랑킨센스는 자신의 에너지를 정화하고 보호하는 데 사용되어 부정적인 진동을 제거하고 긍정적이고 고양시키는 에너지를 위한 공간을 만듭니다. 동시에 감정적 균형과 치유를 촉진하여 오래된 트라우마와 부정적인 사고방식을 해소하는 데 도움을 줍니다.

영적 수련에 프랑킨센스를 활용하는 것은 간단하지만 매우 효과적입니다. 명상이나 조용한 성찰의 순간에 프랑킨센스 에센셜 오일을 디퓨징하면 생각을 중심으로 모으고 고차원적 자아와의 연결을 깊게 만듭니다. 프랑킨센스를 저널링 및 긍정적 확언과 결합하면 잠재의식에 미치는 영향이 강화되며, 스프레이나 디퓨저로 공간에 사용하면 부정적 에너지를 제거하여 자기 탐구와 성장을 위한 성역을 만듭니다.

프랑킨센스가 일곱 개의 차크라에 미치는 영향은 상당합니다. 에너지 중심부 전체에 걸쳐 균형과 조화를 촉진하죠. 뿌리 차크라부터 관 차크라까지, 프랑킨센스는 감정적 평정을 회복하고,

명료한 소통을 촉진하며, 높은 의식과 연결되도록 개인의 주파수를 높이는 데 도움을 줍니다.

영적 수련에서 라벤더와 프랑킨센스의 시너지 효과는 정말 놀랍습니다. 베르가못, 일랑일랑과 함께 이 에센셜 오일들을 혼합한 간단한 명상 블렌드 레시피는 명상 중 맥박 부위에 발라 내적 평화와 명료함을 높일 수 있습니다. 샌달우드와 시더우드로 향을 높인 프랑킨센스와 라벤더 블렌드는 영적 명상 중 제3의 눈이나 맥박 부위에 발라 자신의 영적 본질과 더욱 깊이 연결되도록 돕습니다.

명상이나 영적 수련을 시작하기 전 프랑킨센스와 라벤더 오일을 국소 부위에 바르면 주의력을 집중시키고 마음을 평온하게 만드는 데 도움이 되며, 블렌드를 디퓨징하면 명상 경험과 내적 평온을 높이는 영적 환경이 조성됩니다. 순수 천연 프랑킨센스와 유기농 라벤더 향을 사용하면 영적 성장에 도움이 되는 진정되고 고양된 분위기를 만드는 데 더욱 기여할 수 있습니다.

천장의 빛이 공간을 밝힐 때, 라벤더와 프랑킨센스의 지혜가 교차하며 영혼을 자기 발견과 영적 깨달음의 변화의 여정으로 인도합니다. 이 고대 오일들의 상징적, 영적 의미를 받아들임으로써, 우리는 자신의 영혼 안에 순수함, 평화, 사랑을 키울 수 있습니다. 결과적으로 신성과 우리를 둘러싼 세계와의 연결이 깊어지죠. 라벤더와 프랑킨센스의 부드러운 포옹 속에서, 내적 지혜와 깨달음으로 가는 길이 선명해지고, 모든 이는 자신만의 신성한 진리의 빛 속에서 안식할 수 있게 됩니다.

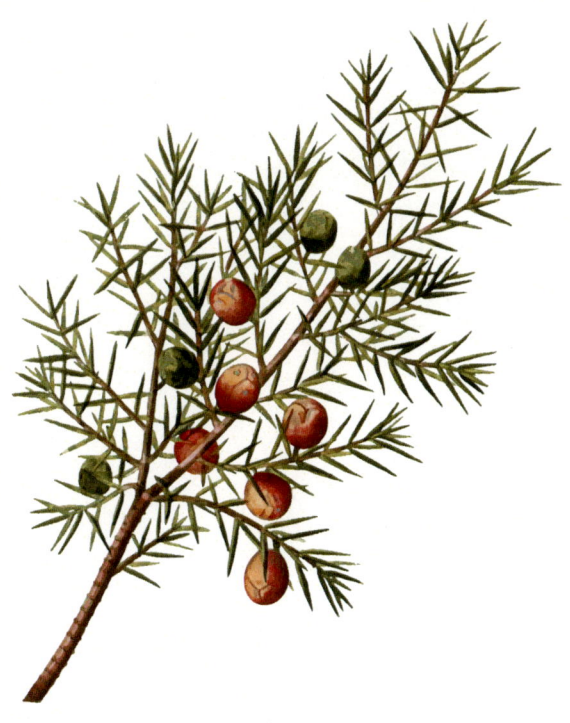

PART 3
에센셜 오일로 마음의 주파수 맞추기

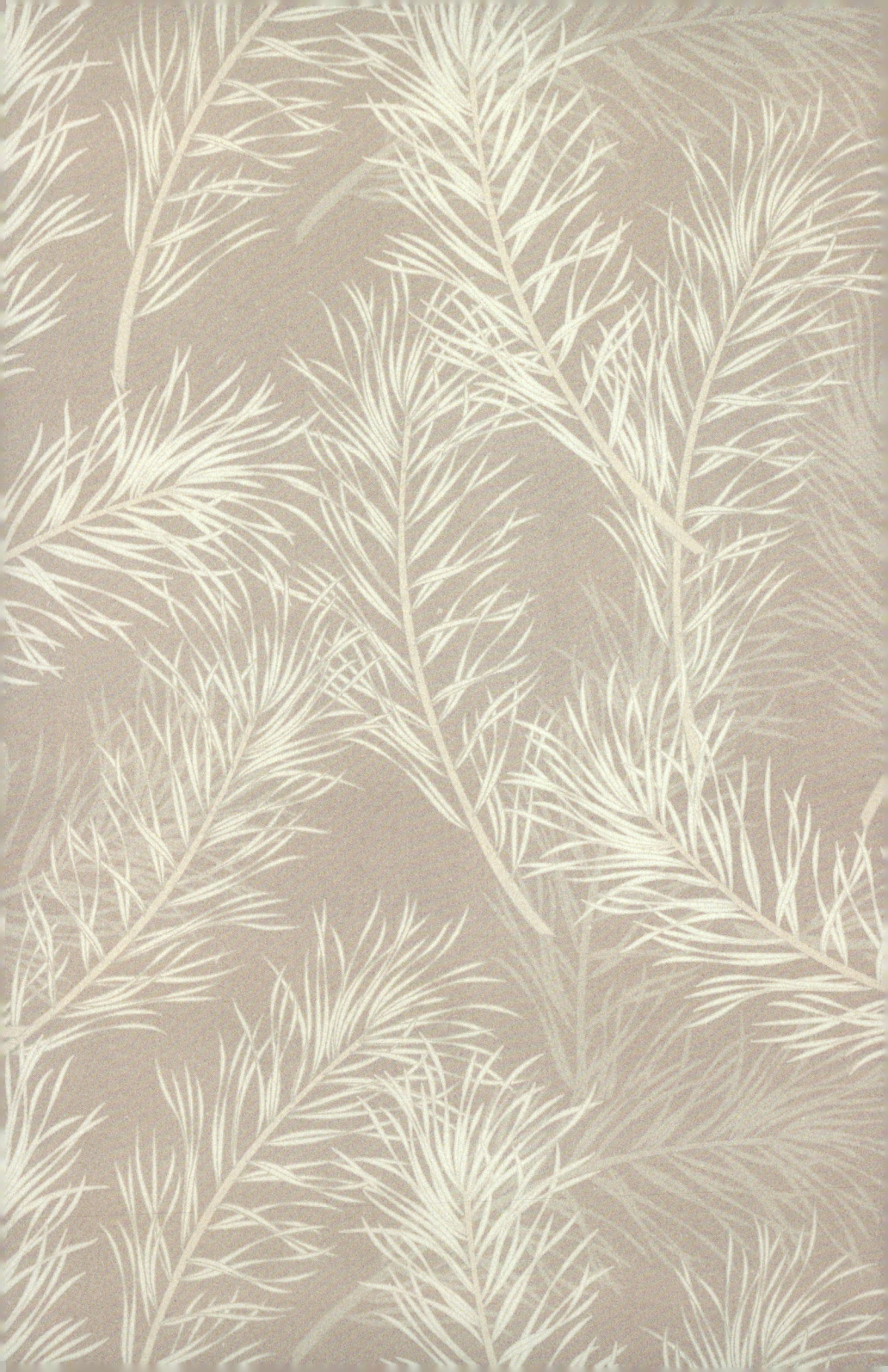

에센셜 오일로 마음의 주파수 맞추기

에센셜 오일의 은은한 향기가 우리의 마음을 어루만지는 순간, 우리는 고요함과 내적 조화의 경지로 이끌립니다. 마음챙김의 길을 걸어가는 동안, 이 향기로운 동반자들은 우리의 마음 주파수를 조율하고, 깊은 자각과 감정적 균형으로 안내하는 강력한 도구가 되어줍니다.

아로마 주파수 조율의 과학적 원리는 에센셜 오일의 고유한 진동 주파수에 있습니다. 에센셜 오일의 주파수는 52MHz에서 320MHz까지 다양한데, 이는 우리 몸의 전자기장과 상호작용합니다. 우리 몸의 전자기장은 일반적으로 62MHz에서 72MHz 사이에서 진동하죠. 이때 공명의 원리가 작용합니다. 비슷한 주파수의 두 개의 소리굽쇠가 진동을 동기화할 수 있는 것처럼, 에센셜 오일은 우리 몸의 주파수와 조화를 이루어 정신 상태와 감정에 영향을 미칩니다.

147MHz의 높은 주파수로 진동하는 프랑킨센스의 기분 좋은 아로마를 상상해 보세요. 그것은 부드럽게 우리의 기분을 끌어올리고 영적인 연결감을 불러일으킵니다. 반면에 118MHz의 낮은 주파수로 진동하는 라벤더의 진정 효과는 우리를 이완과 평온함의 고요한 상태로 이끌어 줍니다. 에센셜 오일의 진동 언어를 이

해함으로써, 우리는 그들의 힘을 빌려 내면의 웰빙 교향곡을 만들어낼 수 있습니다.

마음챙김과 명상의 세계로 깊이 들어갈수록, 특정 에센셜 오일이 이 내적 여행에서 충실한 동반자 역할을 한다는 것을 발견하게 됩니다. 대지의 깊은 곳에서 추출된 뿌리 에센셜 오일은 본래의 접지 에너지를 지니고 있습니다. 투메릭, 진저, 스파이크나드, 베티버 - 이 오일들은 우리를 현재의 순간에 고정시키고, 안정감과 내적 평온함을 키워줍니다. 그들의 풍부하고 흙 내음 나는 아로마는 우리 발밑의 세상과의 연결을 상기시키며, 지금 여기에서 위안을 찾도록 초대합니다.

우리 몸을 흐르는 에너지 중심인 차크라 또한 에센셜 오일의 미묘한 영향으로부터 혜택을 받을 수 있습니다. 첫 번째 차크라를 위한 안정 블렌드, 두 번째 차크라를 위한 창조 블렌드, 세 번째 차크라를 위한 힘 블렌드, 네 번째 차크라를 위한 자아 블렌드와 같이 세심하게 조합된 블렌드는 이 중요한 에너지 지점 내에서 균형과 조화를 회복하는 데 도움이 됩니다. 향기의 힘을 통해 차크라를 정렬함으로써, 우리는 웰빙과 감정적 평형에 대한 더 큰 감각을 열어갑니다.

마음챙김 수련에서 에센셜 오일의 잠재력을 진정으로 활용하려면 가장 효과적인 적용 방법을 이해하는 것이 중요합니다. 에센셜 오일을 디퓨징하면 향기로운 분자들이 공기 중에 퍼져 이완과 집중에 도움이 되는 분위기를 만들어 냅니다. 캐리어 오일로 희석하여 피부에 바르는 것은, 에센셜 오일의 주파수가 우리 피부와 직접 상호작용하여 온몸에 평온함과 균형을 촉진하게 합니다.

  에센셜 오일과 다른 마음챙김 기법 간의 시너지 효과는 끝없이 탐구할 수 있는 영역입니다. 에센셜 오일 사용과 공 명상, 명상, 아로마테라피 마사지와 같은 기법을 결합하면 그 효과가 배가되어, 현재의 순간에 대한 우리의 연결을 심화시키는 다감각적 경험이 만들어집니다. 진정 효과의 향을 들이마시고 진동이 우리 안에서 울려 퍼지도록 하면, 우리는 무심코 고양된 자각과 내적 평화의 상태로 빠져듭니다.

  하지만 아로마 주파수 조율의 장점을 진정으로 거두기 위해서는 사용하는 에센셜 오일의 품질과 순도가 무엇보다 중요합니다. 고품질의 유기농 오일을 선택하고 지속 가능한 방식으로 얻은 오일을 사용하면 주파수가 변질되지 않은 채로 유지되어, 농약, 제

초제, 화학 용매의 방해 요인으로부터 자유로워집니다. 이 귀중한 식물 에센스의 온전함을 존중함으로써, 우리는 그들의 순수하고 생동감 있는 에너지가 우리 자신과 조화를 이루도록 초대합니다.

이 향기로운 마음챙김의 여행을 시작할 때, 아로마 주파수 조율의 힘은 개인화에 있다는 점을 기억하는 것이 중요합니다. 각 개인의 고유한 주파수와 감정적 상태는 다양한 에센셜 오일과 다르게 공명할 수 있습니다. 다양한 오일과 블렌드로 실험을 하고, 우리의 직관을 믿으며, 우리 영혼에 말을 거는 향기에 이끌리도록 허락하는 것 - 이것이 우리 자신만의 마음챙김을 위한 향기 처방을 발견하는 길입니다.

아로마테라피와 마음챙김이 교차하는 신성한 공간에서, 우리는 깊은 자기 발견과 정서적 안녕으로 향하는 관문을 찾습니다. 에센셜 오일의 진동 언어에 우리 자신을 조율함으로써, 우리는 더 큰 용이함과 우아함으로 끊임없이 변화하는 마음의 풍경을 헤쳐나갈 수 있는 잠재력을 열어젖힙니다. 숨을 들이마실 때마다, 우리는 향기의 변화시키는 힘이 고양된 자각, 내적 평화, 감정적 균형의 상태로 우리를 이끌도록 초대합니다.

이제 라벤더의 부드러운 속삭임, 페퍼민트의 상쾌한 바람, 베티버의 대지의 포옹을 받아들입시다. 이 향기로운 조력자들이 우리의 마음챙김 수련에 없어서는 안 될 부분이 되어, 보다 중심 잡힌, 균형 잡힌, 조화로운 삶을 향해 우리를 이끌어 주도록 합시다. 에센셜 오일의 도움으로 마음의 주파수를 조율하면서, 우리는 변화의 여정을 시작합니다. 한 번에 한 호흡씩, 한 번에 한 향기씩, 마음을 깊이 챙기는 아로마로 가득 찬 삶을 향해 나아갑니다.

마음을 홀리는 달콤한 유혹

네롤리 에센셜 오일 한 방울이 햇살처럼 피부 위에서 춤을 추며, 달콤한 유혹으로 마음을 사로잡고 감각을 특별한 여행으로 초대합니다. 이 귀중한 정수는 쓴 오렌지 나무의 섬세한 꽃에서 태어나 오랜 세월 동안 문화와 시대를 넘나들며 마음과 영혼을 사로잡아 온 영원한 매력을 지니고 있습니다.

네롤리의 매혹적인 향기는 감각적인 기쁨으로, 섬세하고 달콤하며 꽃향기가 어우러진 향기는 미묘한 시트러스 향과 함께 어우러집니다. 증기 증류법으로 추출된 이 매혹적인 향기는 자연과 인간의 경험 사이에 깊은 연결고리가 있음을 보여주는 증거이죠. 그것은 자연 세계 안에 존재하는 아름다움과 지혜를 발견하고 포용할 때까지 기다리는, 향기로운 알림이기도 합니다.

네롤리의 매력은 단순히 후각적 매력을 넘어서 인류 역사의 태피스트리 속으로 스며듭니다. 고대 이집트의 신성한 신전에서부터 중국의 황실에 이르기까지, 네롤리는 순수함과 순진무구함, 신성한 연결의 상징으로 소중히 여겨졌습니다. "네롤리"라는 이름 자체가 이탈리아 공주 안나 마리아 데 라 트레모일 오브 네롤라에게 경의를 표하는데, 그녀는 처음으로 쓴 오렌지 꽃에서 정수를 증류해냈고, 그녀의 유산을 아로마테라피 역사에 영원히 새겨 넣었습니다.

네롤리의 세계로 깊이 파고들면서, 우리는 그것이 마음과 감정에 미치는 깊은 영향을 발견하게 됩니다. 이 황금빛 영약은 스트레스와 불안, 우울감의 그림자를 걷어내며 영혼을 고양시키는 타고난 능력을 지니고 있습니다. 한 번 들이마실 때마다 네롤리의 진정 및 달래주는 특성이 부드럽게 마법을 걸어, 이완과 감정의 균형, 전반적인 웰빙 감각을 촉진합니다. 그것은 내적 평화와 조화를 추구하는 과정에서 자연스러운 동맹이 되어주며, 현재의 순간에 순응하고 우리를 둘러싼 아름다움을 받아들이도록 초대합니다.

그러나 네롤리의 선물은 정서적 웰빙의 영역을 훨씬 넘어섭니다. 이 다재다능한 오일은 세포 재생을 자극하고 빛나는 젊은 피부결을 촉진하는 놀라운 능력 덕분에 스킨케어와 뷰티 분야에서 소중한 동맹으로 여겨집니다. 그것의 천연 항산화 특성은 시간의 흐름과 환경적 스트레스로부터 피부를 보호하는 한편, 균형 잡힌 영양분은 가장 섬세하고 민감한 피부조차도 진정시키고 회복시키는 데 도움을 줍니다.

조향 예술에서 네롤리는 다재다능하고 사랑받는 성분으로 최고의 자리에 군림합니다. 꽃 앱솔루트와 시트러스 오일의 광범위한 어레이와 완벽하게 어우러지는 그것의 능력은 세련미와 우아함, 순수한 기쁨의 감각을 불러일으키는 매혹적인 향수를 만드는 데 필수적입니다. 과거의 클래식 코롱부터 오늘날의 현대적이고 장인적인 향기에 이르기까지, 네롤리의 존재는 그것의 지속적인 매력과 영원한 아름다움의 증거입니다.

하지만, 아마도 네롤리의 가장 심오한 측면은 그것의 영적 의미일 것입니다. 이 신성한 오일은 신성과 공명하는 진동 주파수를

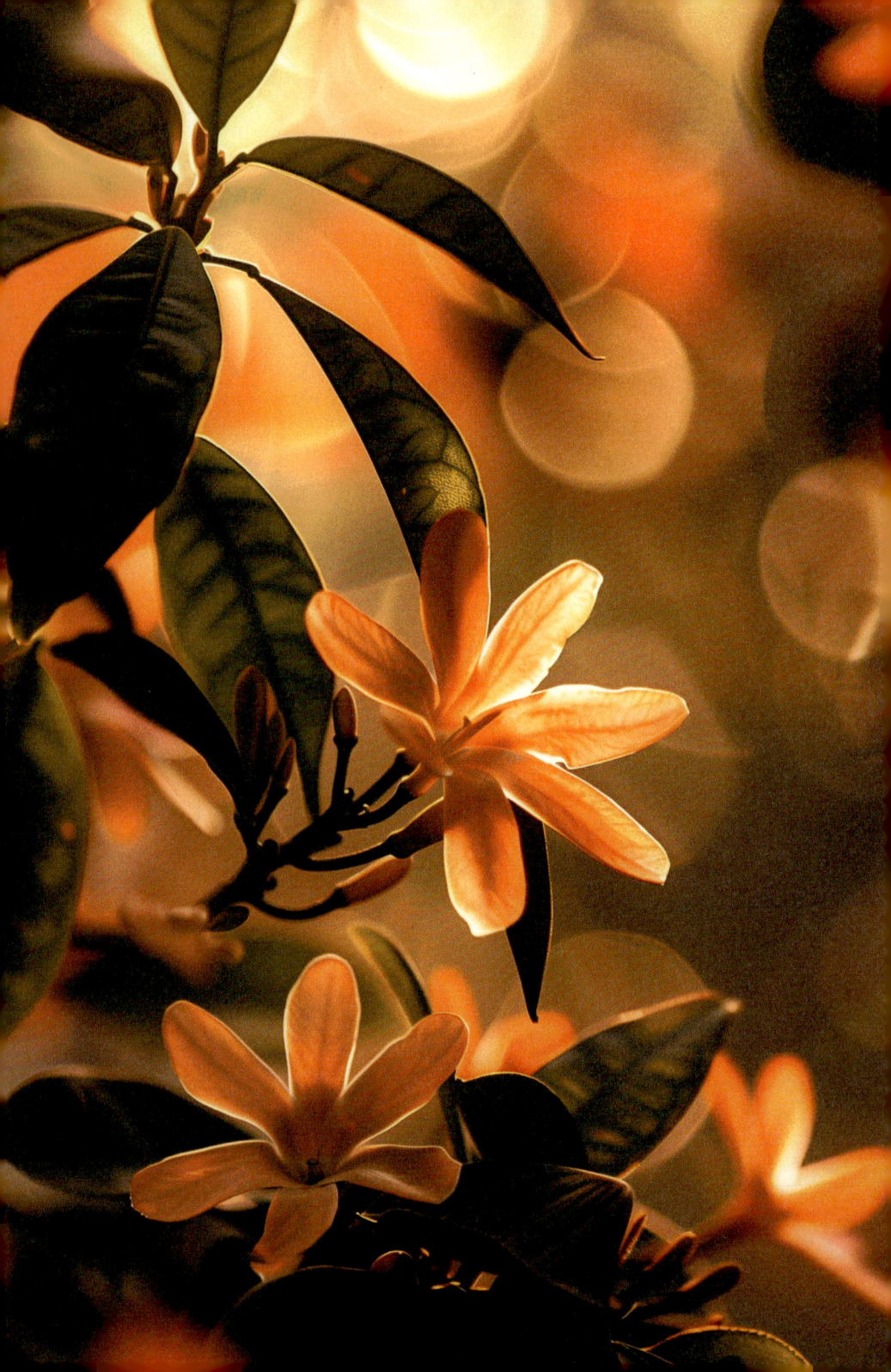

가지고 있어 물리적 영역과 영적 영역 사이의 다리 역할을 한다고 여겨집니다. 그것은 자기 성찰과 내적 치유, 영적 성장을 위한 강력한 도구로, 우리가 높은 자아와 연결되고 내면에 존재하는 무한한 지혜를 활용할 수 있도록 초대합니다.

마음챙김과 명상의 실천을 통해, 네롤리는 자기 발견의 여행에서 귀중한 동반자가 됩니다. 그것의 달콤하고 고양시키는 향기는 부드러운 안내자로 작용하여, 우리를 현재의 순간에 고정시키고 우리의 존재 깊이를 탐구하도록 초대합니다. 디퓨전이나 국소 도포, 또는 단순히 잠깐 동안 그 정수를 들이마시는 것을 통해 네롤리를 일상의 의식에 통합함으로써, 우리는 내적 성찰과 치유, 변화를 위한 신성한 공간을 만들어냅니다.

네롤리와 함께 이 감각적인 소풍을 떠나면서, 우리는 가능성의 세계로 자신을 개방합니다. 우리는 우리의 웰빙을 향상시키기 위한 아로마테라피의 힘, 내적 평화를 함양하기 위한 마음챙김의 아름다움, 그리고 우리의 영혼을 고양시키고 영감을 주는 자연의 마법을 발견하게 됩니다. 숨을 들이마실 때마다, 우리는 네롤리의 달콤한 유혹이 우리의 마음을 사로잡고, 자기 발견의 여정으로 우리를 이끌며, 우리 모두 안에 존재하는 절묘한 아름다움과 가능성을 상기시켜 주기를 초대합니다.

그러니 우리 피부 위에서 춤추고 우리의 감각을 불태우는 이 액체 태양, 네롤리의 매력을 받아들입시다. 그것의 매혹적인 정수가 우리를 순수한 행복의 세계로 데려가게 하고, 육체와 정신의 경계가 녹아내려 우리 자신과 우리를 둘러싼 세상과 완벽한 조화를 이루는 상태에 이르게 합시다. 네롤리의 존재 안에서, 우리는 진정한 아름다움과 치유, 변화가 먼 꿈이 아니라, 오히려 우리가 존재하는 바로 그 본질임을 발견하게 될 것입니다.

편안한 솜털 같은 위로

라벤더의 부드러운 향기는 오래전부터 사람들의 마음을 편안하게 해주는 것으로 알려져 왔습니다. 연보라색 꽃잎에서 풍기는 은은한 향은 우리를 고요한 공간으로 초대하죠. 그곳에선 마음이 위안을 얻고 몸의 긴장이 풀어집니다. 아로마테라피 분야에서 라벤더는 내적 평화와 안정을 찾는 데 강력한 조력자로 군림합니다.

라벤더 에센셜 오일은 꽃에서 추출한 정수로, 몸과 마음에 다양한 이로움을 선사합니다. 라벤더 향을 들이마시면 스트레스와 불안감이 줄어들고 평온함과 이완감이 느껴집니다. 이런 특성 덕에 라벤더는 좀 더 자각적이고 현존하는 상태를 만드는 데 이상적인 동반자가 됩니다.

 명상할 때 라벤더의 효능을 극대화하는 방법 중 하나는 명상 공간에 라벤더 향을 더하는 겁니다. 이는 깊은 이완과 내적 고요를 이끄는 신성한 공간을 만들어 줍니다. 라벤더의 달콤한 향기는 마음을 가라앉히고 주의를 분산시키는 잡념을 떨쳐내게 해 현재에 충실할 수 있게 합니다.

 라벤더 향이 가득한 명상 공간을 조성하려면 디퓨저로 에센셜 오일을 방 안에 확산시키면 됩니다. 섬세한 향이 공기 중에 퍼지면 깊게 숨을 들이쉬고 그 평온한 기운에 휩싸이세요. 희석한 라벤더 오일을 손목이나 관자놀이 같은 맥박이 뛰는 곳에 바르는 것도 명상 내내 향을 간직하는 방법입니다.

 명상에 들어가 라벤더의 부드러운 향에 주의를 기울이세요. 그 향이 콧속을 채우고 감각을 사로잡는 걸 느껴보세요. 향을 따라 더욱 깊은 이완 상태로 빠져들면서 긴장과 스트레스를 내려놓습니다. 숨을 들이마실 때마다 라벤더의 진정 효과가 온몸을 흐른다고 상상하세요. 그러면 마음이 평온해지고 육체적, 정신적 불편함이 사라질 겁니다.

라벤더는 마음을 안정시킬 뿐 아니라 명상 중 집중력과 주의력을 높이는 데도 도움이 됩니다. 향의 미묘한 뉘앙스에 주의를 기울이면 존재감과 자각 수준이 향상됩니다. 이런 고양된 마음챙김은 통찰력과 선명함을 높여 내면의 지혜와 직관에 더 깊이 연결되게 해줍니다.

명상 외에도 라벤더는 요가나 호흡법 같은 다른 마음챙김 수련에도 활용할 수 있습니다. 매트에 라벤더 오일을 몇 방울 떨어뜨리거나 수련 중에 깊이 들이마시면 이완감과 내적 평화가 깊어집니다. 이 달콤한 향은 감정적 막힘을 풀어주고 몸과 마음의 균형과 조화를 촉진하는 데도 일조합니다.

라벤더의 혜택은 마음챙김을 넘어 육체에도 미칩니다. 라벤더는 수면의 질을 개선해 더 깊고 편안한 잠을 이루게 하는 것으로 알려졌습니다. 취침 전에 라벤더 향이 나는 루틴을 만들면 몸과 마음에 이제 풀어져서 평화로운 잠에 빠질 시간이라고 신호를 보내게 됩니다.

잠자리에서 라벤더를 활용하려면 베개 커버에 에센셜 오일을 몇 방울 떨어뜨리거나 잠들기 전에 침실에 향을 확산시켜보세요. 목욕물에 오일을 넣어 라벤더 입욕제를 만들 수도 있습니다. 온기 있는 물과 부드러운 향이 어우러져 근육을 이완하고 마음을 가라앉힐 겁니다.

아로마테라피 외에도 라벤더는 다양한 셀프 케어 습관에 녹아들 수 있습니다. 희석한 라벤더 오일을 피부에 마사지하면 근육통을 완화하고 전반적인 이완감을 선사합니다. 라벤더 에센셜 오일에 설탕이나 소금을 섞어 바디 스크럽을 만들 수도 있죠. 피부를 각질 제거하고 영양을 공급하면서 은은하고 진정 효과 있는 향을 더할 수 있습니다.

라벤더는 개인별 의도나 감정 상태에 맞춘 블렌드를 만들 때 다른 에센셜 오일과 함께 쓰기에도 좋습니다. 가령 라벤더에 프랑킨센스나 샌달우드를 섞으면 명상이나 요가 수련에 이상적인 접지되고 중심 잡힌 블렌드가 탄생합니다. 라벤더와 베르가못, 레몬 같은 기분 좋은 오일을 섞으면 감정을 고양하고 즐거움과

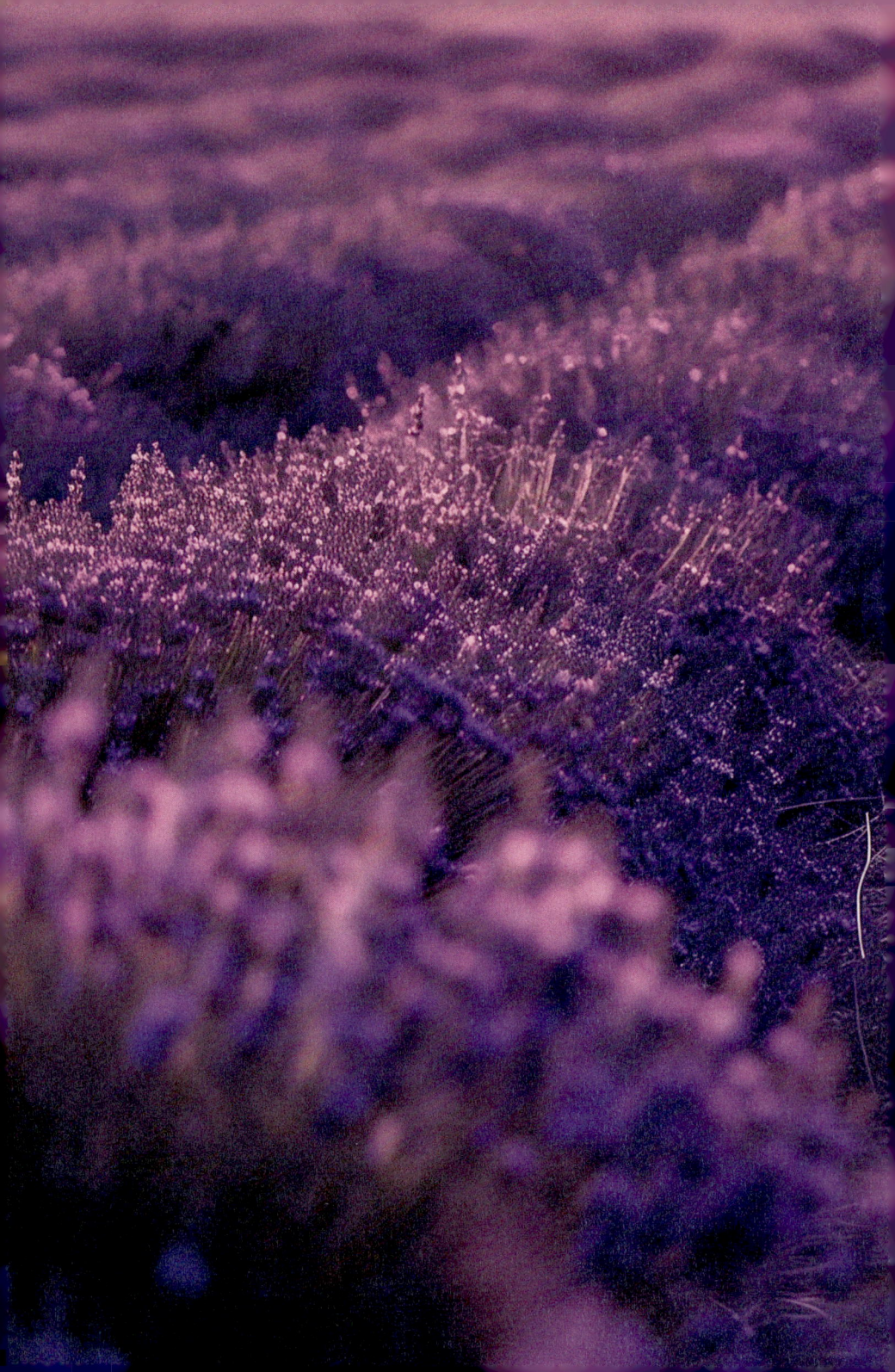

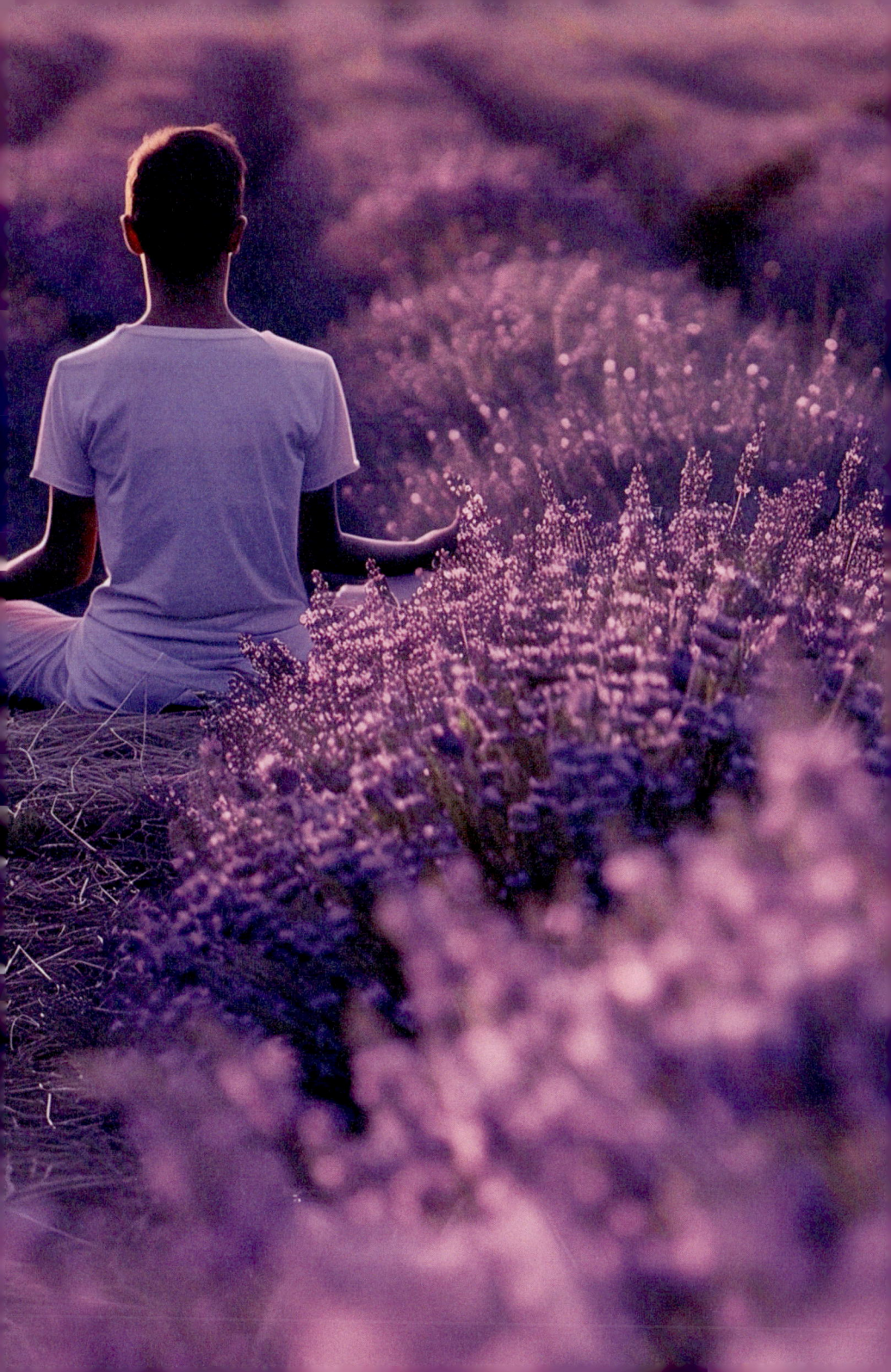

긍정의 감정을 북돋웁니다.

마음챙김 수련에 라벤더를 끌어들일 때는 평판 좋은 공급처에서 고품질의 순수 에센셜 오일을 선택하는 게 중요합니다. 제대로 증류되고 순도 검사를 거친 오일을 찾아 식물 고유의 치유 특성을 온전히 누리세요.

라벤더의 부드럽고 다정한 포옹을 탐색하면서 마음챙김이 자기 발견과 내적 성장의 여정임을 기억하세요. 이 사랑받는 허브를 여러분의 수련에 초대함으로써 삶에 고요함, 선명함, 연결감을 불러들이는 겁니다. 스트레스 해소, 숙면, 존재감과 자각 고양 등 어떤 목적이든 라벤더는 내적 평화와 웰빙으로 가는 길에서 힘 있는 조력자가 되어줄 것입니다.

그러니 다음에 평온한 순간이 필요할 때는 라벤더의 부드럽고 위로가 되는 향기를 떠올려 보세요. 그 온화한 향이 여러분을 감싸 깊은 이완과 내적 고요의 상태로 인도하게 하세요. 숨을 들이마실 때마다 일상의 스트레스와 주의 분산을 놓아주고, 숨을 내쉴 때마다 평화와 선명함이 흘러넘치는 걸 느껴보세요.

아로마테라피와 마음챙김의 세계를 탐색하면서 라벤더가 여러분의 여정을 지지하고 향상하는 많은 방식을 발견하시길 바랍니다. 라벤더가 주는 온화한 존재감이 여러분 안에 내재한 평정과 지혜를 상기시켜 주길 바라며, 더 큰 균형과 조화, 내적 평화를 향해 나아가시길 바랍니다.

마음챙김으로 가는 길은 개인마다 다르고 어떤 이에겐 잘 맞던 게 다른 이에겐 안 맞을 수도 있음을 명심하세요. 여러분의 직관을 믿고 라벤더가 주는 부드러운 지혜의 인도를 받으세요. 시간이 지나고 수련이 깊어지면서 이 사랑스러운 허브가 더 큰 자각, 회복력, 전반적인 웰빙을 향한 길에서 애착 어린 동반자가 되어줄 겁니다.

이제 깊게 숨을 들이쉬고 라벤더의 부드럽고 위안을 주는 향기를 들이마시세요. 그리고 온전한 평온과 평화의 공간으로 옮겨가 보세요. 이 상냥한 허브가 여러분 안에 깃든 아름다움과 지혜를 일깨워주길 바라며, 더 큰 마음챙김과 연민, 내적 조화로 가득한 삶으로 인도해주길 바랍니다.

레몬 한 조각의 상큼한 각성

레몬의 상큼한 향기가 당신의 감각을 가득 채웁니다. 깊고 의도적인 호흡과 함께 들이마신 레몬 에센셜 오일의 신선한 아로마는 하루를 변화시키는 힘을 지니고 있죠. 이는 마음을 맑게 하고, 집중력을 높이며, 새로운 목적의식을 불어넣어 줍니다.

레몬 에센셜 오일은 과일의 껍질에서 추출되어 기분을 좋아지게 하고 활력을 주는 것으로 알려진 강력한 천연 치료제입니다. 레몬의 날카롭고 깨끗한 향은 정신을 자극하고, 집중력을 향상시키며, 정신적 피로를 줄여주는 것으로 밝혀졌습니다. 이 상쾌한 아로마를 마음챙김 수련에 활용한다면 선명하고 깨끗한 자각 상태를 이끌어낼 수 있습니다.

레몬 에센셜 오일의 힘을 경험하는 가장 효과적인 방법 중 하나는 아로마테라피입니다. 오일을 환경에 확산시키면 정신적 명료함과 경계심을 촉진하는 활기찬 분위기가 조성됩니다. 이 감귤류의 향을 들이마실 때 오일의 휘발성 화합물이 후각 시스템과 상호 작용하여 뇌에 신호를 보내 집중력을 높이고 기분을 좋아지게 만듭니다.

확산 외에도 묽은 레몬 에센셜 오일을 국소적으로 바르는 것은 감각을 일깨우고 현재의 순간에 주의를 기울이는 데 도움이 되는 상쾌하고 자극적인 느낌을 선사합니다. 관자놀이, 손목 또는 목 뒤에 소량의 희석된 오일을 바르면 지금 여기에 자각을 고정시키는 부드럽고 상쾌한 느낌을 얻을 수 있습니다.

일상적인 마음챙김 루틴에 레몬 에센셜 오일을 통합하는 것은 상쾌하고 경계심 있는 현존을 구축하는 간단하지만 강력한 방법입니다. 손바닥에 레몬 오일 한 방울을 떨어뜨리고 깊은 호흡을 몇 번 하며 하루를 시작해보세요. 앞으로의 하루를 위한 명확한 의도를 설정하는 겁니다. 하루 종일 선명하고 깨끗한 레몬 향을 들이마시며 현재의 순간으로 돌아오고 주의를 다시 집중하는 신호로 사용해보세요.

마음챙김 명상을 할 때는 세션 전에 레몬 에센셜 오일을 확산시키거나 국소적으로 바름으로써 경험을 향상시킬 수 있습니다. 오일의 자극적인 특성은 주의를 산만하게 만드는 것들로부터 마음을 깨끗이 해주어 집중된 자각의 상태로 더 깊이 가라앉을 수 있게 도와줍니다. 명상 중에 레몬의 미묘한 향에 주의를 기울이면서 그것을 마음이 방황하기 시작할 때마다 현재의 순간으로 되돌아오는 닻으로 활용할 수 있습니다.

마음챙김 수련을 위한 즉각적인 이점 외에도 일상에 레몬 에센셜 오일을 정기적으로 통합하면 전반적인 웰빙에 누적적인 효과를 얻을 수 있습니다. 오일의 기분 전환 특성은 스트레스, 불안, 우울 증상을 완화하는 데 도움이 되어 더 큰 정서적 균형과 회복탄력성을 촉진합니다. 또한 활력을 주는 효과로 피로감을 해소하고 가장 필요한 순간에 자연스러운 활력을 제공합니다.

마음챙김 수련에서 레몬 에센셜 오일의 상쾌하고 각성시키는 힘을 탐구할 때는 평판이 좋은 곳에서 고품질의 순수 에센셜 오일을 선택해야 합니다. 이렇게 하면 합성 향료나 오염 물질 없이 오일의 완전한 이점을 경험할 수 있습니다.

레몬 에센셜 오일의 효과를 더욱 높이려면 페퍼민트, 로즈마리, 바질과 같이 정신적 선명함과 집중력을 지원하는 다른 오일과 혼합하는 것을 고려해 보세요. 다양한 조합을 시도하면 자신만의 독특한 요구와 선호도에 맞는 완벽한 아로마 블렌드를 찾는 데 도움이 됩니다.

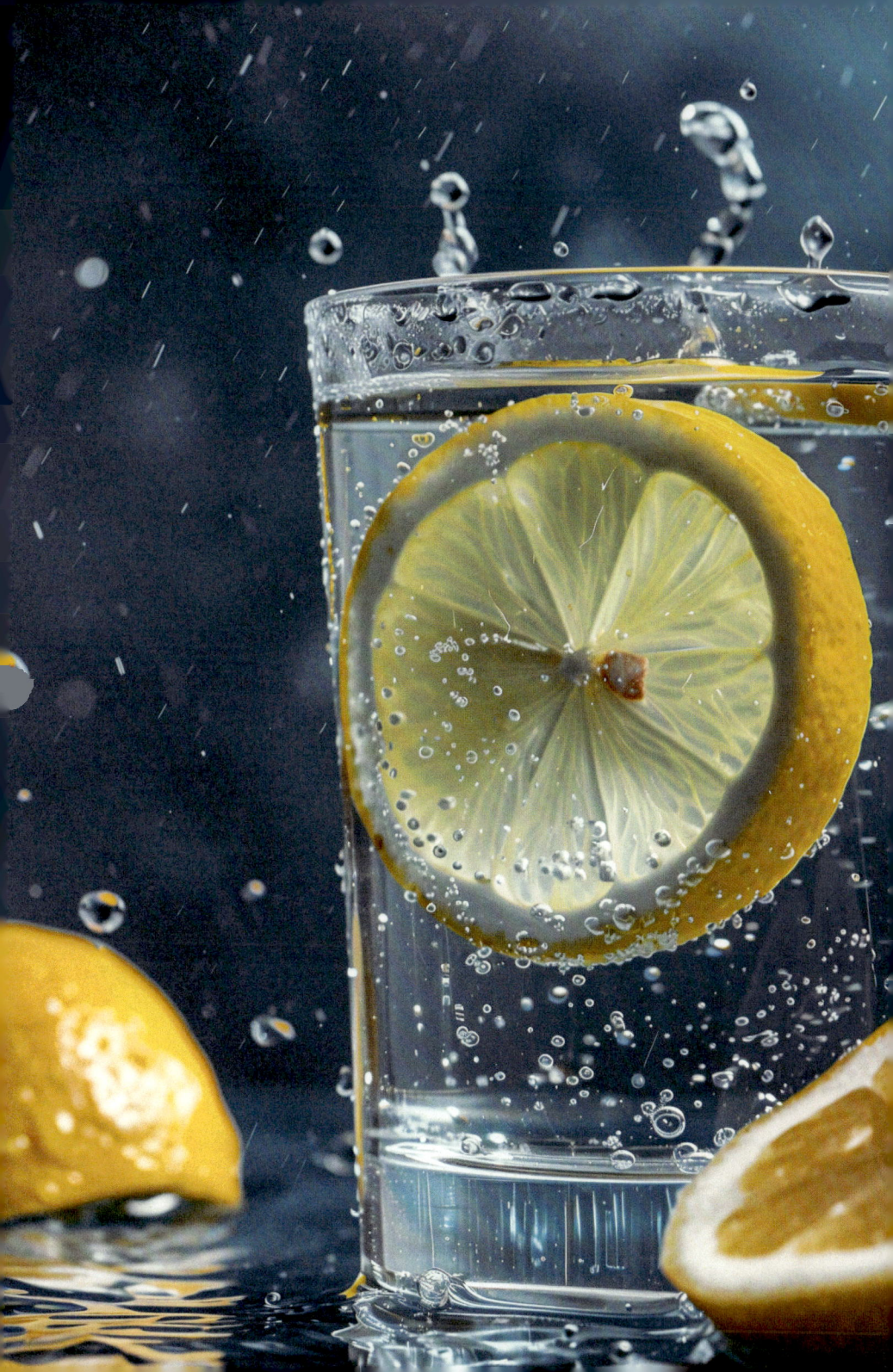

아로마테라피 외에도 다른 간단한 방법으로 레몬의 상쾌한 향을 일상 속에 통합할 수 있습니다. 예를 들어 아침 물에 신선한 레몬 조각을 넣으면 밝고 활기찬 맛으로 하루를 물들이면서 부드러운 디톡스 효과를 얻을 수 있죠. 하루 종일 따뜻한 레몬물을 마시면 수분을 유지하고 정신을 맑게 유지하여 전반적인 건강과 활력을 지원합니다.

삶에 레몬의 상쾌하고 깨끗한 에너지를 불어넣는 또 다른 방법은 청소 루틴에 레몬 에센셜 오일을 사용하는 것입니다. 천연 세정제에 오일을 몇 방울 떨어뜨리면 오일 고유의 항균 특성을 활용하면서 신선하고 활기찬 향을 제공할 수 있습니다. 청소하는 행위에 마음을 다해 참여하면서 레몬의 상쾌한 아로마를 들이마셔 공간에 새로운 명료함을 불어넣는 마음을 가질 수 있습니다.

마음챙김 수련의 핵심은 현재 순간에 대한 자각, 즉 삶의 풍요로움에 온전히 참여할 수 있게 해주는 마음의 명료함을 기르는 것입니다. 레몬 에센셜 오일의 상쾌하고 각성시키는 힘을 활용하면 마음챙김 수련을 강화하여 매 순간 집중력, 활력, 목적감을 새로운 차원으로 끌어올릴 수 있습니다.

이 단순하고 자연적인 치유법의 변혁적 잠재력을 계속 탐구하면서 마음챙김의 진정한 힘은 자신 안에 있다는 점을 기억하세요. 레몬의 상쾌하고 깨끗한 향은 단지 하나의 도구일 뿐입니다. 현재의 순간으로 되돌아갈 수 있도록 안내하는 감각적 닻 말이죠. 의도적인 호흡, 마음챙김의 멈춤 하나하나가 더 큰 명료함, 존재감, 목적의식을 가지고 살아갈 수 있는 능력을 강화합니다.

그러니 다음에 상쾌하고 각성된 자각의 순간을 찾게 될 때 레몬의 활기찬 향기를 떠올려 보세요. 깊게 숨을 들이쉬고 상쾌하고 깨끗한 아로마가 감각을 가득 채우게 하면서 순간에 온전히 현존하도록 스스로 허락하세요. 마음챙김과 레몬 에센셜 오일의 자연스러운 마법의 힘으로 삶에서 더 큰 명료함, 집중력, 활력의 열쇠를 쥘 수 있습니다.

봄바람 타고 온 행복한 설렘

상큼한 베르가못 향기가 달콤하고 시트러스한 향취를 머금고 봄바람을 타고 살랑이며, 그 향기가 감각에 닿는 순간 행복의 물결이 당신을 감싸 안습니다. 이는 마음을 깨우는 베르가못의 고양시키는 힘을 빌려 고요한 알아차림의 상태로 인도하는 마음챙김의 봄바람이에요.

주로 이탈리아의 햇살 가득한 과수원에서 재배되는 감귤류 과일인 베르가못은 매혹적이고 복합적인 아로마를 지닌 에센셜 오일을 선사합니다. 달콤하고 시트러스하면서도 스파이시한 향, 그리고 깊이감과 흥미로움을 더하는 은은한 꽃향기가 어우러진 베르가못 특유의 향기 프로필은 향수계에서 각광받는 성분이 되었죠. 녹차, 라벤더, 샌달우드 등 다른 향과 조화를 이뤄 균형 잡힌 풍부한 아로마를 만들어 내기도 합니다.

그러나 베르가못은 단순히 기분 좋은 향기 그 이상입니다. 마음챙김과 내적 평화를 추구하는 이들에게 강력한 조력자가 되어주는 향이에요. 베르가못 아로마는 예로부터 기분을 좋아지게 하고 스트레스를 줄여주는 것으로 알려져, 일상에서 평온함과 존재감을 기르고자 하는 분들에게 이상적인 선택이 됩니다. 베르가못 향을 마음챙김 호흡으로 들이마시면 잡념과 걱정에서 벗어나 지금 이 순간에 집중하는데 도움이 됩니다.

푸른 초원에 서서 상쾌한 베르가못 향이 봄바람에 실려 감각을 일깨우는 광경을 상상해보세요. 깊게 숨을 들이쉴 때마다 향기가 산만함과 걱정의 잠에서 깨어나게 하는 듯한 각성의 느낌을 받습니다. 숨을 들이마실 때마다 현재의 순간에 더욱 집중하게 되고, 몸의 미세한 감각과 주변의 아름다움을 알아차리게 되죠.

베르가못 가득한 공기를 계속 마음챙김하며 호흡하다 보면, 내면에서 행복이 피어오르기 시작하는 것을 느낄 수 있습니다. 이 향의 시트러스하고 스파이시한 노트는 기쁨과 열정을 불러일으켜, 경쾌하고 긍정적인 자세로 현재를 껴안도록 우리를 초대합니다. 이런 내적 행복감은 마치 부드러운 물결처럼 온 존재에 퍼져나가 만족감과 평화로 가득 채웁니다.

베르가못 중심의 아로마를 지닌 마음챙김의 봄바람은 오직 잠시 멈추어 숨을 골라 쉴 때에만 행복과 평화를 누릴 수 있다는 사실을 일깨워 줍니다. 이 향기를 일상의 루틴에 도입함으로써 현대 생활의 혼란 속에서도 마음을 편안히 하고 존재감을 유지하는데 도움이 되는 마음챙김의 의식을 만들 수 있습니다.

베르가못 에센셜 오일을 집에서 디퓨징하거나, 맥박이 뛰는 부위에 베르가못 향이 가미된 향수를 바르거나, 혹은 잠시 베르가못 향초 냄새를 음미하는 등 이 향기와 알아차림을 갖고 교감하는 행위 자체가 내적 평화와 행복을 기르는 강력한 도구가 될 수 있어요.

그러니 일상에 휘말려 정신없이 바쁠 때면, 잠깐 멈추어서 베르가못의 고양된 향기를 들이마시는 시간을 가져보세요. 마음챙김의 봄바람이 부드럽게 감각을 일깨우고 기쁨 넘치는 존재로 이끌어 줄 겁니다. 숨을 들이마실 때마다 당신 안의 행복이 꽃피고, 만족감의 따스한 물결이 온몸으로 전해지는 것을 느껴보세요.

혼란스럽고 압도당하기 쉬운 세상에서 마음챙김의 호흡은 우리를 위한 강력한 닻이 되어줍니다. 현재의 순간과 연결되고 마음이 흔들리지 않도록 붙잡아주죠. 베르가못이 가득한 마음챙김의 봄바람은 이 단순한 호흡을 기쁘고 고양된 경험으로 변모시켜, 잠시 멈추어 숨 쉴 때면 언제든 우리가 누릴 수 있는 행복과 평화를 일깨워줍니다.

이 봄, 베르가못의 향기를 따라 마음챙김의 세계로 초대합니다. 이 상큼하고 경쾌한 시트러스 향이 전하는 메시지에 귀 기울여보세요. 지금 이 순간 온전히 존재하라는, 내면의 기쁨을 껴안으라는 속삭임 말이에요. 베르가못 향유를 통해 감각을 일깨우고, 호흡을 따라 알아차림을 이어가다 보면 어느새 자신만의 평온한 안식처에 도달해 있을 거예요. 거기서 만나는 것은 향기로운 봄날처럼 설레는 당신 자신의 행복한 마음입니다.

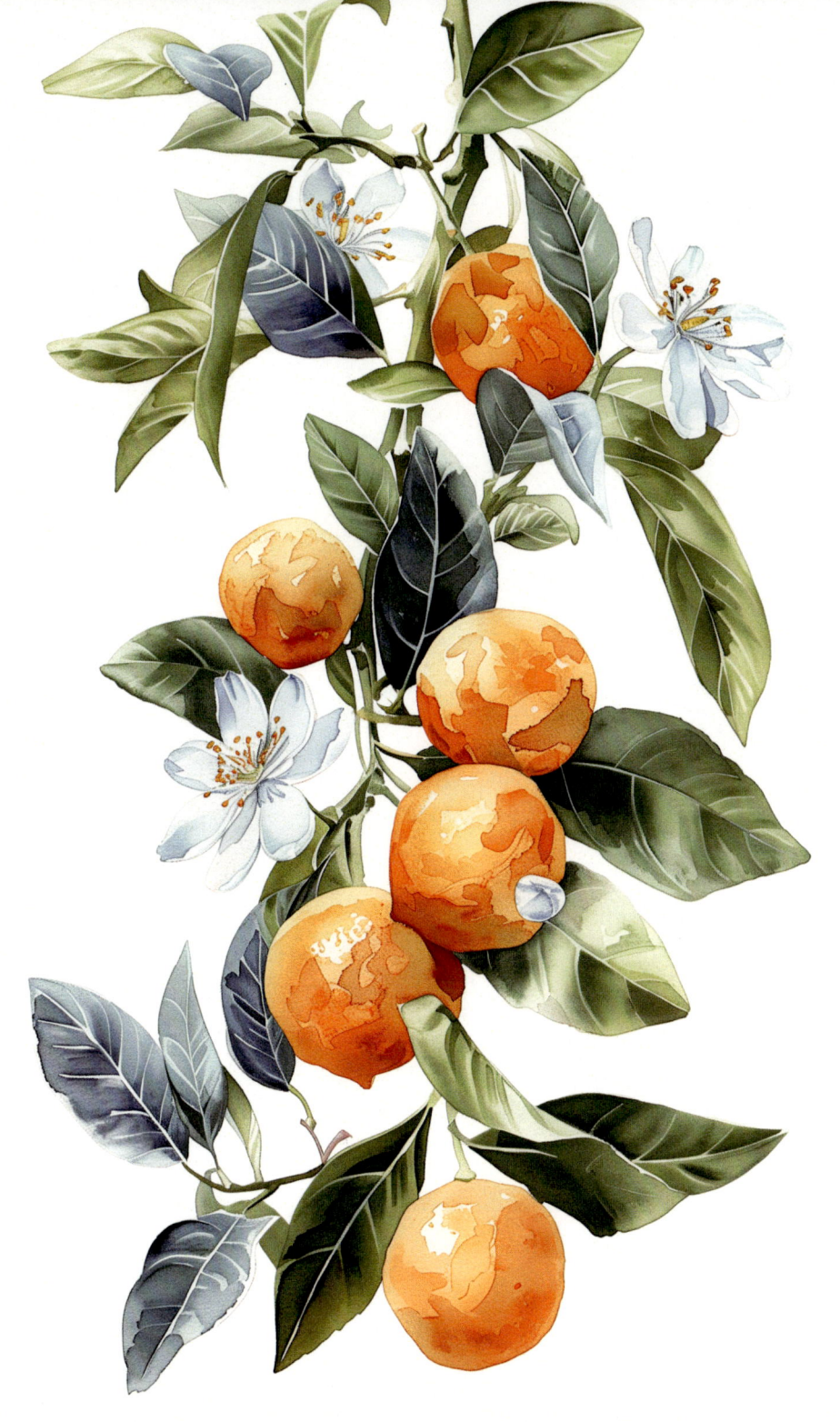

나를 만나는 깊고 그윽한 시간

우리 내면의 성소로 향하는 길목에서 샌달우드의 신비로운 향기가 당신을 기다리고 있습니다. 고요하면서도 깊이 있는 우디향은 당신을 자아 성찰의 세계로 이끌며, 마음의 평온을 선사합니다. 이 특별한 시간은 오롯이 나 자신과 만나는 시간이자, 마음챙김의 힘을 경험하는 값진 순간이 될 것입니다.

샌달우드의 매력은 그저 매혹적인 향에만 있는 것이 아닙니다. 그 향기는 우리 내면에 성소를 만드는 힘을 지니고 있죠. 샌달우드 인센스를 켜거나 에센셜 오일을 디퓨징하면, 공간 전체가 자아성찰의 도량으로 변모합니다. 부드럽고 크리미한 샌달우드 향은 감각을 편안하게 해주어, 외부 세계의 짐을 내려놓고 내면으로 시선을 돌리게 만듭니다.

이 신성한 공간에서 우리는 생각, 감정, 그리고 신체 감각에 대한 깊은 자각을 키워나가기 시작합니다. 마음챙김의 호흡과 함께 샌달우드의 땅을 내리는 에너지는 우리를 현재의 순간에 단단히 묶어둡니다. 향기의 속삭임은 우리 마음의 미로를 탐색하도록 이끌며, 내면에 숨겨진 아름다움을 밝혀줍니다.

내면으로의 순례가 깊어질수록, 샌달우드의 진정 효과는 마음의 잡념을 가라앉히고 깊은 고요함에 다다르게 해줍니다. 이 평온한 공간에서 우리는 생각과 감정을 객관적으로 바라보기 시작하죠. 그것들이 영원한 주인이 아닌, 스쳐 지나가는 방문객임을 알아차리게 됩니다. 이런 깨달음은 자기 자비와 수용의 태도를 키워주어, 자신의 모든 면모를 친절과 이해로 품어 안을 수 있게 해줍니다.

내면으로 가는 길이 항상 평탄하지만은 않습니다. 불편함이나 거부감이 느껴질 때도 있죠. 하지만 샌달우드의 포근한 존재감은 이런 도전의 순간에도 위안과 지지를 건네는 든든한 동반자가 되어줍니다. 그 따뜻하고 흙 내음 나는 향기는 우리 본연의 힘과 회복탄력성을 상기시키며, 두려움과 불확실성 앞에서도 용기와 품위를 잃지 않도록 격려합니다.

내면 세계를 탐색하는 가운데 샌달우드의 영적인 특성은 우리의 직관을 일깨우고, 더 높은 목적의식과 연결되도록 도와줍니다. 그 향기는 물질세계와 신성한 세계를 잇는 다리가 되어, 영혼 속에 깃든 지혜의 샘에 다가갈 수 있게 인도하죠. 이렇게 고양된 자각의 공간에서 우리는 자아 발견의 길을 밝히는 통찰과 깨달음, 그리고 메시지를 받아들일 수 있습니다.

샌달우드의 현존 속에서 키워가는 마음챙김의 연습은 자기 돌봄과 자아 발견의 일상적 의식(儀式)으로 자리 잡아 갑니다. 향기와 교감할 때마다 우리는 내면에 신성한 공간을 만들게 되고, 위안과 깨달음, 새로워짐을 발견하는 성소로 돌아갈 수 있게 되죠. 이 내적 연결고리를 꾸준히 일구어 감에 따라, 우리는 직관을 신뢰하는 태도와 참된 자신과의 조화로움을 더욱 깊이 있게 함양하게 될 것입니다.

샌달우드의 매혹적인 향이 이끄는 내면으로의 순례는 자신은 물론 주변 세상과의 관계 또한 새롭게 만드는 변혁의 힘을 지니고 있습니다. 이 신성한 탐색에서 빠져나올 때 우리는 자기 인식, 내적 평화, 그리고 삶의 자아의식을 새롭게 하고 세상으로 향합니다. 샌달우드의 향기는 우리 안에 깃든 지혜와 아름다움을 상기시키는 온화한 알림이 되어, 자아 발견과 마음챙김의 삶이라는 영원한 여정을 함께 걸어갑니다.

인생의 혼란과 분주함 속에서도 샌달우드의 부름은 우리를 내면의 성소로 되돌아가게 합니다. 본연의 모습과 재연결하고, 현재의 순간 안에서 위안을 얻도록 말이죠. 마음챙김의 호흡 하나하나는 우리를 자신은 물론 세상과 더욱 깊이 연결되게 하고, 존재의 모든 국면을 관통하는 조화와 균형의 감각을 일구어냅니다.

샌달우드의 고귀한 지혜가 이끄는 마음챙김의 길을 걸어감에 따라 우리는 가장 위대한 여정이 바로 자신에게로 돌아가는 길임을 깨닫게 됩니다. 샌달우드의 따뜻하고 위로 가득한 향기의 품 안에서 우리는 존재의 깊은 곳을 탐색할 용기를, 내면에 감춰진 보물을 발견할 힘을, 그리고 새로운 삶의 목적과 진정성을 껴안고 나아갈 힘을 얻습니다.

내면으로 가는 이 순례의 길에서 샌달우드의 매혹적인 향기는 우리에게 줄 수 있는 가장 큰 선물이 바로 존재 Presence의 선물, 매 순간 깨어있고 살아있음의 선물임을 알려줍니다. 그 따뜻하고 위로 가득한 향을 들이마시는 순간, 우리는 내면에 깃든 아름다움과 풍요로움을, 발견되고 찬미 받기를 기다리는 삶의 경이로움을 떠올리게 됩니다.

그러니 샌달우드의 매혹적인 향기가 당신의 내면 순례를 인도하도록 내맡기세요. 그리고 당신 안에 깃든 지혜와 회복력을 신

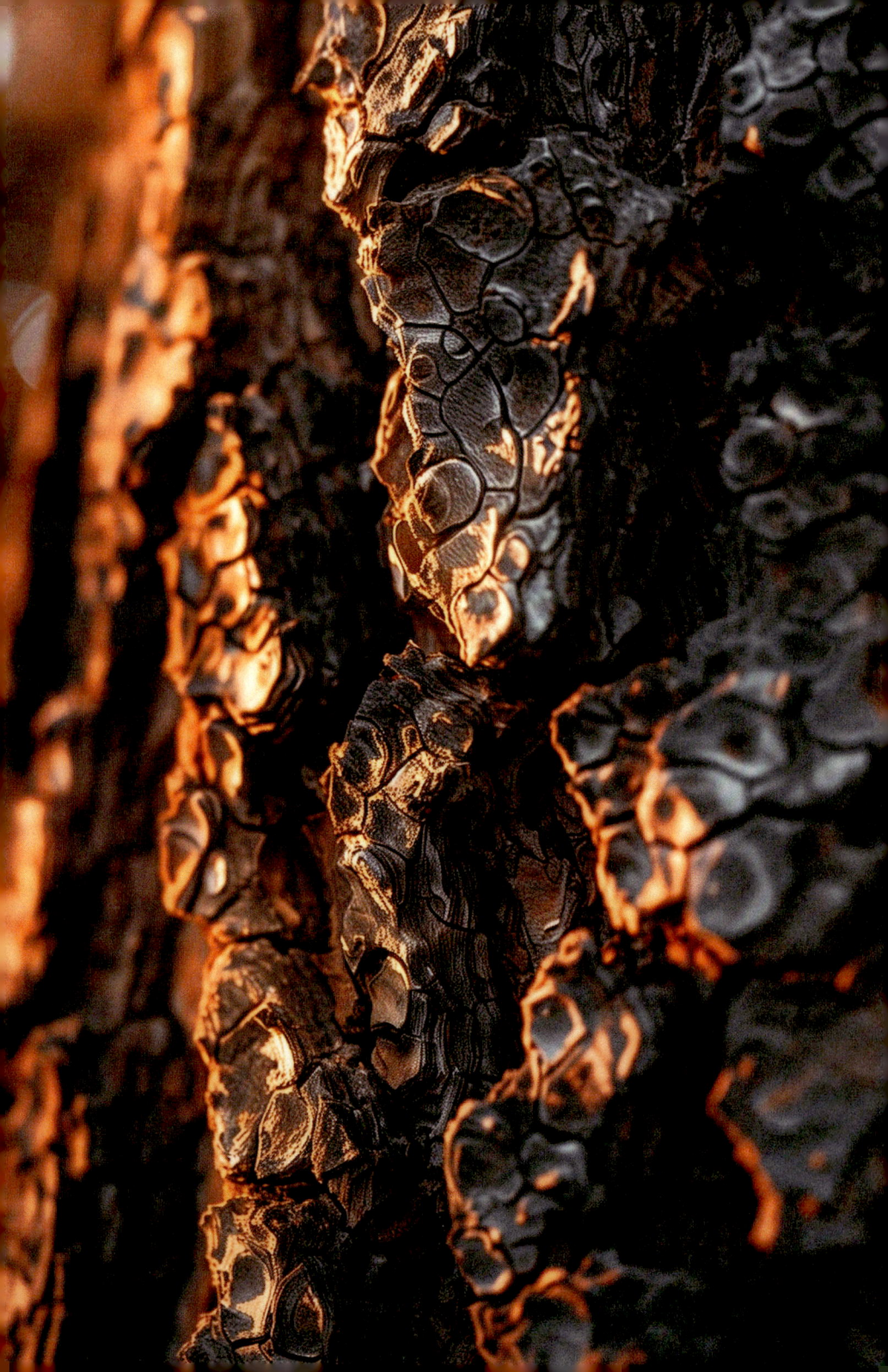

뢰하며 나아가세요. 마음챙김의 호흡마다 당신은 참된 자신에게 한 걸음 더 다가서고, 보다 깊은 목적과 기쁨, 충만함으로 가득한 삶을 만들어 갈 것입니다.

신성한 향기에 깃든 마음의 기도

영롱한 유향의 아로마가 공간에 스며들면, 고요한 기도로 마음이 충만해지고 영혼은 그 빛으로 타오르기 시작합니다. 성스러운 향기 속에 깃든 마음의 기도, 영혼을 밝히는 프랑킨센스의 빛을 느껴보세요.

수천 년 동안 프랑킨센스는 종교와 명상 의식에서 신성한 공간을 정화하고 부정적인 기운을 걷어내는 용도로 사용되어 왔습니다. 그 오래된 지혜의 속삭임은 프랑킨센스 연기의 부드러운 흐름을 타고 전해져 내면의 평화와 영적 각성의 비밀을 전합니다. 프랑킨센스의 풍부한 향은 물질세계와 신성의 경계를 흐릿하게 만들어 깊은 연결과 자기 발견의 영역으로 이끕니다.

명상 수련에 프랑킨센스를 활용하면 현재에 머무르는 능력과 내면의 신성과 연결되는 감각이 한층 강화됩니다. 이 고대 수지의 부드럽고 땅을 딛는 듯한 향기는 이완을 촉진하고 스트레스를 줄여줍니다. 마음이 짐을 내려놓고 고요함을 찾게 되죠. 이런 평온한 상태에서 명상 수련자는 주의를 더 쉽게 집중하고 명상에 깊이 몰입할 수 있습니다. 이는 더 선명한 통찰과 자각으로 가는 문을 활짝 열어줍니다.

프랑킨센스의 아로마는 물질세계와 영적 세계를 잇는 다리 역할을 합니다. 신성과 깊은 연결 감각을 느끼게 해주죠. 마음이 조용해지고 영혼이 열리면, 프랑킨센스 향기가 등대처럼 영적 각성의 길을 밝혀줍니다. 우리 내면에 잠들어 있던 지혜와 통찰에 접근할 수 있는 신성한 공간이 바로 여기입니다.

프랑킨센스는 영적 의미 외에도 불안한 생각을 가라앉히고 불편한 감정을 완화하는 효과가 있습니다. 그 진정 특성 덕분에 일상의 혼란으로부터 벗어나 마음의 안식처를 찾을 수 있습니다. 내면을 깊이 성찰하고 자기 이해의 폭을 넓히는 것이죠. 이런 내적 평화의 상태에서 복잡한 감정을 더 잘 다스리고 우리 본성을 더 명확히 알아차릴 수 있습니다.

현대에는 영적 성장과 마음챙김을 추구하는 이들이 쉽게 프랑킨센스의 힘을 활용할 수 있도록 다양한 형태의 제품이 출시되고 있습니다. 프랑킨센스 에센셜 오일은 디퓨저에 사용하거나 마사지용 오일에 첨가할 수 있고, 직접 흡입하면 즉각적인 안정과 정신 맑음을 느낄 수 있습니다. 프랑킨센스 향이 함유된 명상 미스트는 어디서든 신성한 분위기를 연출하는 편리하고 휴대성 좋은 도구입니다. 집이든 회사든 요가 스튜디오든 말이죠.

 프랑킨센스 사크라 명상 미스트Frankincense Sacra Meditation Mist)와 신성한 프랑킨센스 에센셜 오일Sacred Frankincense Essential Oil 같은 제품들은 신성과의 연결을 강화하고 마음챙김과 자각 능력을 기르고자 하는 현대인들의 도구가 되고 있습니다.

 프랑킨센스를 안내자 삼아 마음챙김의 길을 떠나면, 우리는 깊은 변화와 영적 성장의 세계로 발을 내딛습니다. 프랑킨센스의 빛은 내면의 지혜와 무한한 잠재력의 길을 밝혀주죠. 성스러운 향기를 들이마실 때마다 자신과 주변 세상을 깊이 이해하는 능력도 함께 키워갑니다.

 프랑킨센스의 품 안에서 우리는 마음이 안식하고, 영혼이 꽃피우며, 정신이 비상할 수 있는 성소를 발견합니다. 환상의 층층이 벗겨지고 우리 존재의 본질과 재연결되는 자기 발견의 여정이 시작되는 곳입니다. 프랑킨센스의 빛이 인도하는 이 길을 걸으며 우리는 성장, 치유, 영적 각성의 무한한 가능성에 자신을 열어젖힙니다.

이제 프랑킨센스의 불꽃에 불을 붙이고 성스러운 향기가 마음의 기도로 우리를 감싸 안아 신성한 연결의 빛으로 영혼을 밝혀주길 기대해봅니다. 우리는 숨 쉴 때마다 마음챙김에 대한 다짐을 새롭게 하고, 순간순간 진정한 잠재력을 실현하는 길로 나아갑니다.

프랑킨센스의 임재 안에서 용기 내어 영적 길을 받아들이세요. 프랑킨센스의 빛이 궁극적인 목적지인 내적 평화와 깨달음을 향해 우리를 인도할 것입니다. 프랑킨센스의 신비로운 힘을 믿고 내면의 변화를 열망하는 마음으로 오늘도 그 빛나는 길을 따라 나아갑니다.

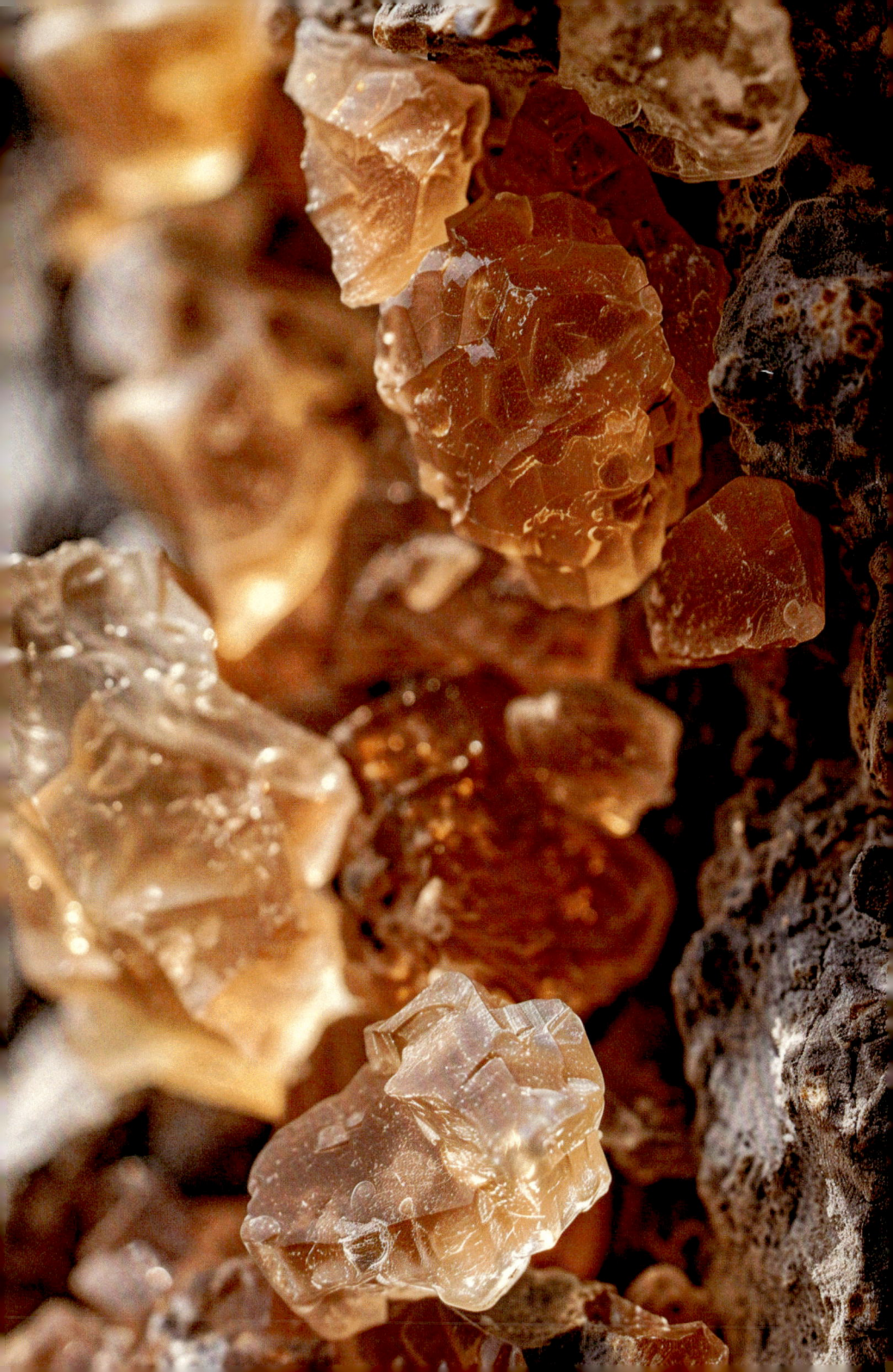

PART 4
아로마 명상으로 만나는 마음챙김

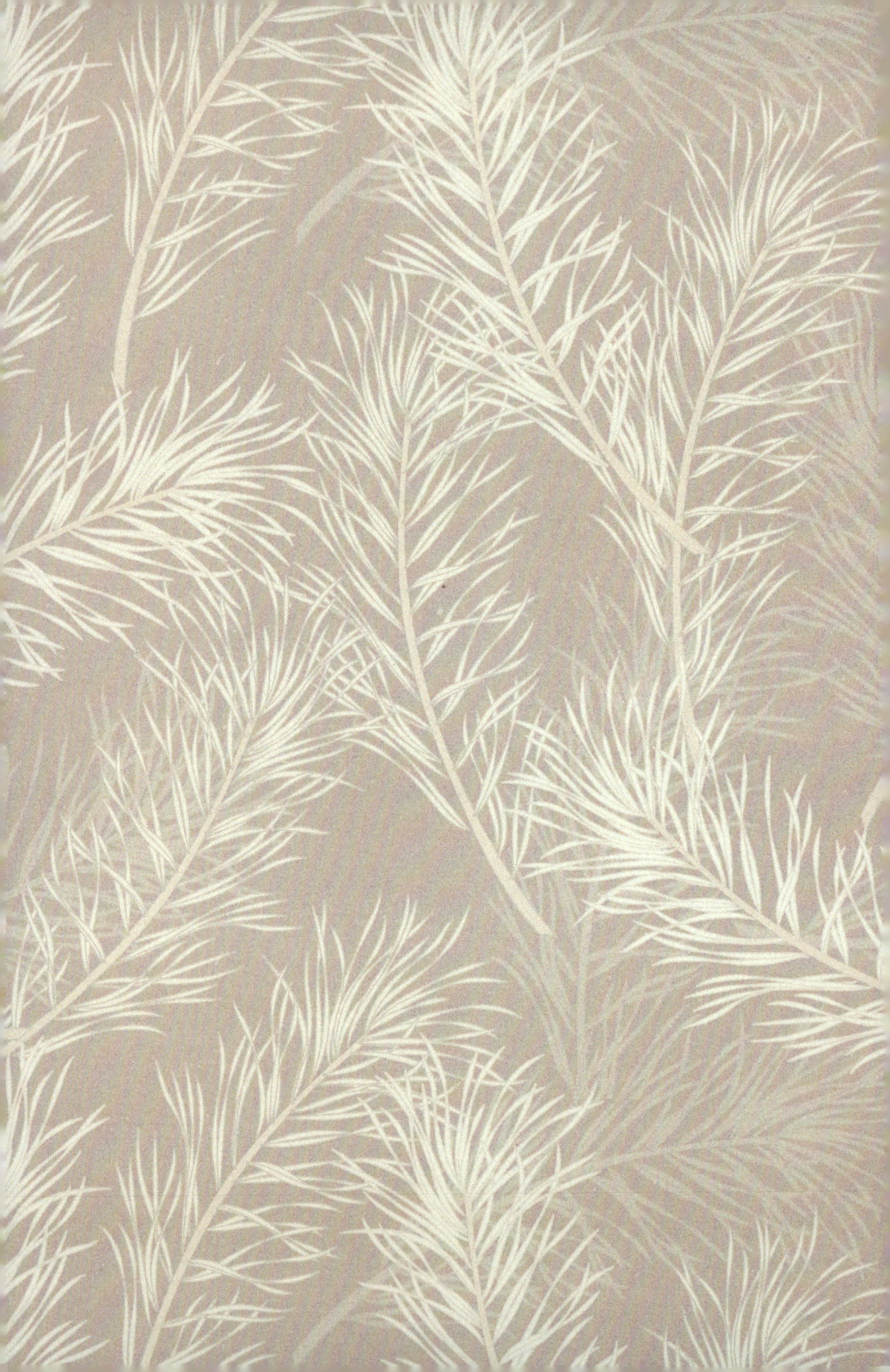

아로마 명상으로 만나는 마음챙김

라벤더의 은은한 속삭임이 공기를 타고 흘러, 내면으로의 여행을 시작하라는 조용한 초대를 건넵니다. 그 향기가 감각을 감싸 안으면, 어느새 고요함의 영역에 이끌려 들어가게 됩니다. 그곳은 물질적인 것과 영적인 것의 경계가 흐려지는 곳입니다. 이곳이 바로 아로마 명상의 세계입니다. 마음챙김과 에센셜 오일의 치유력이 얽혀 있는 신성한 공간, 그 안에서는 마음과 몸, 영혼을 소생시키는 변화의 경험을 할 수 있죠.

아로마 명상에 몸을 맡기면, 마음챙김과 아로마테라피 사이의 시너지 효과가 내면 탐색과 성장을 위한 강력한 촉매제가 됩니다. 저마다의 독특한 특성을 지닌 에센셜 오일들은 부드러운 안내자가 되어, 고조된 자각과 이완의 상태로 더 깊이 이끌어 줍니다. 라벤더는 그 진정 효과로 마음을 진정시키고 몸을 평온한 상태로 이끌어 주죠. 땅의 기운이 느껴지는 샌달우드는 현재의 순간에 발을 붙이게 해주고, 영적인 의미로 존경받는 프랑킨센스는 자기 성찰과 감정 해방을 불러일으킵니다.

이러한 아로마 에센셜오일을 들이마시면, 그 정수가 우리의 존재 깊숙이 스며들어 집중력과 주의력을 기르는 데 도움이 되는 감각적 풍경을 만들어냅니다. 외부 세계의 방해 요소들은 사라지고, 자신의 내면 경험의 미묘한 뉘앙스에 온전히 귀 기울이며 현재의 순간에 몰입하게 됩니다. 숨을 들이마실 때마다, 일종의 리듬이 만들어지는데, 이는 자신과 주변 세계와의 연결고리를 강화하는 신성한 의식과도 같습니다.

아로마 명상을 위한 성역을 만들기 위해서는 환경이 중요한 역할을 합니다. 에센셜 오일, 디퓨저, 조명을 세심하게 갖춘 고요한 명상 공간은 평온함의 안식처가 됩니다. 은은하고 따뜻한 조명과 디퓨저에서 나오는 부드러운 향기는 이완과 자기 성찰을 불러일으키는 분위기를 자아냅니다. 나무와 유리 같은 자연 소재는 유기적 조화의 느낌을 주고, 단정하고 정돈된 공간은 마음이 맑고 편안한 상태로 머물게 해줍니다.

명상 공간에 자리를 잡으면, 아로마 명상의 가이드 실습이 자기 발견의 여정으로 우리를 부르는 듯합니다. 마음챙김 호흡 훈련을 통해, 호흡의 움직임, 가슴의 오르내림, 숨을 들이쉬고 내쉴 때마다 일어나는 미묘한 감각을 친밀하게 알아차리게 됩니다. 피부에 부드럽게 바르거나 깊이 들이마신 에센셜 오일은 주의력의 초점이 되어, 고도로 깨어 있는 존재감으로 안내합니다.

오일의 향기가 더해진 바디스캔은 신체라는 풍경을 탐험하도록 이끕니다. 발바닥에서 머리 끝까지, 몸의 각 부위에 자각을 가져가면서 깊은 구현감과 연결감을 기릅니다. 오일의 향기는 진정 효과를 발휘하며, 긴장을 풀어주고 정체성과 안녕감을 고취시킵니다.

향기의 유발력에서 영감을 받은 시각화 훈련은 내면 세계로 통하는 문을 열어줍니다. 눈을 감고 향기를 들이마시면, 이미지와 감각이 떠오르며 감정과 기억의 생생한 화폭을 그려냅니다. 에센셜 오일은 구체적인 것과 무형의 것 사이를 잇는 다리가 되어, 의식의 깊은 곳을 접하고 내면의 숨겨진 영역을 탐구할 수 있게 해줍니다.

아로마 명상의 영역에서는 시간이 유동적이 되고, 자아와 우주 사이의 경계가 무너집니다. 숨을 들이마실 때마다, 과거와 미래를 놓아버리고 현재의 순간에 항복하며, 경험의 전체성을 받아들입니다. 미묘하지만 강력한 영향력을 지닌 에센셜 오일은 이 자기 발견의 여정에서 동반자가 되어, 내적 평화와 명료함, 완전함의 상태로 이끌어줍니다.

아로마 명상을 마치고 나오면, 새로워진 존재감과 연결감을 간직하게 됩니다. 에센셜 오일의 잔향은 우리가 방문했던 신성한 공간을 상기시켜 주는 부드러운 알림이 되고, 우리가 경험한 심오한 여정의 향기로운 메아리가 됩니다. 꾸준한 수련을 통해, 자신과 주변 세계와의 관계를 깊게 만들어 가고, 명상 공간을 넘어 더 큰 현존과 목적, 안녕을 향해 나아가는 마음챙김을 키워갑니다.

인생이라는 태피스트리 속에서 아로마 명상은 현대 세계의 혼돈과 복잡성을 관통하는 평온의 실이 됩니다. 그것은 성역이자 안식처로, 진정한 자신과 재연결하고 변화와 불확실성 속에서도 위안을 얻을 수 있는 곳입니다. 이 길을 계속 걸어가다 보면, 아로마 명상은 자연스러운 습관이 되어, 숨결처럼 가볍고 부드럽게 더 큰 현존과 목적, 안녕으로 향하는 삶으로 우리를 인도합니다.

명상 공간에서 편안한 자세로 앉아 눈을 감고 향기를 들이마시는 사람의 모습을 그린 일러스트레이션이 제안됩니다. 그 주변으로는 아로마 오일이 은은한 빛과 함께 피어오르는 모습을 묘사하여, 향기가 내면의 깊은 곳까지 스며드는 감각을 시각적으로 표현할 수 있습니다. 이는 아로마 명상의 경험을 시각적으로 구현하고, 독자들에게 그 느낌을 생생하게 전달하는 데 도움이 될 것입니다.

향기 타고 흐르는 마음챙김 호흡

라벤더의 달콤한 향기를 실은 산들바람이 불어오면, 우리는 자연스레 숨을 멈추고 현재의 순간을 음미하게 됩니다. 깊게 숨을 들이마시면 폐부 깊숙이 아로마가 스며들고, 고요한 평온함이 온몸을 감싸는 듯합니다. 이것이 바로 마음챙김 호흡의 정수이자, 아로마테라피의 힘으로 한 차원 높아진 오래된 전통의 지혜입니다.

마음챙김 호흡은 고대 전통에 뿌리를 두고 있으며, 내적 평화와 행복을 키우는 혁신적인 도구로 알려져 있습니다. 호흡에 집중함으로써 우리는 과거와 미래의 방해 요소를 제쳐두고 현재에 발을 딛게 됩니다. 숨을 들이쉴 때마다 내면과 연결될 기회를 얻고, 숨을 내쉴 때마다 긴장과 스트레스가 사라집니다.

마음챙김 호흡의 아름다움은 단순함과 접근성에 있습니다. 명상을 오래 해온 사람이든 초보자이든, 편안한 자세로 앉아 눈을 감는 것부터 시작할 수 있습니다. 깊고 느린 호흡으로 몸이 자연스러운 리듬을 찾도록 합니다. 생각이 떠오를 때마다 판단하지 않고 알아차리며, 부드럽게 주의력을 호흡으로 되돌립니다.

다양한 기법들이 있어 저마다 독특한 효과를 선사합니다. 마음챙김 호흡 명상은 집중력과 알아차림을 키우며 호흡을 있는 그대로 관찰하는 방식입니다. 위빠사나 호흡 명상은 더 깊이 들어가 몸의 감각을 관찰하는 데 주력합니다. 프라나야마 호흡 명상은 조절된 호흡법으로 신체적, 정신적 건강을 향상시키고, 도교 호흡 명상은 내적 기운과 균형을 도모합니다. 비일상적 의식 상태를 추구하는 이들에게는 홀로트로픽 호흡 명상이 강력한 통로가 되어줍니다.

일관된 마음챙김 호흡 수련의 혜택은 다방면에 걸쳐 있습니다. 마음이 고요해지면서 스트레스가 사라지고, 집중력이 향상됩니다. 자기 인식이 꽃피우며 생각과 감정의 미묘한 작용이 드러납니다. 면역력이 강화되고 수면의 질이 개선되어, 새로운 활력을 얻게 됩니다.

이 변화의 길에 들어서려면 자신만의 평화로운 성소를 마련해야 합니다. 타이머를 설정하고 매일 같은 시각 규칙적으로 명상 시간을 가집니다. 가이드 명상을 따라 하면 다양성과 구조를 얻을 수 있고, 명상 그룹에 참여하면 공동체 의식과 동기 부여를 받을 수 있습니다.

이제 에센셜 오일의 매혹적인 향기를 마음챙김 호흡 수련에 엮어보세요. 그 시너지 효과는 심오하여 감각적 알아차림을 고양하고 이완을 심화시킵니다. 디퓨저, 증기 흡입, 혹은 티슈에 몇 방울 떨어뜨리는 것만으로도 에센셜 오일 분자들이 공기 중에서 춤을 추며, 우리를 치유의 속성으로 초대합니다.

라벤더는 평온함의 포옹으로 마음을 어루만지고 숙면을 돕습니다. 호흡기의 동반자 유칼립투스는 울혈을 해소하고 감각을 소생시킵니다. 페퍼민트는 상쾌하고 활기차게 집중력을 높이고 기분을 고양합니다. 베르가못은 감귤 계열의 기쁨으로 불안을 누그러뜨리고 즐거움을 선사합니다.

이 향기로운 경이로움을 들이마실 때, 그 정수가 당신의 존재 깊숙이 스며들도록 하세요. 호흡에 집중하며 향기 어린 공기를 온몸으로 이끌고, 숨을 내쉴 때마다 긴장을 풀어냅니다. 바디스캔을 하며 신체 구석구석에 알아차림을 가져가고, 이완이 스며들게 합니다. 아로마가 치유의 손길을 펼치며, 세포 하나하나를 위로하고 돌보는 모습을 마음에 그려봅니다.

매일의 삶에서 이 수련을 소중한 일부로 만들기 위해, 아침 루

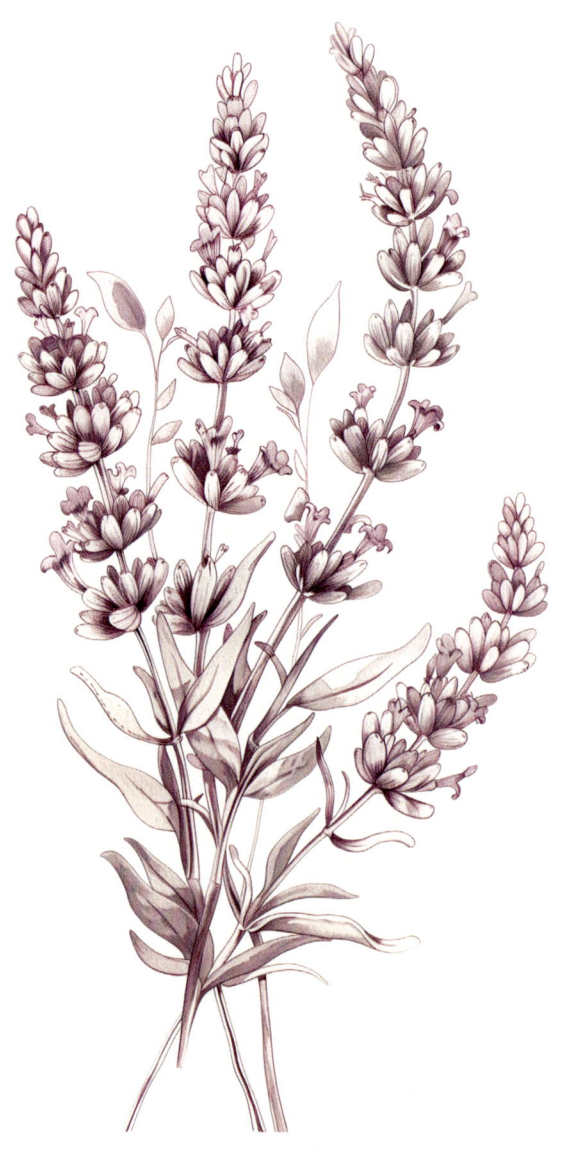

틴부터 시작하세요. 에센셜 오일 흡입기로 의도를 세우고 집중력을 높이며 긍정적인 마음가짐을 기릅니다. 하루 중 잠깐씩 아로마테라피 흡입기를 사용해 고요함, 선명함, 활력의 순간을 가집니다. 맥박이 뛰는 부위에 에센셜 오일을 발라 삶의 도전과 기쁨을 헤쳐나가는 동안 그 향기가 함께하도록 합니다.

지속성이 핵심입니다. 수련 시간을 정하고, 방해받지 않을 편안한 환경을 조성하세요. 하루에 몇 분씩이라도 꾸준히 하면 습관이 뿌리내리고 꽃피우며 놀라운 효과를 거둘 수 있습니다. 전문가의 조언을 구하고 강좌에 참여하며 지식을 넓히고 기법을 다듬어 나가세요.

마음챙김 호흡의 향기로운 여정에 나설 때, 매 호흡이 현재에 머무르고 자신과 연결되며 혼돈 속에서 평화를 찾는 초대장임을 기억하세요. 에센셜 오일의 힘을 동반자 삼아, 평온과 회복탄력성, 무한한 행복이 펼쳐지는 세계의 열쇠를 쥐게 될 것입니다. 깊이 숨을 들이마시고, 향기가 온몸을 적시게 하며, 아로마 마음챙김의 변혁의 정수를 받아들이세요.

아로마 바디 스캔으로 섬세해지는 나

향기로운 손길이 살포시 피부 위에서 춤을 추며, 감각과 영혼 사이의 깊은 유대를 이끌어냅니다. 우리가 이 아로마 여행을 시작하며, 향기와 하나 되는 섬세한 기술을 발견하고 그것이 우리를 마음챙김과 자아 발견이라는 변화무쌍한 경험으로 안내하도록 내버려 둡니다.

고요한 공간에 있다고 상상해 보세요. 자연의 부드러운 속삭임에 둘러싸여 있죠. 편안한 자세로 자리에 앉아, 잠시 에센셜 오일, 향기로운 로션, 혹은 향기로운 바디워시 같은 아로마 보물들을 모아보세요. 이것들이 당신의 동반자가 되어 당신의 존재라는 복잡한 풍경을 탐색하는 길잡이가 될 겁니다.

먼저 깊은 숨을 들이마시며 시작하세요. 폐에 생명의 달콤한 묘약을 가득 채우면서요. 숨을 내쉴 때, 당신의 주의를 발가락으로 자연스럽게 옮겨보세요. 당신의 물리적 존재의 기초가 되는 곳이죠. 이 부위에 부드럽게 진정시키는 향기를 발라보세요. 아마도 편안한 라벤더 오일이나 상쾌한 시트러스 향일 거예요. 그 향기를 깊이 들이마시면서, 당신의 감각을 일깨우고 종종 간과되곤 하는 신체 부위에 대한 인식을 높이세요.

신체 스캔을 진행하면서, 향기가 당신의 닻이 되게 하세요. 한 부위에서 다음 부위로 당신을 인도하면서요. 매번 숨을 들이마실 때마다, 일어나는 감각에 세심한 주의를 기울이세요. 당신 피부의 따끔거림, 온도의 미묘한 변화, 심장 박동의 부드러운 고동까지. 이것들은 당신 몸의 속삭임이자, 그것이 필요와 욕구를 전달하는 데 사용하는 언어입니다.

아로마 단서의 힘을 받아들여 당신의 물리적 자아와의 연결을 깊게 만드세요. 각 부위에 서로 다른 향기를 바를 때, 떠오르는 감정과 생각을 탐색할 시간을 가져보세요. 어쩌면 따뜻하고 매운 향기는 안락함과 안전의 느낌을 불러일으킬 테고, 산뜻하고 허브 향은 활력을 북돋을 거예요. 이런 느낌들이 당신을 휩쓸게 하되, 판단이나 거부감 없이 그것들을 인정하세요.

이 연습에 깊이 빠져들수록, 특정 향기가 몸의 특정 부위와 더 강하게 공명한다는 걸 발견할 수도 있습니다. 당신의 직관을 믿고 이 향기들이 체화된 마음챙김으로 가는 여행에서 당신의 동맹이 되게 하세요. 향기에서 불러일으켜지는 물리적 감각에 자신을 고정함으로써, 당신은 깊은 존재감, 당신 존재의 모든 세포를 관통하는 뿌리 깊은 자각을 함양하게 됩니다.

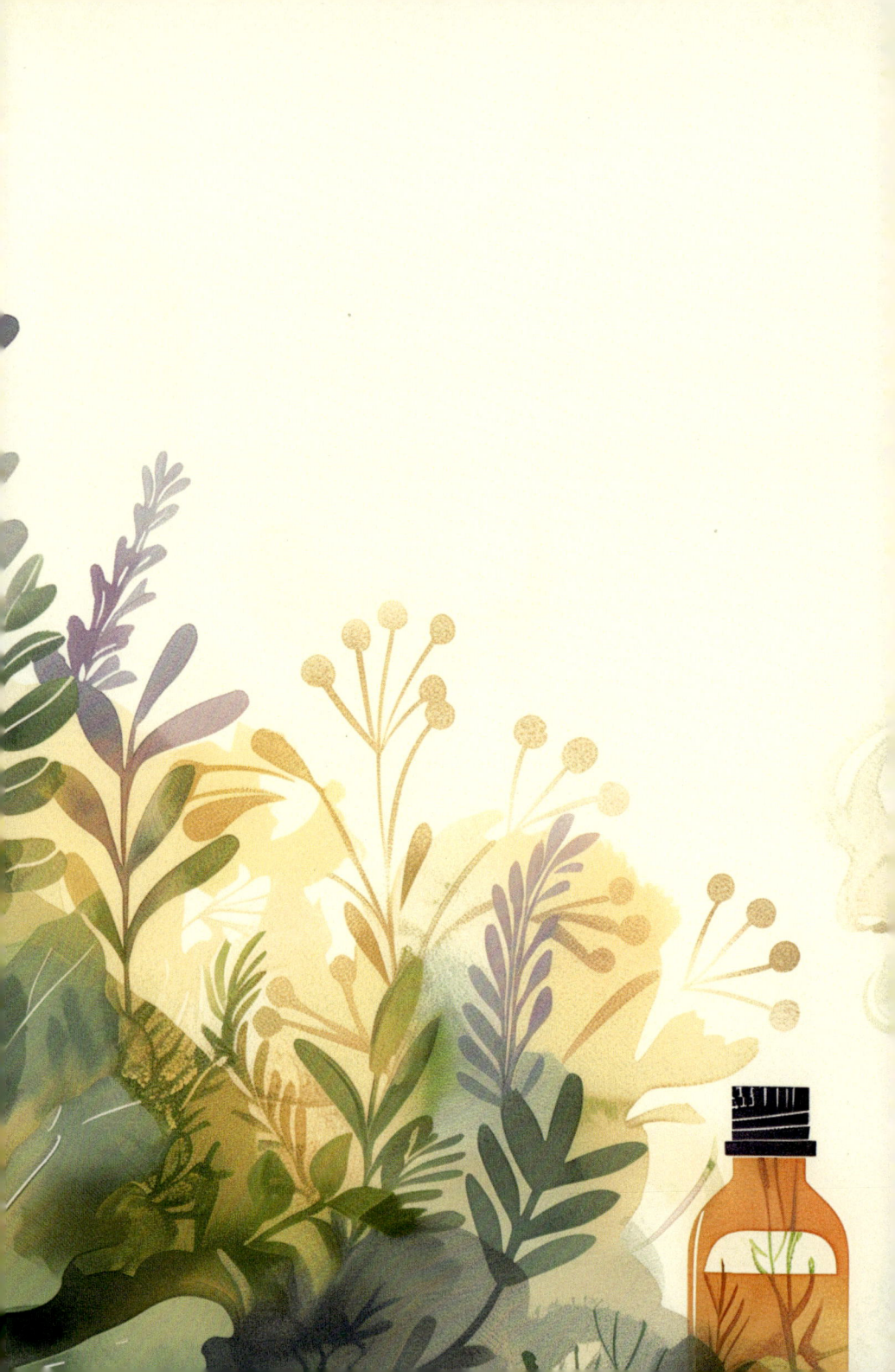

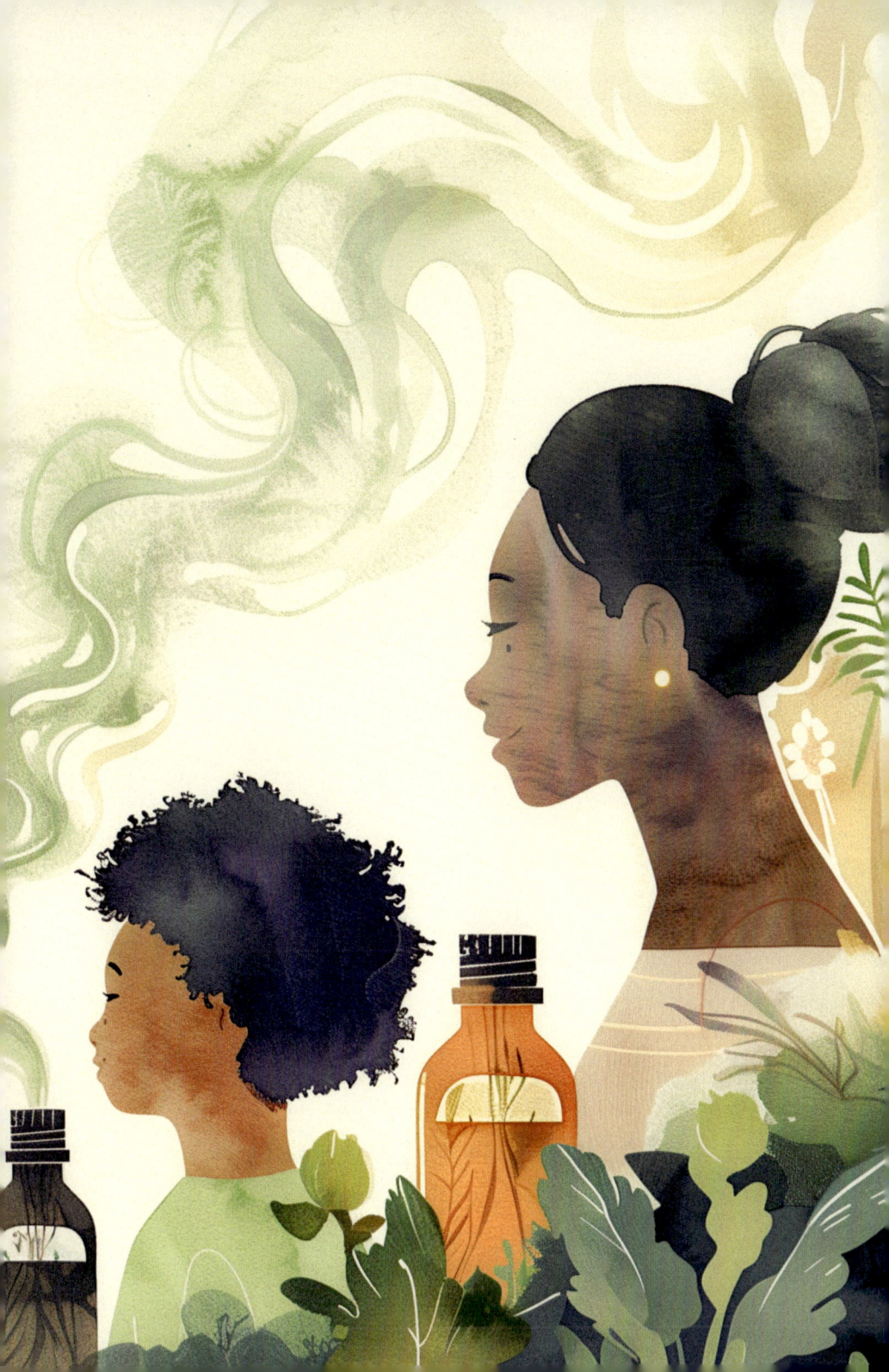

이 향기로운 탐구는 단지 고독한 추구가 아닙니다. 그것은 당신이 내장의 차원에서 주변 세계와 연결되도록 하는 초대장이기도 해요. 향기의 미묘한 뉘앙스에 자신을 조율하면서, 타인에 대한 공감이 깊어지는 걸 발견할 수 있습니다. 주변 사람들의 물리적 자세와 감각을 인식하고 모방함으로써, 언어와 문화의 경계를 초월하는 공유된 경험, 말 없는 이해의 감각을 기를 수 있죠.

향기의 힘으로 가득 찬 체화된 마음챙김은 자기 자비와 수용으로 가는 관문이 됩니다. 진정시키는 향기를 들이마시면서, 그것들이 부드럽고 양육하는 에너지로 당신의 몸을 채우는 걸 상상해보세요. 매번 숨을 내쉴 때마다, 모든 긴장이나 불편함을 풀어주면서 현재의 순간에 부드럽게 항복하도록 자신을 내버려두세요.

자기 의심이나 비판의 순간에, 이 향기들의 기억을 불러와 당신의 본질적 가치를 상기시키세요. 그 향기가 당신 영혼의 위안이 되게 하고, 자신을 친절과 이해심으로 대하라는 부드러운 알림이 되게 하세요. 이 향기로운 자기 자비를 연습하면서, 당신과 당신의 몸의 관계가 변화하기 시작하는 걸 발견할 수 있을 거예요. 판단과 저항의 관계에서 사랑과 수용의 관계로 변화하면서요.

이 아로마 여행은 목적지가 아니라 끊임없이 펼쳐지는 과정, 감각과 영혼 사이의 춤입니다. 연습이 깊어질수록 새로운 자각의 층위, 자신 및 주변 세계와의 연결의 새로운 깊이를 발견하게 될 거예요. 당신 몸의 지혜, 숨결의 안내, 그리고 향기의 변화무쌍한 힘을 믿으세요.

그럼 함께 이 아로마의 모험을 떠나볼까요? 한 걸음 한 걸음 섬세하게요. 우리를 둘러싼 향기들이 우리의 스승, 치유자, 그리고 친구가 되기를. 그것들이 우리를 좀 더 체화되고, 연민 어리며, 마음챙김 가득한 존재로 이끌어주기를. 한 번에 한 호흡씩요.

고요 속에 피어나는 샌달우드 명상

영롱한 샌달우드 향이 고요 속에서 피어오릅니다. 그 향기는 마음 속 깊은 곳의 평온을 이끌어내죠.

샌달우드는 오랜 세월 신성한 의식, 명상, 치유에 사용되어 왔습니다. 이 귀한 나무는 풍부하고 크리미하며 시원한 향, 달콤하고 우디하며 꽃향기 나는 뉘앙스를 풍깁니다. 오일의 80% 이상이 진정과 명상에 탁월한 것으로 알려진 세스퀴테르펜 알코올인

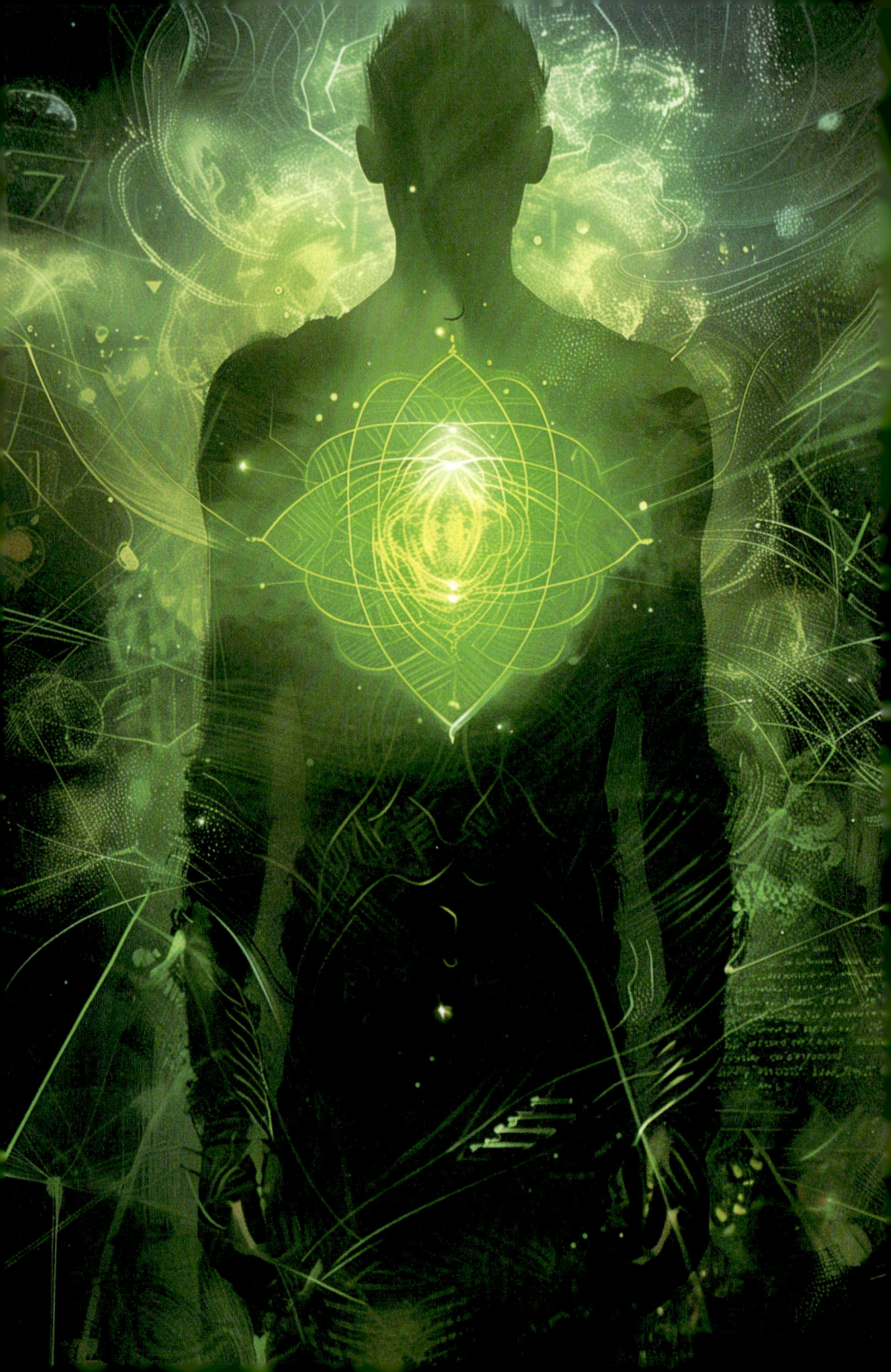

알파-산탈롤과 베타-산탈롤로 구성되어 있죠. 또한 강력한 항산화, 항염, 항균 효과를 주는 다양한 화합물이 함유되어 있습니다.

육체에 미치는 치료 효과 외에도 샌달우드는 명상을 도와주는 대표적인 아로마입니다. 그 숭고한 향은 평온함, 정신적 선명함, 영적 헌신을 불러일으킵니다. 마음의 동요를 가라앉혀 외부의 방해에서 벗어나 깨어있는 자각으로 내면에 집중할 수 있게 해준다고 합니다.

현재의 순간을 관찰하고 받아들이는 기술인 명상에는 마음챙김 호흡에서 가이드 명상, 초월명상, 자애명상 등 다양한 형태가 있습니다. 어떤 방법이든 꾸준한 명상은 뇌를 실제로 변화시키는 것으로 밝혀졌죠. 명상 숙련자들은 주의력, 감각 처리, 감정 조절과 관련된 대뇌 피질 영역이 발달해 있습니다. 명상에서 도달하는 깊은 의식 상태는 분리의 환상을 해체하고 내면의 평화와 연결성의 바다를 드러냅니다.

샌달우드의 선명한 향기가 명상의 광활함과 어우러질 때, 그 연금술은 심오한 고요함과 평화를 낳습니다. 이런 시너지를 활용하기 위해 에센셜 오일을 디퓨징하거나, 향을 태우거나, 맥박 지점에 바르거나, 기도 염주를 들고 명상하는 등 샌달우드로 가득한 신성한 공간을 만들어보세요. 천상의 향기가 흐르는 가운데 호흡을 늦추고, 시선을 부드럽게 하고, 모든 노력을 내려놓습니다. 존재의 층위를 따라 순수한 현존으로 내려가면 샌달우드의 익숙한 포옹이 당신을 떠받쳐 줄 거예요.

향기로운 적막 속에서 직관이 떠오르게 하세요. 깊은 곳에서 떠오르는 통찰이나 환영을 집착 없이 관찰합니다. 마음이 생각의 흐름을 따라 떠다닐 때면 숨결로, 향기로, 지금으로 되돌아오세요. 순수함으로 모르는 것에 항복하세요. 그 안에 더럽혀지지 않은 진실이 있습니다. 샌달우드의 숭고한 향기는 당신이 원할 때마다 당신의 빛나는 자아의 성소로 돌아갈 수 있도록 기다릴 거예요.

샌달우드 명상과 꾸준한 만남을 통해 대부분의 사람들이 밖에서 찾는 평화라는 희귀한 상태가 숨 쉬는 것만큼이나 자연스럽게 내면에서 꽃피기 시작합니다. 더 이상 먼 곳의 기슭이 아닌 평온은 당신의 언제나 존재하는 서식지가 되죠. 세상의 혼란 속에서도 흔들리지 않는 고요가 지배합니다. 샌달우드 향이 감도는 고요 속에서 발견한 존재의 가벼움과 지혜로 무장한 영적 수행자는 평화 속에서, 평화로서 세상을 걷습니다. 한 번에 하나씩 마음이라는 제단으로 순례를 떠나며 말이죠.

자비의 손길이 된 로즈 명상

 장미 꽃잎의 속삭임이 부드러운 바람에 실려 춤을 추며, 그 안에 변화의 약속을 품고 있습니다. 은은한 향기가 공기를 가득 채우면, 우리를 자기 발견과 연민의 여정으로 초대하는데, 바로 여기에서 장미 명상의 힘이 우리 마음의 깊은 곳을 열어주고 우리를 다른 이들과 연결해주는 유대감을 키워줍니다.

 장미는 그 부드럽고 보살피는 특성으로 오랫동안 사랑과 감정적 치유의 상징으로 여겨져 왔습니다. 이 사랑받는 꽃의 정수를 활용함으로써, 우리는 깊은 자기 사랑과 수용의 감각을 기를 수 있고, 이는 우리 자신과 주변 세상과의 더 연민 어린 관계를 위한 토대가 됩니다.

 장미 명상의 기술을 통해, 우리는 이 꽃의 동반자의 달래주는 포옹에 우리 자신을 담글 수 있고, 그 진정시키는 효과가 다정한 애무처럼 우리를 감싸게 할 수 있습니다. 장미 향의 미묘한 뉘앙스에 우리의 인식을 집중하면서, 우리는 흔히 우리의 내면 풍경을 흐리게 하는 자기 의심과 비판의 층을 벗겨내기 시작합니다.

숨을 들이마실 때마다, 우리는 장미의 부드러운 에너지를 우리의 존재 깊숙이 스며들게 하여, 감정의 모서리를 부드럽게 하고 내면에 존재하는 아름다움에 우리 마음을 엽니다. 장미는 자기 발견의 촉매제가 되어, 우리 영혼의 숨겨진 구석을 탐험하고 항상 존재해왔지만 인정받고 키워지기를 기다려온 자기 사랑을 발견하도록 이끕니다.

장미 명상을 통해 우리 자신과의 연결을 깊이 하면서, 우리는 자연스레 이 연민을 바깥으로 발산하기 시작하여, 우리 주변의 사람들에게 그것을 확장합니다. 심장 차크라 heart chakra 와 연관된 장미는 사랑과 감정적 유대에 대한 우리의 타고난 능력을 상기시켜 주며, 공감과 이해심으로 다른 이들에게 다가가도록 격려합니다.

우리의 상호작용 중에 장미 향기를 의식적으로 들이마심으로써, 우리는 신뢰, 유대감, 연결의 감정을 촉진하는 "사랑 호르몬" 옥시토신의 분비를 자극합니다. 이렇게 고양된 연민 감각은 우리

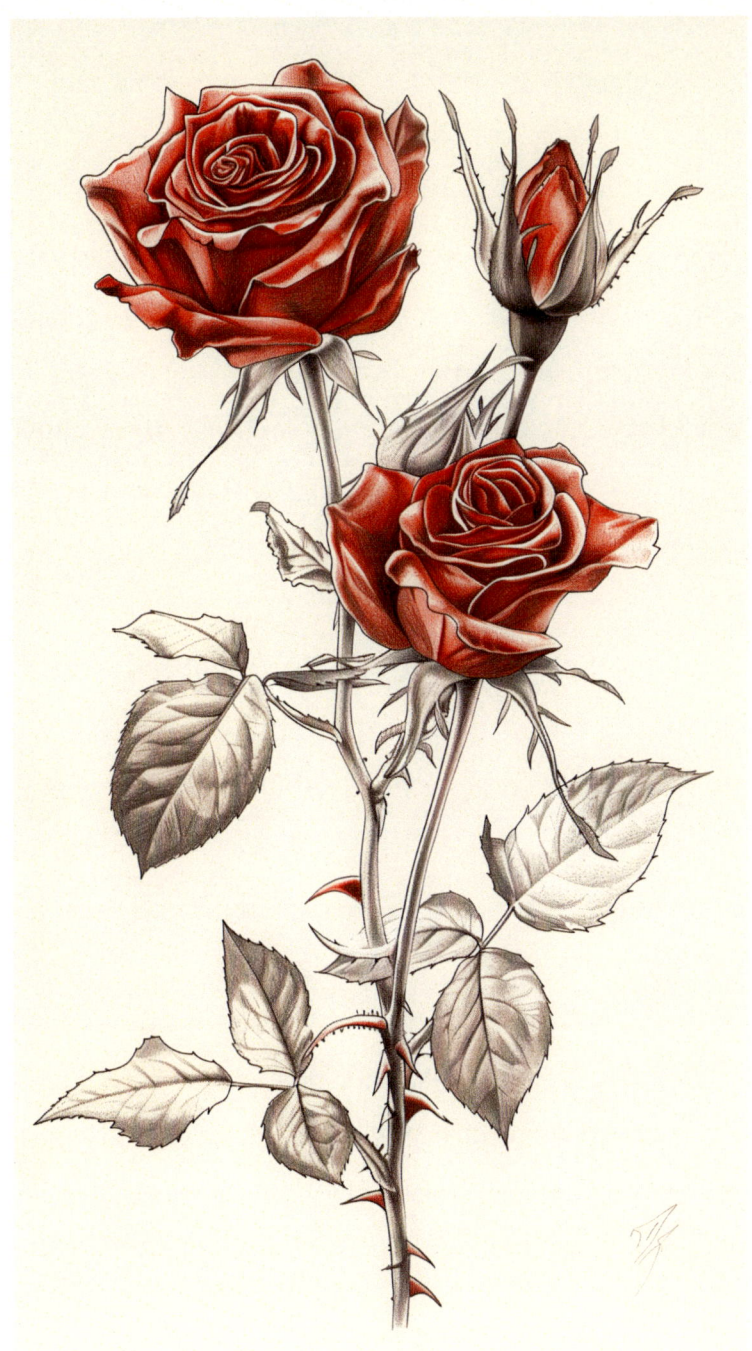

가 다른 이들에게 적극적으로 귀 기울이고, 표면 너머를 보며, 우리 모두를 묶어주는 공통된 인간성을 인식하게 해줍니다.

연민을 발산하는 것은 우리의 장미 명상 수행의 자연스러운 확장이 되어, 작은 방식과 의미 있는 방식 모두로 친절과 이해심을 베풀게 됩니다. 낯선 이에게 건네는 단순한 미소부터 도움이 필요한 이들을 위해 우리의 시간을 자원봉사하는 것까지, 연민의 각각의 행위는 우리가 만나는 모든 이의 삶에 닿는 파문 효과를 만들어냅니다.

장미 명상을 일상에 통합하면서, 우리는 그것이 관계를 키우는 데 지니는 변혁적인 힘을 목격하기 시작합니다. 장미수를 손바닥 사이에 문질러 그 달래주는 향기를 들이마시는 등 방향 마음챙김 실천을 통합함으로써, 우리는 사랑하는 이들에게 더 열린 마음과 연민 어린 마음으로 다가갈 수 있게 해주는 현존과 휴식의 순간을 만들어냅니다.

고요한 감사, 감사 나누기, 도전에 대해 열린 마음으로 토론하기와 같은 마음챙김 훈련을 통해, 우리는 관계에서 더 깊은 유대감과 이해심을 기릅니다. 사랑과 열정과 연관된 장미의 상징성은 자기 연민과 우리 삶에 각 개인이 가져다주는 독특한 자질에 대한 감사로 우리의 교류에 접근하라고 끊임없이 상기시켜 줍니다.

장미 명상을 일상의 자연스러운 일부로 만듦으로써, 우리는 우리의 관계의 모든 측면에 스며드는 연민 어린 분위기를 조성합니다. 우리는 열린 마음으로 귀 기울이고, 마음챙김으로 소통하며, 어려움에 직면해서도 용서와 이해심을 베풀기를 배웁니다.

장미 명상의 부드러운 포옹 속에서, 우리는 연민이 한정된 자원이 아니라 친절과 이해심의 각각의 행위에 따라 더 깊어지는 끝없이 확장하는 우물이라는 것을 발견합니다. 이 꽃의 동반자의 힘을 통해 우리 자신과 타인을 보살피면서, 우리는 사랑과 연민이 최고로 군림하는 세상을 만들어 내고, 우리의 관계를 치유와 성장의 신성한 공간으로 변화시킵니다.

그러니 장미 꽃잎의 부드러운 속삭임의 인도를 받아, 자기 발견과 연민의 이 여정을 시작해 봅시다. 숨 한 번 한 번 내쉴 때마다, 우리는 마음을 장미 명상의 변혁적인 힘에 열고, 내면에서 발산되어 우리가 소중히 여기는 모든 이의 삶에 닿는 따뜻하고 사랑 어린 존재감을 기릅니다.

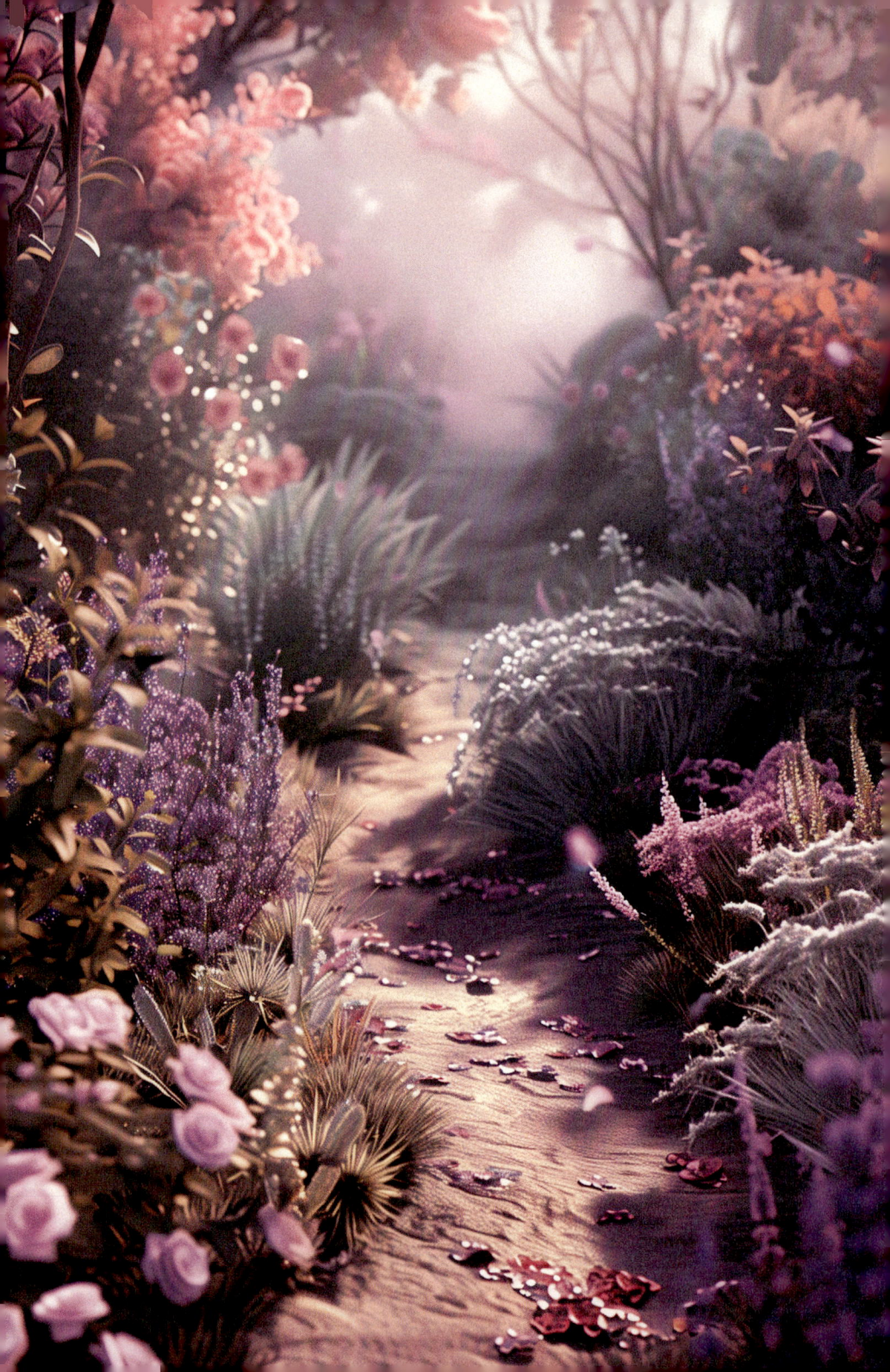

걷는 향기, 걷는 마음챙김

라임의 상쾌한 향이 공기를 가로질러 춤을 추듯 퍼지면, 나는 곧 마음챙김의 길에 오르게 됩니다. 숨을 들이마실 때마다 생기 넘치는 아로마가 폐부를 가득 채우고, 감각을 일깨우며 현재의 순간에 온전히 머물게 해줍니다. 걷는 향기, 걷는 마음챙김은 아로마테라피의 힘과 오래된 마음챙김 걷기 수련법이 결합된 평화로운 실천법입니다.

라임은 감귤류 중에서도 보석 같은 존재로, 이 산책에서 나의 동반자 역할을 합니다. 이 제스트 가득하고 신선한 향기는 기분을 고양시키고 정신을 맑게 해주는 놀라운 능력을 갖고 있죠. 맥박이 뛰는 부위에 라임 에센셜 오일을 한두 방울 떨어뜨리거나, 산책을 시작하기 전에 깊이 들이마시면 감각적 닻이 만들어집니다. 이는 생각이 방황하기 시작할 때마다 지금 여기로 되돌아오게 해주는 길잡이가 되어줍니다.

걸음을 내딛을수록 모든 감각을 열어 경험에 완전히 몰입하게 됩니다. 눈에 들어오는 생생한 초록빛 나뭇잎과 풀은 우리를 둘러싼 생명력을 상기시켜 줍니다. 산들바람에 가지가 부드럽게 흔들리는 소리, 새들의 노랫소리가 어우러져 자연의 교향곡을 만들어내죠. 그 모든 것을 관통하며 라임 아로마가 흐르고, 현재에 머무르며 마음챙김 하라고 끊임없이 일깨워줍니다.

한 걸음 한 걸음이 몸과 호흡에 연결될 기회가 됩니다. 발바닥이 땅에 닿는 감각에 집중하면서, 땅이 주는 지지와 안정감을 느낍니다. 숨을 들이마실 때마다 라임 향이 담긴 공기가 폐부를 가득 채우고 온몸에 활력을 불어넣습니다. 숨을 내쉴 때는 긴장이나 스트레스를 함께 내보내며, 대기 속으로 흩어지게 합니다.

안내자로서 라임 향과 함께하는 마음챙김 걷기는 단순히 몸을 움직이는 물리적 행위를 넘어섭니다. 그것은 자기 발견과 내적 평화로 가는 관문이 되죠. 현재 순간에 마음을 맞추고, 판단하지 않고 생각과 감정을 관찰하면서 자신에 대한 더 깊은 이해를 키워갑니다. 정신이 방황하기 시작할 때마다 라임 향기가 부드럽게 일깨워주어, 숨결과 몸의 감각으로 되돌아오게 해줍니다.

아로마테라피와 마음챙김의 시너지 효과는 웰빙을 위한 강력한 도구입니다. 라임 향은 감각을 자극해 정신을 맑게 하고 활력을 북돋우는 한편, 마음챙김 걷기는 몸과 환경과의 더 큰 연결고리를 만들어냅니다. 이런 조합은 몸과 마음을 동시에 살찌우는

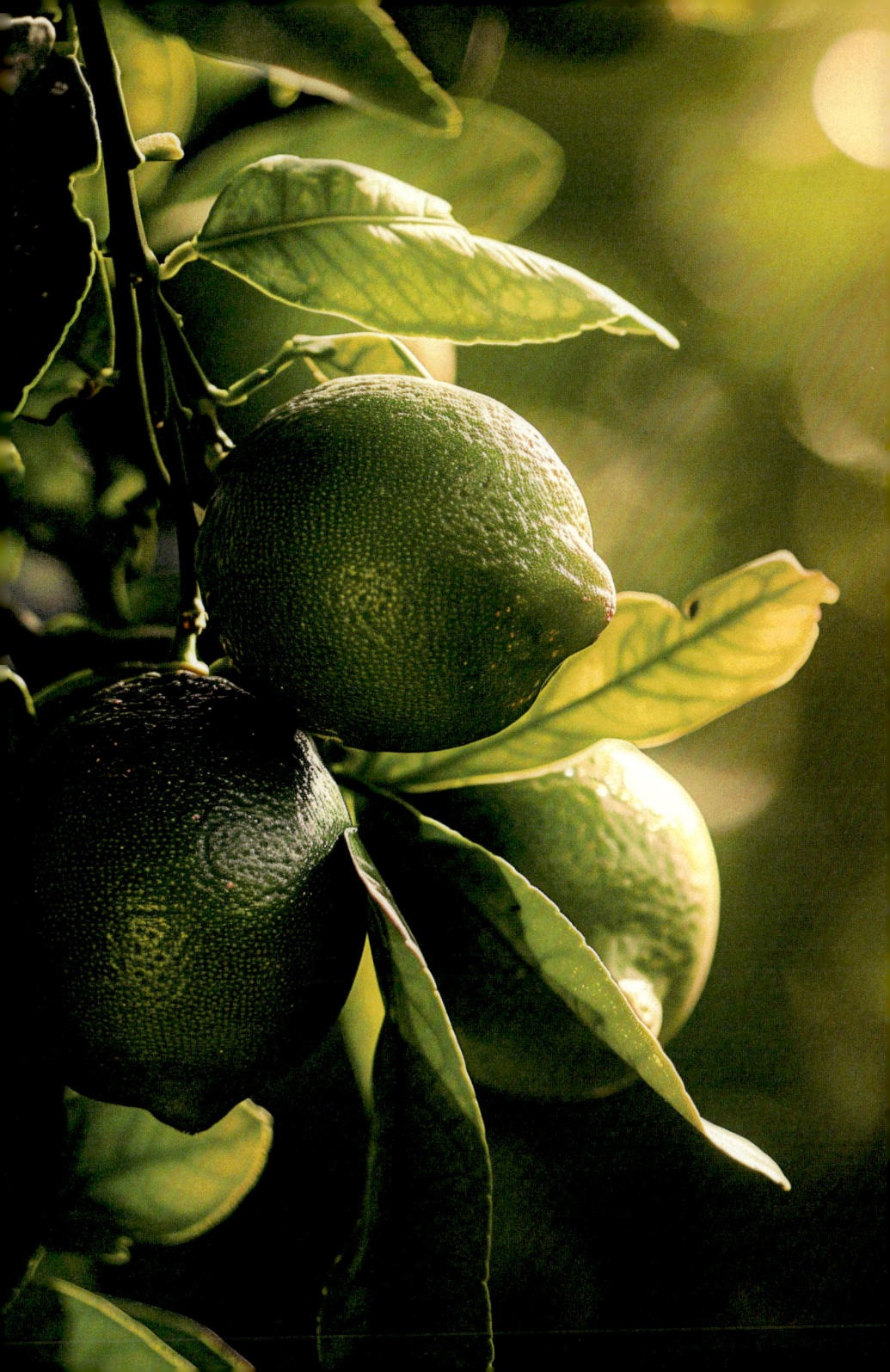

전인적 체험을 창조해내죠.

걸음을 이어갈수록 주변의 아름다움에 더욱 조율되어 갑니다. 한 발 한 발 내디디는 단순한 행위가 걷는 명상이 됩니다. 한 걸음 한 걸음이 종종 지나칠 수 있었던 평범한 순간들 속에서 기쁨을 발견하고, 세상을 새롭게 감사할 기회가 되는 것입니다.

산책이 끝난 후에도 라임 향기는 피부에 오래도록 머뭅니다. 그것은 길을 걸으며 내가 가꿔온 평화와 존재감을 은은하게 상기시켜주죠. 그 향기는 이 마음챙김을 삶의 다른 영역으로도 확장해 나가라는 초대장이기도 합니다. 매 순간 똑같은 수준의 자각과 개방성으로 맞이하라는 말이죠.

걷는 향기, 걷는 마음챙김은 우리에게 속도를 늦추고, 깊이 숨쉬며, 우리 자신과 우리를 둘러싼 세상과 연결되라고 권유하는 수련법입니다. 생기 넘치는 라임 향을 길잡이 삼아, 우리는 자기 발견의 여정에 올라 한 걸음 한 걸음 내딛습니다. 그렇게 함으로써 우리는 평화, 명료함, 활력이 언제나 손에 닿는 곳에 있음을 깨닫게 됩니다. 그것들은 숨결처럼 가볍고, 습관처럼 자연스러운 것이기에.

아로마 자국 남기는 일상 명상

베르가못의 상큼하고 은은한 향기가 어우러진 일상은 어떤 모습일까요? 우리는 종종 빠른 삶의 속도에 휩쓸려 마음챙김을 잊곤 합니다. 하지만 아로마테라피, 특히 베르가못의 힘을 빌리면 일상 속 작은 순간에도 마음챙김을 실천할 수 있습니다. 이는 우리를 더 균형 잡히고 평화로운 삶으로 이끌어줍니다.

베르가못은 이탈리아 칼라브리아 지역 원산의 감귤류 과일입니다. 오랫동안 독특한 향과 치유 특성으로 사랑받아 왔죠. 베르가못 껍질에서 추출한 에센셜 오일은 긴장을 풀어주고, 스트레스와 불안을 줄이며, 기분을 끌어올리는 것으로 알려져 있습니다. 우리의 일상에 베르가못 향이 나는 제품을 사용하면 마음챙김과 정서적 안녕에 도움이 되는 분위기를 만들 수 있습니다.

베르가못의 힘을 활용하는 가장 효과적인 방법 중 하나는 디퓨저에 에센셜 오일을 사용하는 것입니다. 베르가못이 함유된 물의 미세한 향기 안개가 공기 중에 퍼지면 편안하고 매력적인 환경이 조성됩니다. 이는 우리에게 속도를 늦추고, 깊게 숨을 쉬며, 현재에 충실할 것을 상기시켜 줍니다. 이런 간단한 마음챙김의 행위는 스트레스를 받거나 압도될 때 특히 도움이 됩니다. 우리는 일상의 혼란 속에서도 명료함과 내적 평화를 찾을 수 있습니다.

디퓨저 외에도 베르가못을 마음챙김 수련에 활용할 다양한 방법이 있습니다. 따뜻한 목욕물에 베르가못 에센셜 오일을 몇 방울 떨어뜨려 보세요. 향기로운 증기가 우리를 감싸 안으면 하루의 스트레스가 녹아내립니다. 베르가못이 함유된 룸 스프레이나 린넨 미스트를 만들어 생활 공간을 상쾌하게 하고, 휴식과 숙면을 돕는 차분한 분위기를 연출할 수도 있습니다.

베르가못 향이 나는 캔들이나 향초를 사용하는 것도 강력한 방법입니다. 베르가못 향 캔들의 부드러운 살랑임은 명상의 초점이 되어 마음을 고요히 하고 내적 평화를 기르는 데 도움을 줍니다. 이와 유사하게, 베르가못 향초의 차분한 향기는 자기 성찰을 위한 신성한 공간을 만들어 줍니다. 우리는 가장 깊은 자아와 연결되어 선명함과 목적을 발견할 수 있습니다.

아로마테라피적 이점 외에도, 베르가못은 마음챙김과 정서적 안녕을 증진하기 위해 일상의 자기 관리 의식에 포함될 수 있습니다. 베르가못이 함유된 바디 오일이나 로션을 만들어 피부에 영양을 공급하는 동시에 평온함과 이완감을 느껴보세요. 샴푸나 린스에 베르가못 에센셜 오일을 몇 방울 떨어뜨리는 것도 좋습니다. 상쾌한 향기가 감각을 자극하고 앞으로의 하루에 긍정적인 기분을 심어줍니다.

일상에 베르가못을 통한 마음챙김을 접목하는 것이 가장 강력한 점 중 하나는 어디에 있든, 무엇을 하든 고요함과 존재감의 순간을 만들 수 있다는 것입니다. 직장으로 출퇴근하는 중이든, 집안일을 하는 중이든, 아니면 잠깐 나만의 시간을 갖는 중이든 베르가못의 달콤한 향기는 우리에게 멈추고, 숨 쉬고, 현재에 충실할 것을 상기시켜 줍니다.

더욱이 베르가못이 더해진 마음챙김을 일상의 정기적인 일부로 만들면 자기 인식과 감정적 회복력을 더 깊이 기를 수 있습니다. 감각에 귀를 기울이고 현재와 연결되는 법을 배우면서 우리는 자신의 욕구와 감정에 더욱 조화를 이룰 수 있게 됩니다. 이는 인생의 도전 과제들을 더 수월하고 우아하게 헤쳐나갈 수 있게 해줍니다.

물론 베르가못을 마음챙김 수련에 통합하는 것이 만능은 아닙니다. 아로마테라피와 자기 관리에 있어 우리 각자는 저마다 독특한 선호도와 필요를 지니고 있죠. 어떤 이들은 베르가못의 향이 저녁에 사용하기에는 너무 자극적이라고 느낄 수 있습니다. 또 어떤 이들은 라벤더나 유향 같은 다른 에센셜 오일과 조합해 더 복잡하고 뉘앙스 있는 향을 만들고 싶어 할 수도 있습니다.

궁극적으로 성공적인 베르가못 마음챙김의 핵심은 실험과 자기 발견에 있습니다. 다양한 제품과 기법을 탐색하면서 우리 자신만의 고유한 필요와 선호에 가장 부합하는 접근법을 찾을 수 있습니다. 단순한 베르가못 향초를 선호하든 베르가못 입욕제의 호화로운 즐거움을 좋아하든, 목표는 우리의 몸과 마음, 영혼을 살찌우는 일관되고 지속 가능한 습관을 만드는 것입니다.

현대 생활의 도전과 불확실성을 헤쳐나가면서 베르가못 마음챙김 수련은 강력한 닻이 되어줍니다. 이는 우리가 현재에 발을 딛고 가장 깊은 자아와 연결되도록 상기시켜 주죠. 하루 동안 향기로운 발자국을 남기면서 우리는 더 큰 평화, 선명함, 정서적 안녕으로 우리를 안내하는 감각의 지도를 만들어 갑니다.

그러니 다음에 압도되거나 단절된 느낌이 들 때는 잠시 멈추세요. 베르가못의 달콤한 향을 들이마시고 순간에 온전히 머무르세요. 마음챙김의 호흡을 내쉴 때마다 자기 인식, 회복력, 내적 평화를 기르고 있는 것입니다. 한 번에 하나씩, 향기로운 발자국을 남기며 말이죠.

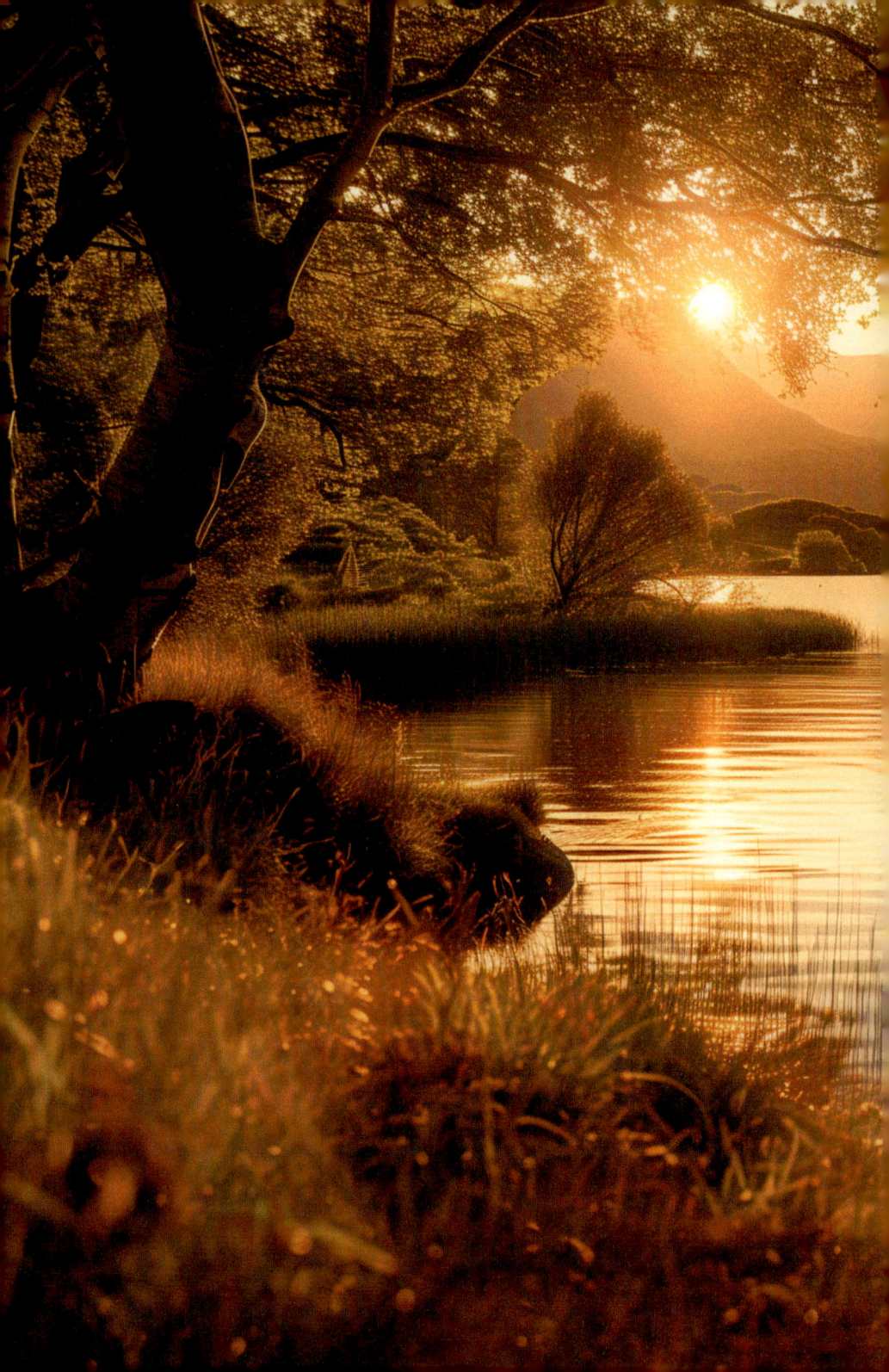

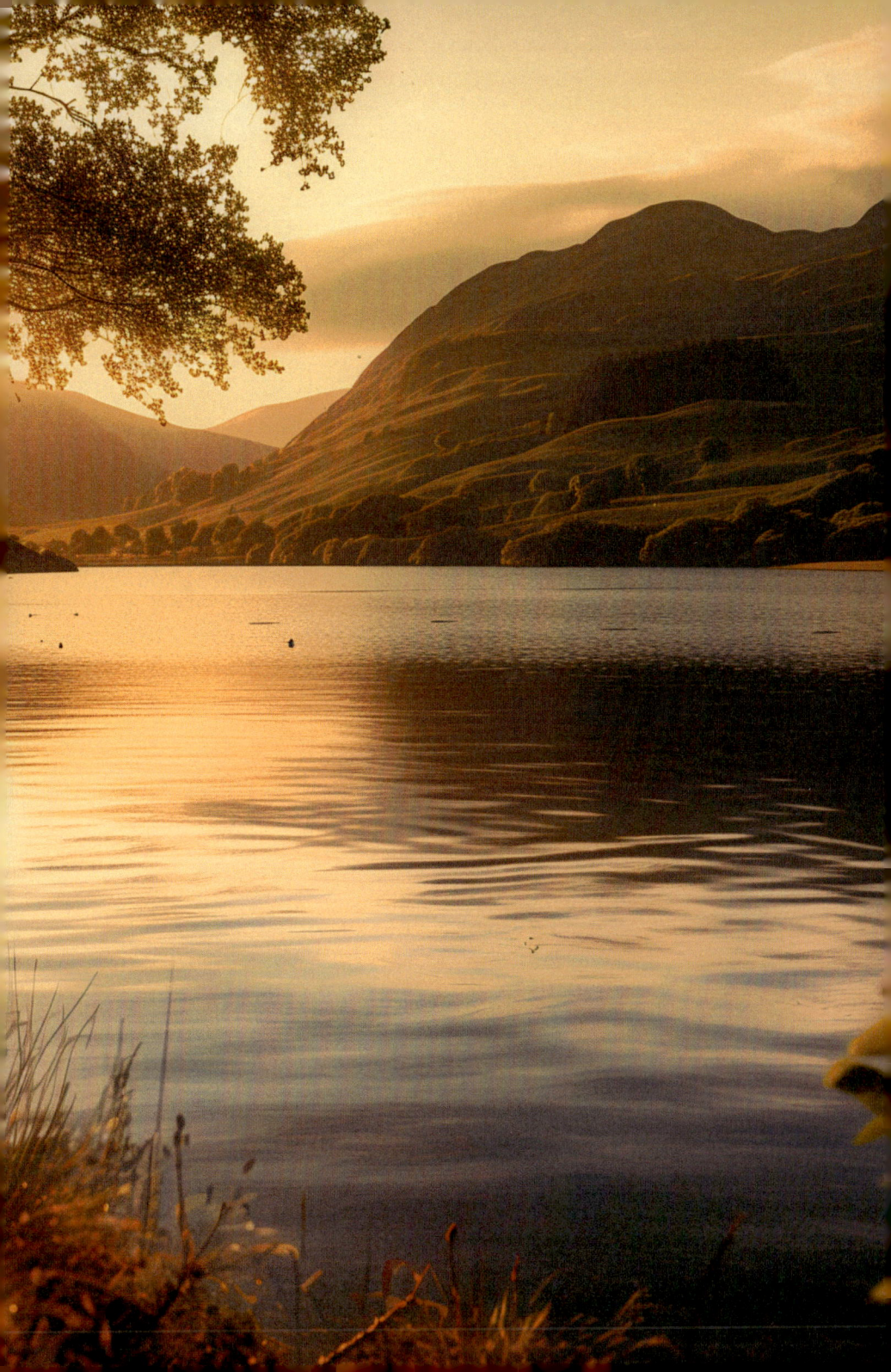

PART 5
손끝에서 피어나는 마음챙김 블렌딩

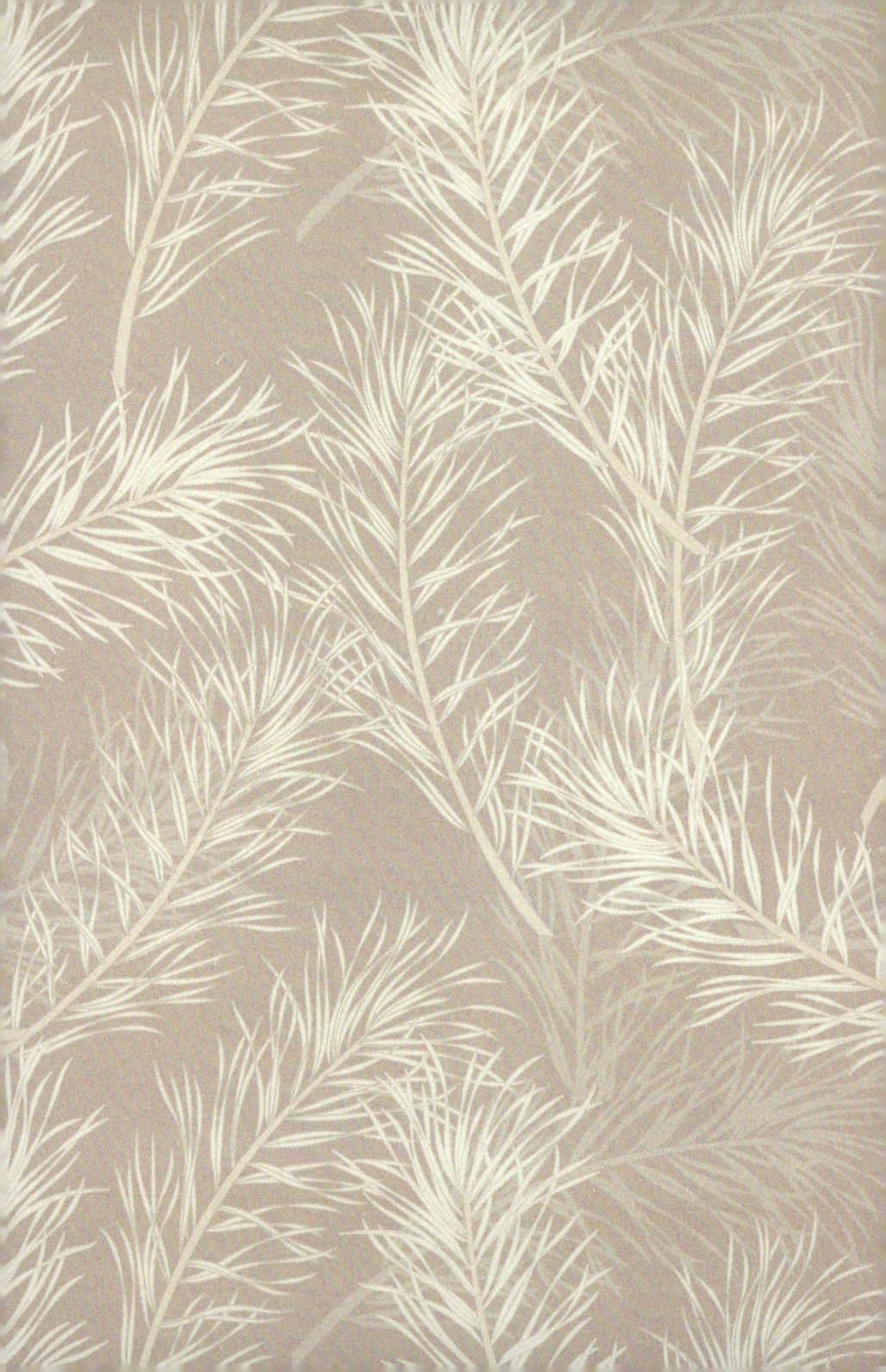

손끝에서 피어나는 마음챙김 블렌딩

에센셜 오일의 은은한 향기가 코끝을 간질이면 마음이 한결 가벼워지고 차분해지는 걸 느낄 수 있습니다. 이 작은 향기의 입자들이 우리의 감각을 일깨우고 내면에 잠재된 치유의 힘을 이끌어내죠. 아로마테라피와 마음챙김의 시너지 효과를 경험해본 사람이라면 그 놀라운 영향력에 고개를 끄덕일 것입니다.

오늘은 우리만의 '향기로운 처방전'을 만드는 법에 대해 이야기해볼까 합니다. 마음챙김 수련에 아로마를 접목시켜 나만의 블렌딩 오일을 만드는 일, 생각만 해도 설레지 않나요? 여러분의 직관을 믿고 에센셜 오일의 세계로 뛰어들어 보세요. 그 안에서 자신만의 향기 조합을 찾는 즐거운 모험이 기다리고 있으니까요.

우선 에센셜 오일의 특성과 효능에 대해 알아보는 것이 좋겠죠. 로즈마리는 정신을 맑게 해주고 집중력 향상에 도움을 주는 오일입니다. 레몬은 상쾌한 향으로 기분을 전환시키고 마음을 환기시켜 주고요. 명상 시 영적 깊이를 더하고 싶다면 미르 Myrrh를 활용해보는 것도 좋습니다.

이제 자신만의 블렌딩 오일을 만들어볼 차례입니다. 여러분이 지금 원하는 마음 상태가 무엇인지 떠올려보세요. 밝고 경쾌한 기분을 원한다면 유자, 스위트 오렌지, 레몬그라스를 조합해볼 수 있겠죠. 마음의 평화와 치유가 필요하다면 프랑킨센스, 일랑일랑, 제라늄 오일이 그 열쇠가 되어줄 거예요. 100ml 빈 병에 2-3가지 오일을 원하는 비율로 섞고 30방울 정도를 떨어뜨린 후, 히드롤랏Hydrolat을 넣으면 나만의 향수 같은 블렌딩 오일이 완성됩니다.

만든 오일은 디퓨저에 사용하거나 명상 전 맥박이 뛰는 부위에 발라보세요. 코 끝에 닿는 향을 깊게 들이마시며 그 느낌에 온전히 집중합니다. 자연스럽게 깊어지는 호흡에 내면의 파도가 차분히 가라앉는 걸 경험할 수 있을 거예요. 매일 같은 오일을 사용하다 보면 향과 명상의 연결고리가 더욱 강화되면서 금세 마음챙김의 상태로 진입하게 될 거예요.

물론 시간이 지나면서 나의 상태나 필요에 따라 오일 조합을 바꿔가며 실험해보는 것도 중요합니다. 향기로운 물결 위에 몸을 맡기고 그때그때 직관이 이끄는 대로 향을 즐기다 보면 어느새 자신만의 아로마 라이브러리가 풍성해질 거예요. 그 안에서 매 순간 제 몸과 마음이 원하는 처방전을 골라 사용하는 재미란 이루 말할 수 없을 정도로 크답니다.

　아로마 명상이 일상으로 스며들 때 비로소 진정한 힘을 발휘하게 됩니다. 아침에 일어나 상쾌한 시트러스 계열 오일을 디퓨징하며 하루를 시작해보세요. 샤워할 때는 좋아하는 오일을 타월에 묻혀 향기 배쓰를 즐겨봅니다. 책상에 앉아 일할 때는 페퍼민트나 라벤더 향을 맡으며 잠시 호흡에 집중하는 시간을 가져보는 것도 좋고요. 잠들기 전엔 라벤더, 일랑일랑, 베티버 오일로 편안함을 더해보세요.

　일상의 작은 순간순간마다 아로마와 함께 마음챙김을 실천하다 보면, 어느 샌가 자연스럽게 알아차림의 습관이 몸에 배게 될 거예요. 머그잔에서 피어오르는 커피 향, 빗방울 맞은 흙냄새, 구수한 된장찌개 냄새를 음미하며 감각의 즐거움에 푹 빠져보세요. 그 순간 우리는 살아 숨쉬는 지금 이 찰나에 온전히 머물게 되니까요.

　블렌딩을 하다 보면 자신만의 향기 선호도와 그 안에 담긴 치유의 메시지를 발견하게 될 거예요. 마음을 들여다보고, 내가 지금 무엇을 원하는지 알아차리는 과정 자체가 바로 명상이고 자기 돌봄의 시간인 셈이죠. 에센셜 오일을 고르고, 그 향기에 반응하는 내 마음의 움직임을 관찰하며 나를 더 깊이 이해하게 됩니다.

안전 수칙을 지키며 마음껏 실험하고 즐겨보세요. 정답은 없습니다. 내 고유의 설레는 향기 조합을 찾아가는 과정 자체가 아름답고 의미 있는 시간이 될 테니까요. 블렌딩 오일이 완성되면 그 향을 충분히 음미하며 온몸으로 느껴보세요. 감정의 변화, 심신의 반응을 세심히 관찰합니다. 명상 시 가이드 음악을 곁들이거나 호흡법을 활용하면 아로마와 마음챙김의 조화로운 울림을 더욱 깊이 체험할 수 있습니다.

우리는 모두 내면의 약사입니다. 바쁘게 흘러가는 일상 속에서 잠시 멈추어 나를 돌아보고 치유하는 시간을 가져봅시다. 에센셜 오일과 함께하는 이 모험은 향기로운 자아 발견의 여정이 될 것입니다. 손끝에서 피어나는 아로마 마음챙김의 꽃, 그 아름다움을 매 순간 즐겨보세요. 있는 그대로의 나를 온전히 받아들이고 사랑하게 되는 소중한 경험이 기다리고 있으니까요.

에센셜 오일	주요 효능	블렌딩 예시
로즈마리	집중력 향상, 정신 맑게 해줌	로즈마리+레몬+스위트 오렌지
레몬	상쾌한 향, 기분전환	레몬+라임+그레이프후룻
프랑킨센스	마음안정, 스트레스해소	프랑킨센스+라벤더+베르가못
라벤더	이완과 수면 도움	라벤더+마조람+샌달우드

[프랑킨센스와 라벤더의 영적 특성 및 효과]

아로마 요가로 깨어나는 몸과 마음

라벤더와 프랑킨센스의 은은한 향이 요가 매트 위에 자리하고, 깊은 호흡과 함께 이 에센셜 오일들의 조화로운 블렌드가 당신을 이완과 마음챙김의 상태로 더 깊이 인도합니다. 아로마 요가는 요가의 오래된 지혜와 아로마테라피의 치료적 이점을 결합한 실천법으로, 신체와 정신을 일깨워 균형과 웰빙의 깊은 감각을 촉진합니다.

진정과 긴장 완화 효과로 잘 알려진 라벤더는 아로마 요가에서 중요한 역할을 합니다. 발라사나 자세로 요가 할 때, 라벤더의 은은한 향기가 주변 공간을 정화하며 하루의 근심을 내려놓고 현재에 집중할 수 있는 고요한 분위기를 조성합니다. 부드러운 꽃 향기가 감싸안듯 근육의 긴장을 완화하고 마음을 평온한 상태로 안정시킵니다.

앞아서 앞으로 구부리는 자세(파시모타나사나)로 이동할 때, 접지하는 프랑킨센스의 향기가 실천을 더욱 심화시킵니다. 집중력 강화와 명상적 상태 촉진으로 유명한 이 고대 오일은 호흡과 연결되어 내적 고요함을 기를 수 있게 돕습니다. 숨을 들이마실 때마다 프랑킨센스의 흙 내음과 약간 달콤한 향기가 폐를 채우면서 현재 순간에 닻을 내리고 신체 내부의 미묘한 감각을 탐구하게 합니다.

라벤더와 프랑킨센스의 시너지 효과는 호흡과 움직임의 춤사위로 이어지는 요가 플로우 전반에 걸쳐 지지력을 발휘합니다. 나무 자세(브릭샤사나)에서 라벤더의 진정 효과와 프랑킨센스의 접지 특성이 결합되어 신체적, 정서적 균형과 안정성을 촉진합니다. 대지에 뿌리내리면서도 하늘을 향해 뻗어나가는 당신은 내적 조화, 즉 물질과 영성 사이의 완벽한 균형을 발견하게 될 것입니다.

요가 수련을 마무리할 때쯤 시체 자세(샤바사나)에 들어가 몸의 무게를 매트에 완전히 내려놓습니다. 라벤더 아이필로우를 감은 눈 위에 살며시 얹으면 그 진정 효과가 정수리 차크라의 균형을 잡아주고 이완을 심화시킵니다. 라벤더와 프랑킨센스의 조합이 당신이 모든 것을 내려놓고 있는 그대로 존재할 수 있는 신성한 공간을 만들어냅니다.

정기적인 수련에 아로마 요가를 통합하는 것은 전반적인 웰빙에 깊은 영향을 미칠 수 있습니다. 신뢰할 만한 공급처에서 얻은 고품질 에센셜 오일을 사용하면 라벤더와 프랑킨센스의 치료적 이점을 극대화할 수 있죠. 다양한 향과 블렌드를 실험해 보면서 자신과 공명하는 조합을 찾아 신체, 정신, 영혼을 키우는 개인 맞춤형 수련법을 만들어 보세요.

단, 공개 수업에서 아로마 요가를 할 때는 타인의 선호도를 존중하는 차원에서 강한 향은 피하는 것이 좋습니다. 하지만 자신만의 공간에서라면 마음껏 아로마 요가의 세계를 탐색할 자유가 있습니다.

라벤더와 프랑킨센스의 조화로운 흐름을 아로마 요가 수련에 계속 탐구하다 보면 그 효과가 요가 매트를 넘어 일상생활로 스며드는 것을 발견하게 될 겁니다. 이 에센셜 오일들의 진정과 접

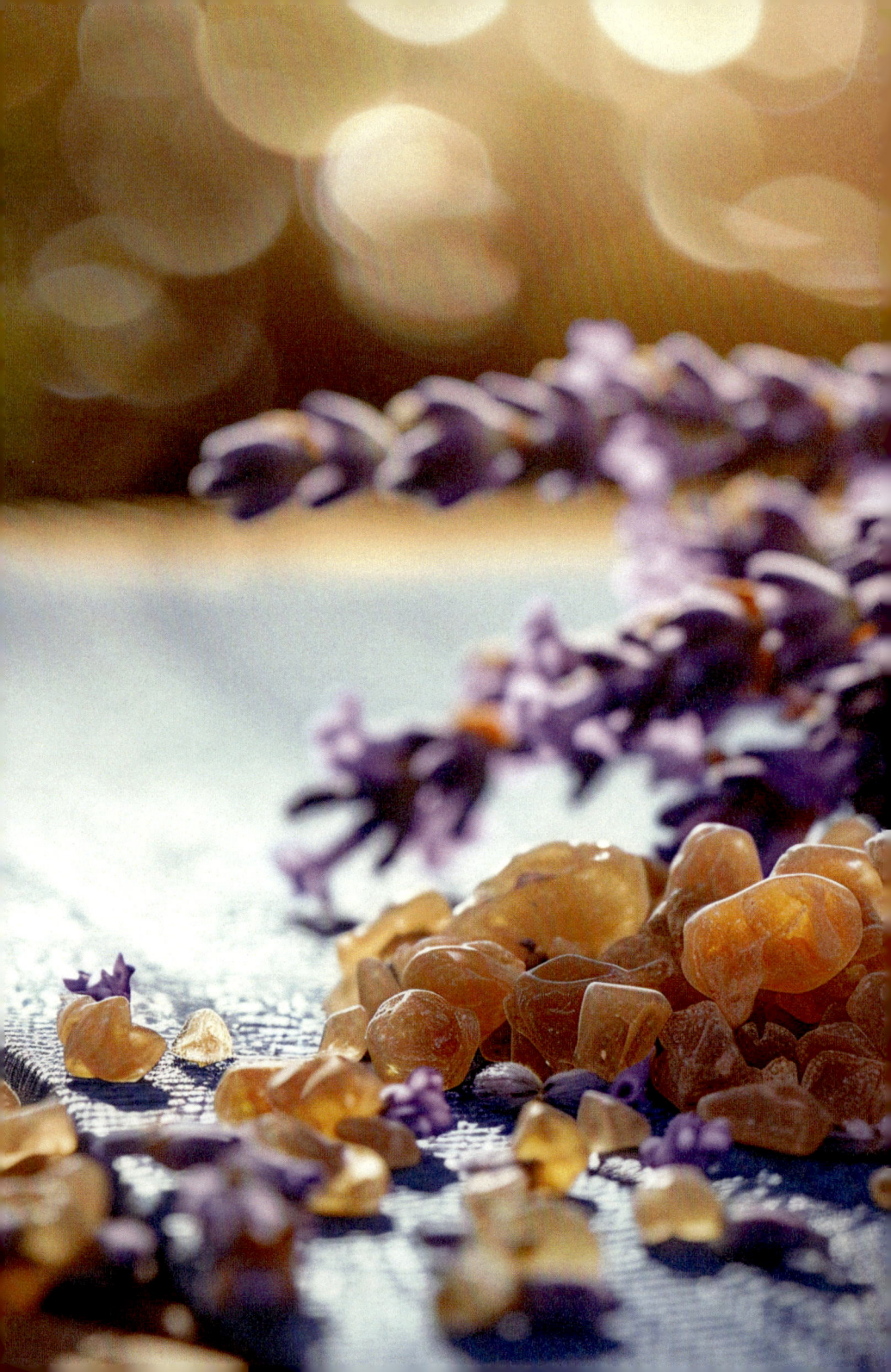

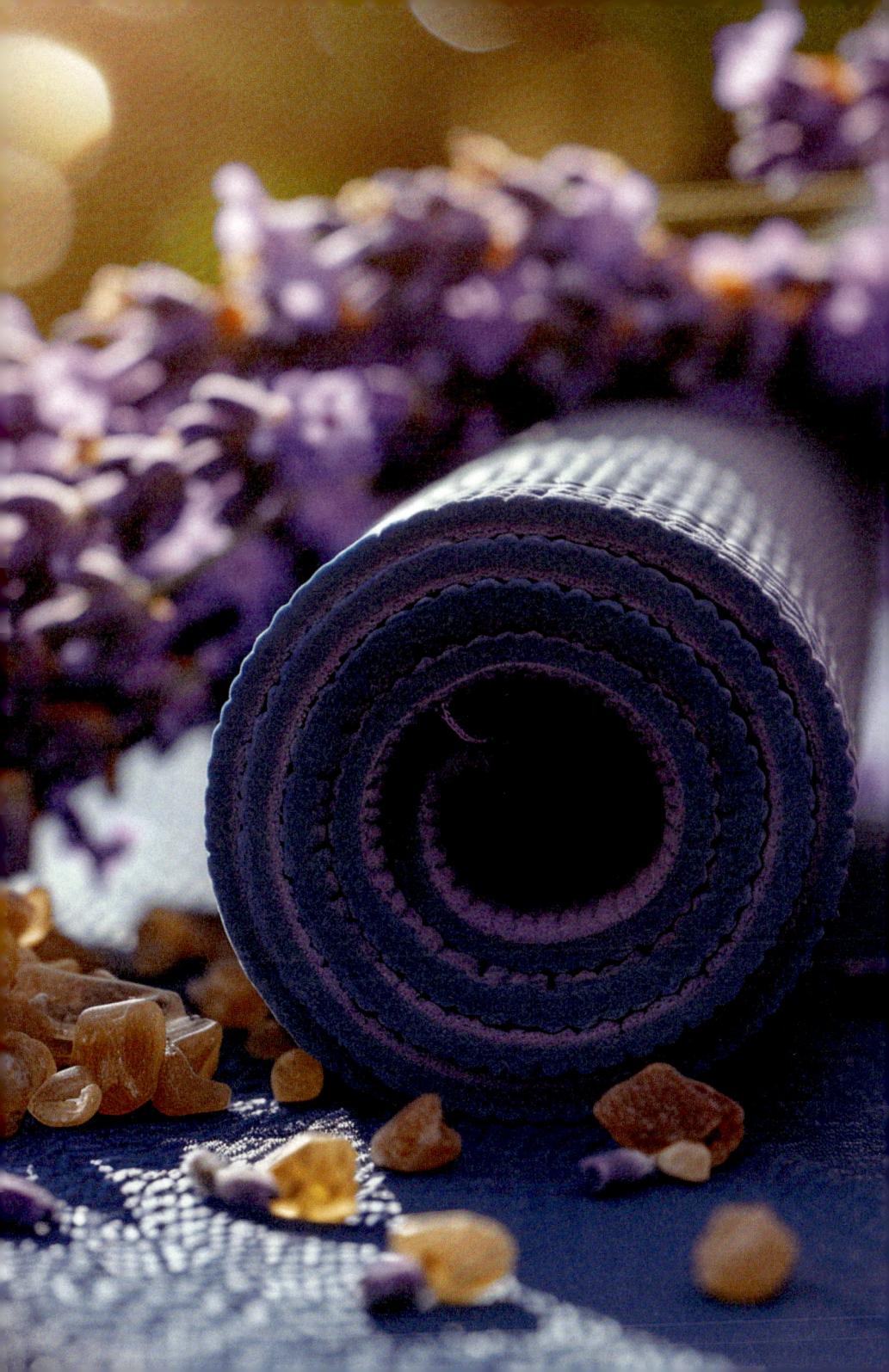

지 효과가 현대 세계의 도전과 스트레스를 좀 더 수월하고 회복 탄력적으로 헤쳐 나갈 수 있게 도와줄 테니까요. 요가와 아로마테라피의 시너지를 통해 내적 평화와 균형감을 기르면, 고양된 자각, 자기 발견, 전인적 웰빙의 세계로 문을 열게 됩니다.

그러니 다음에 요가 매트 위에 설 때, 라벤더와 프랑킨센스의 부드러운 향이 호흡과 움직임의 조화로운 춤사위로 이끄는 깨어남의 여정으로 안내하도록 하세요. 아로마 요가의 힘을 받아들이고, 깊이 있는 마음챙김의 호흡 하나하나에 내재된 변화의 잠재력을 발견해보세요. 수련이 깊어질수록 마음챙김의 자연스러운 습관이 일상의 중요한 부분이 되어 더 큰 균형, 평화, 자기 발견의 길을 지지해줄 겁니다.

차분해지고 선명해지는 일랑일랑 명상

일랑일랑의 달콤한 꽃향기가 온몸을 감싸는 순간, 우리는 고요함과 명료함으로 가득찬 명상의 세계로 초대받습니다. 코 끝에 스치는 그 부드럽고 관능적인 향기를 따라 숨을 들이마시면, 일상의 스트레스와 걱정이 녹아내리고 평온함이 찾아옵니다. 카낭가 오도라타 나무의 섬세한 꽃으로부터 추출된 일랑일랑 에센셜 오일은 우리 몸과 마음 안에 잠들어 있던 고요함과 통찰력을 일깨워줍니다.

일랑일랑은 다재다능한 오일로, 내면의 평화를 찾는 여정에서 소중한 동반자가 되어줍니다. 그 진정 효과는 불안감을 완화시키고 긴장을 풀어주어 깊은 이완 상태로 이끕니다. 숙면을 돕고 전반적인 기분을 향상시키죠. 뿐만 아니라 면역력 증진, 혈액순환 개선, 피부와 모발 건강에도 도움을 줍니다.

명상을 시작할 때 일랑일랑 오일은 우리의 의식을 내면으로 부드럽게 안내합니다. 우선 조용하고 편안한 환경을 조성하세요. 맥박 부위에 오일을 몇 방울 떨어뜨리거나 공기 중에 확산시켜 그 향이 주위를 가득 채우게 합니다.

눈을 감고 호흡에 집중하세요. 호흡은 우리를 현재에 머물게 하는 닻과도 같습니다. 일랑일랑의 달콤한 꽃 향기를 가득 담아 숨을 깊게 들이마신 뒤 잠시 멈추었다가 천천히 내쉽니다. 이 리드미컬한 호흡을 반복하면서 향기가 온몸에 퍼져 깊은 이완과 해방감을 선사하는 모습을 상상하세요.

마음의 작은 아이를 떠올려보세요. 과거의 경험과 감정을 붙잡고 있는 내면의 어린 자신을 일랑일랑의 위로하는 향으로 부드럽게 감싸주는 겁니다. 속으로 자신을 향한 사랑과 수용의 말을 반복하며, 내 안에 존재하는 가치와 아름다움을 인정하세요.

명상이 깊어질수록 마음속 이미지와 신체적 이완의 무한한 가능성을 탐험할 수 있습니다. 고요한 해변이나 울창한 숲속으로 의식을 옮겨 일랑일랑의 향이 자연의 요소들과 어우러지는 평화로운 안식처를 만들어 보세요. 몸의 구석구석에 의식을 기울이면서 긴장을 풀고 오일의 진정 효과가 세포 하나하나에 스며들게 합니다.

일랑일랑을 일상에 통합하는 것은 명상 수련의 자연스러운 연장선상에 있습니다. 스킨케어 루틴에 이 오일을 더해 자기 관리와 영양 공급의 일상적 의식을 만들어보세요. 생활 공간에 일랑일랑을 확산시켜 평온하고 감정적으로 안정된 분위기를 조성하고, 취침 전 루틴에 활용해 더 깊고 회복력 있는 잠을 도모할 수 있습니다. 또한 천연 향수로 사용하면 내 기분을 끌어올리고 주변 사람들의 마음을 사로잡을 수 있죠.

모든 에센셜 오일과 마찬가지로 일랑일랑도 주의 깊고 경건한 마음으로 대할 필요가 있습니다. 피부에 바르기 전에는 반드시 패치 테스트를 하고, 기저 질환이 있다면 의료진과 상담하세요. 마음챙김의 자세로 일랑일랑을 우리 삶에 통합할 때, 우리는 고양된 자각, 감정적 조화, 내면과의 깊은 연결로 가는 문을 열게 됩니다.

아로마테라피와 마음챙김의 시너지를 통해 일랑일랑은 개인의 성장과 변화를 위한 강력한 촉매제가 됩니다. 이 향기로운 안내자와 함께 나아가는 길에서 우리는 자신의 본질에 대한 깊은 이해를 키워갑니다. 이 귀한 오일이 유래한 꽃처럼 우리 내면의 빛을 온전히 받아들이게 되는 것이죠. 숨을 쉴 때마다, 명상을 할 때마다, 마음챙김의 순간마다 우리는 자신의 핵심에 더 가까이 다가가 내재된 치유와 통찰, 내적 평화의 무한한 잠재력을 발견하게 됩니다.

일랑일랑의 부드러운 향기의 포옹 속에서 마음이 고요해지고 마음이 열리며 영혼이 위안을 얻습니다. 이것이 바로 마음챙김의 정수입니다. 자연의 지혜와 우리 자신의 존재감으로 인도되는 자기 발견의 과정인 것입니다. 앞으로 나아갈 길에 일랑일랑이 변

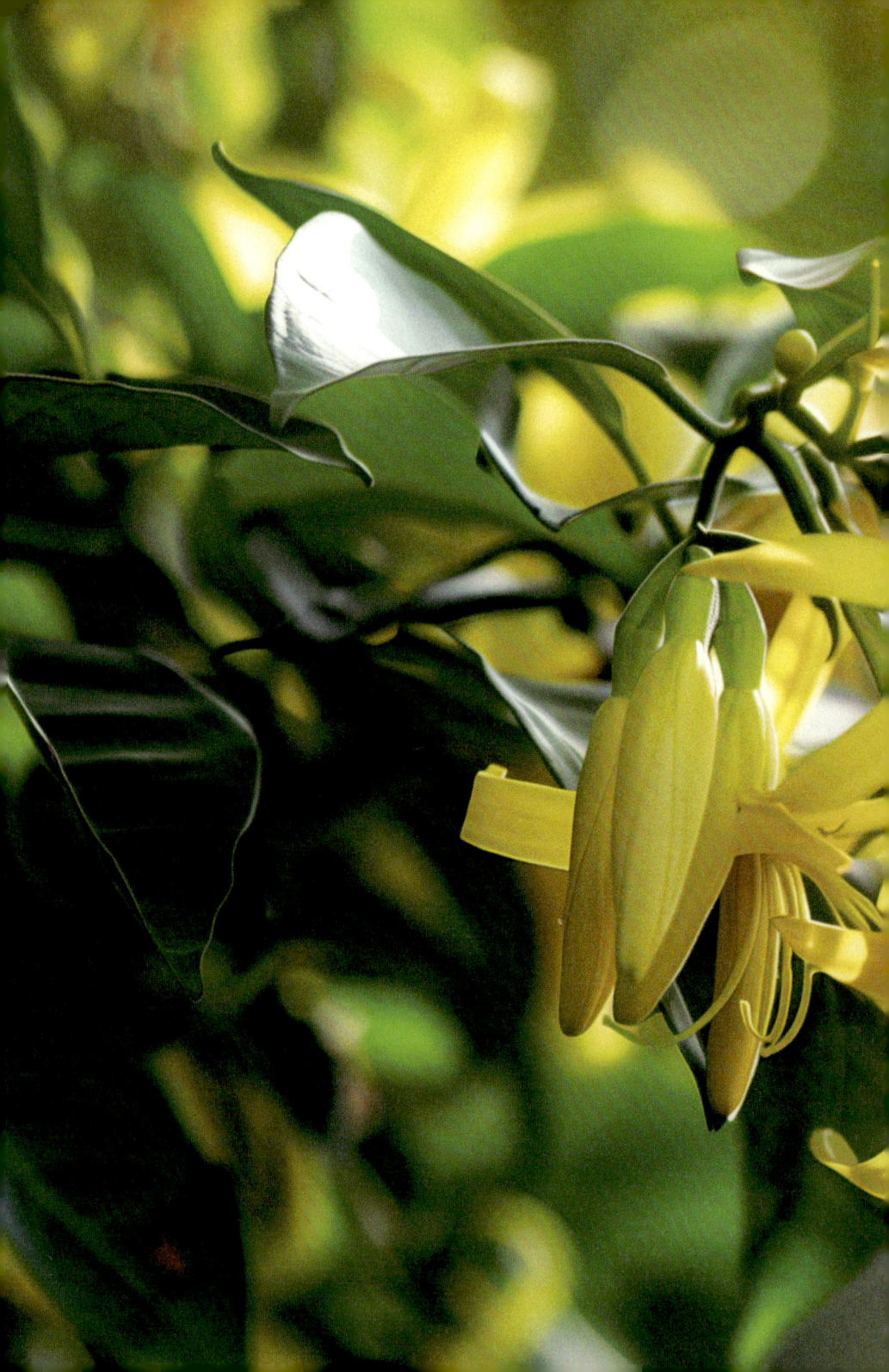

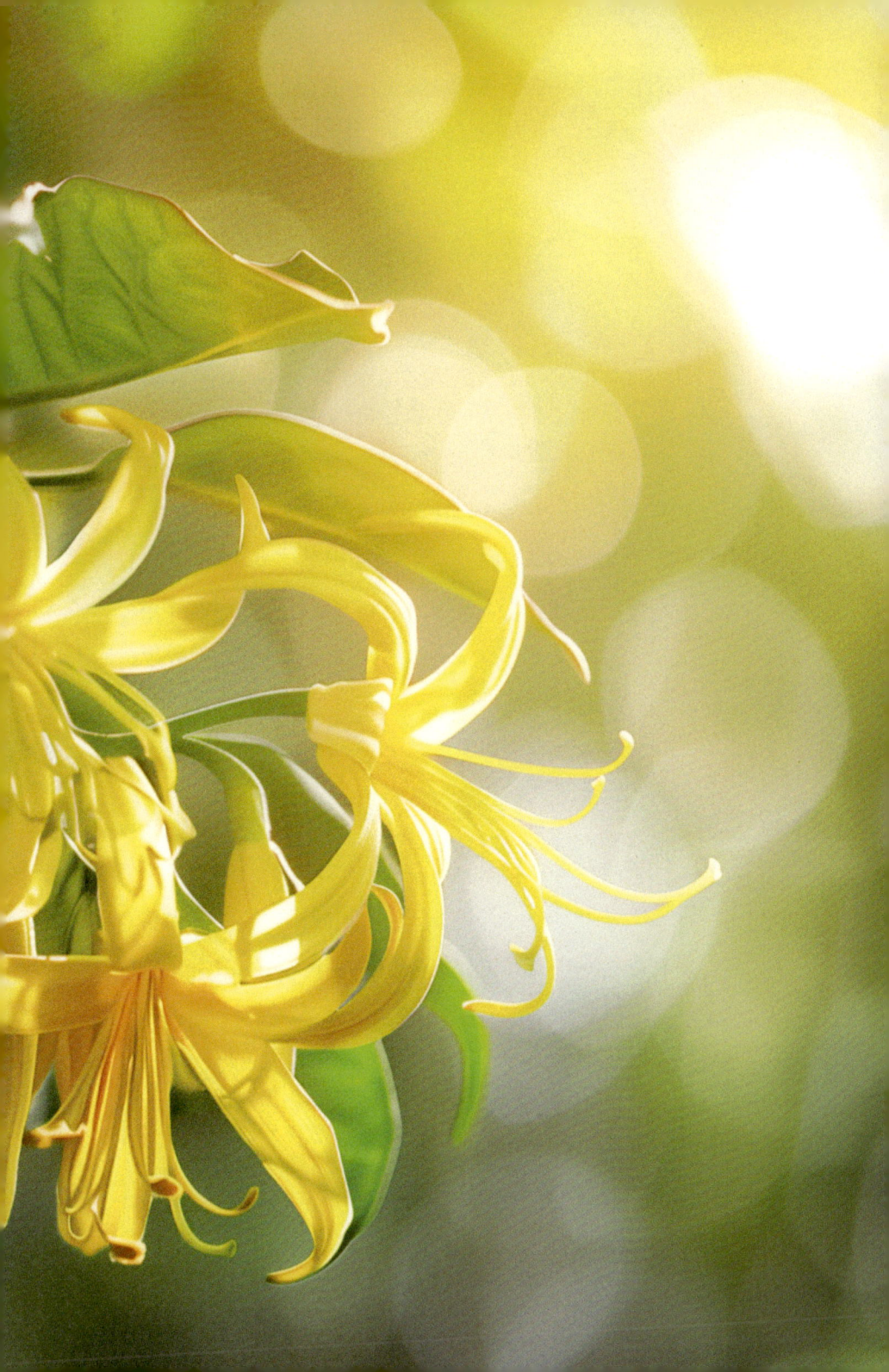

함없는 동반자가 되어주기를. 깊이 숨 쉬고, 온전히 살아가며, 매 순간 펼쳐지는 아름다움을 받아들이라고 일깨워주는 존재로 말이죠.

옴의 울림에 담아내는 우디한 평온

 백단향의 은은한 향기가 공간을 가득 채웁니다. 요가 매트 위에 앉으면, 부드러운 아로마가 우리를 감싸 안아주며 호흡을 이끌고 지금 이 순간에 우리의 존재를 단단히 붙잡아 줍니다. 백단향과 요가의 시너지는 강력한 조합으로, 이 신성한 나무의 접지하는 본질을 활용하여 요가가 제공하는 마음챙김의 움직임과 깊은 이완을 강화합니다.

 백단향은 수세기 동안 동양의 전통에서 존경받아 왔으며, 풍부하고 우디한 향기를 지니고 있어 영혼과 공명합니다. 그 진정시키고 활력을 주는 특성은 요가 수련에 이상적인 동반자가 되어주며, 마음을 조용히 하고, 몸의 긴장을 완화하며, 깊은 평온함을 촉진합니다. 따뜻하고 살짝 달콤한 향기를 들이마시면, 근육이 이완되고, 생각이 느려지며, 정신이 더 높은 자각의 감각과 연결되는 것을 느낄 수 있습니다.

요가의 마음챙김 동작과 백단향의 접지하는 향기가 어우러져 자기 발견과 내면 탐구를 위한 신성한 공간을 만들어 냅니다. 매 호흡은 자신의 몸과의 연결을 깊게 하고, 쌓인 감정을 해소하며, 균형과 조화의 감각을 기르는 기회가 됩니다. 자세를 취하면서 백단향의 에센스가 움직임과 어우러져 춤을 추는 듯 하며, 집중력, 명료함, 내적 힘을 높여줍니다.

백단향과 요가의 시너지를 온전히 받아들이기 위해서는 이 귀중한 오일을 수련에 다양한 방식으로 접목하는 것이 좋습니다. 요가 공간에 백단 에센셜 오일을 디퓨징하면 고요함과 평화의 분위기가 조성되어 현재의 순간에 더 쉽게 몰입할 수 있습니다. 맥박이 뛰는 부위나 관자놀이에 오일을 몇 방울 바르면 진정과 접지 효과를 더욱 높여 스트레스를 해소하고 내적 균형을 찾는 데 도움이 됩니다.

요가 수련에서 백단향의 이점을 활용하는 또 다른 강력한 방법은 말라mala 비즈를 사용하는 것입니다. 이 신성한 비즈는 흔히 백단으로 만들어지며, 명상과 만트라 반복을 위한 도구 역할을 합니다. 신성한 옴Om 만트라를 암송할 때, 목소리의 진동이 백단 비즈의 에너지와 공명하여 수련의 영적이고 변혁적인 효과를 증폭시킵니다.

옴 만트라는 요가와 마음챙김의 기반이 되는 것으로, 신과 연결되고 내적 평화를 증진하는 데 심오한 의미를 지닙니다. 세 개의 소리 나는 부분(아-우-음)과 하나의 무음 부분으로 구성된 옴은 강력한 진동 주파수를 만들어 내며 우리의 존재 전체에 울림을 줍니다. 옴을 암송하면 진동이 마음에 집중력을 주고, 미주신경을 자극하며, 부교감신경을 활성화시켜 몸의 깊은 이완과 염증 감소를 촉진합니다.

옴의 본질을 온전히 구현하고 그 효과를 극대화하려면 올바른 발음을 익히고 규칙적인 수련을 하는 것이 필수적입니다. 매일 같은 시간에 백단 말라 비즈를 사용하여 옴을 암송하는 것은 자신의 내면과 신성과의 일관되고 깊이 있는 연결을 만드는 데 도움이 됩니다. 평화로운 의도, 차분한 정신 상태, 영양가 있는 식단으로 특징지어지는 사트바 sattvic 생활 방식을 택하면 수련의 변혁적 효과를 더욱 높일 수 있습니다.

개인별 백단 요가 루틴을 만드는 것은 몸과 마음, 영혼을 기르는 힘이 되는 방법입니다. 명확한 의도를 설정하고, 균형 잡힌 자세의 순서를 고안하며, 디퓨징, 국소 도포, 향을 피움으로써 백단을 접목하면 자기 발견과 성장을 위한 신성한 공간을 만들 수 있습니다. 부드러운 준비 운동으로 시작하여 강화와 이완 자세를 혼합하여 흐르듯 취하고, 명상과 시각화에 시간을 할애하며, 마무리는 진정시키는 정리 운동과 이완으로 끝내는 것을 기억하세요.

마음챙김과 아로마의 행복으로 가는 이 길에서 여러분의 몸이 지닌 지혜와 백단향의 인도를 믿으세요. 매 호흡이 내적 힘을 상기시키고, 매 움직임이 독특한 여정을 축복하며, 매 순간이 내면의 신성과 연결될 기회가 되기를 바랍니다. 일관된 수련과 열린 마음으로 백단향과 요가의 변혁적 힘을 발견하여 삶에서 균형, 조화, 더 깊은 목적의식을 찾을 수 있습니다.

백단향의 접지하는 아로마와 옴의 신성한 진동이 자기 발견의 이 길에서 여러분을 인도하여, 최고의 잠재력을 수용하고 마음챙김의 매 호흡으로 내적 빛을 발산할 수 있기를 바랍니다. 나마스테.

활기찬 로즈마리 운동으로 기분전환

자연처럼 가벼운 숨, 습관처럼 익숙한 마음챙김, 로즈마리의 상쾌한 향기가 공기 중에 퍼지며, 당신을 자아 발견이라는 변화의 여행으로 인도합니다. 깊게 들이마시는 순간, 생기 넘치는 아로마가 감각을 일깨우고 영혼 속 호기심의 불씨를 지핍니다. 이것이 바로 로즈마리 에센셜 오일의 힘입니다. 기분을 고양시키고, 집중력을 높이며, 새로운 자아를 향해 안내하는 자연의 묘약이죠.

로즈마리 에센셜 오일은 로즈마리 식물의 향기로운 잎에서 추출되며, 다양한 이점으로 오랫동안 사랑받아 왔습니다. 에너지를 북돋우고 상쾌함을 선사하는 특성 덕분에 활력을 되찾는 마음챙김 수련에 이상적인 동반자가 됩니다. 연구에 따르면 로즈마리의 자극적인 향은 정신적 선명도를 높이고, 각성을 촉진하며, 기억력과 집중력 향상에 도움을 준다고 합니다. 이 강력한 오일을 마음챙김 수련에 활용한다면 감각을 생동감 있게 일깨우고 한층 고양된 자각 상태를 만들어낼 수 있습니다.

인지 능력 향상을 넘어, 로즈마리 에센셜 오일은 신체적으로도 다양한 장점을 지녔습니다. 정화하고 씻어내는 특성 덕분에 자연 청소와 공기 정화에 탁월한 선택지가 되죠. 깊은 호흡과 이완을 북돋우는 상쾌한 분위기를 조성해 줍니다. 희석해서 국소 도포할 경우, 편안한 느낌을 선사하고 근육 불편감을 완화하며 통증을 누그러뜨립니다. 건강해 보이는 모발을 촉진하고 두피 건강을 지원하는 것으로도 알려져 있어, 다재다능한 셀프 케어 도구로 제격입니다.

로즈마리 에센셜 오일의 힘을 온전히 활용하기 위해 우리는 역동적 마음챙김 동작을 소개합니다. 로즈마리 향과 완벽하게 어우러지는 부드럽고도 자극적인 신체 운동 시리즈죠. 이 동작들은 정신적 선명함, 집중력, 활력 넘치는 생동감을 촉진하도록 설계되어 모든 연령대와 신체 능력의 사람들이 접근 가능합니다. 로즈마리와 연관된 인지 능력 향상, 예를 들면 두뇌 안정성 개선이나 알파파 뇌파 활성 증가 등을 마음챙김 동작의 신체적 이점과 결합함으로써 전인적 건강 증진을 경험할 수 있습니다.

역동적 마음챙김 동작을 하면서 로즈마리 향기가 당신을 감싸 안도록 내버려 두세요. 자기 발견과 개인적 성장이라는 변화의 여정을 안내할 테니까요. 부드러운 스트레칭과 유연한 움직임 하나하나가 내면의 자아와 연결되는 기회가 됩니다. 긴장을 풀고 새로운 에너지를 받아들이는 시간이죠. 로즈마리 향은 마치 촉매제처럼 숨겨진 감정과 통찰을 끌어내어, 내면에 존재하는 생기 넘치고 진정한 자신을 발견하는 데 도움을 줍니다.

이 향기로운 자기 발견의 여정을 시작하려면 먼저 마음챙김을 위한 무대를 만드세요. 방해받지 않고 자신의 생각에 몰입할 수 있는 평온한 공간을 찾습니다. 로즈마리 에센셜 오일을 띄운 양초를 켜고, 그 부드럽고 위로가 되는 빛이 고요한 분위기를 만들어내도록 합니다. 일렁이는 불꽃이 춤을 출 때, 그 온기와 빛이 내면 세계를 밝혀줄 거예요.

그 다음엔 역동적 마음챙김 동작을 시작하세요. 각 자세를 의도와 우아함을 담아 부드럽게 흐르듯 움직입니다. 호흡에 집중하여 움직임의 리듬에 맞추도록 하죠. 깊게 들이쉬며 로즈마리의 생기 넘치는 향을 폐 가득 채우고, 천천히 내쉬면서 긴장이나 부정적 감정을 내보냅니다. 마음챙김 호흡 하나하나에 맞춰, 더욱 깊은 이완과 자각의 상태로 빠져드는 걸 느낄 수 있을 거예요.

수련하면서 때때로 멈춰 서서 자신의 생각과 감정을 되짚어보세요. 로즈마리 향에 푹 젖어들면서 어떤 감정이 떠오르나요? 마

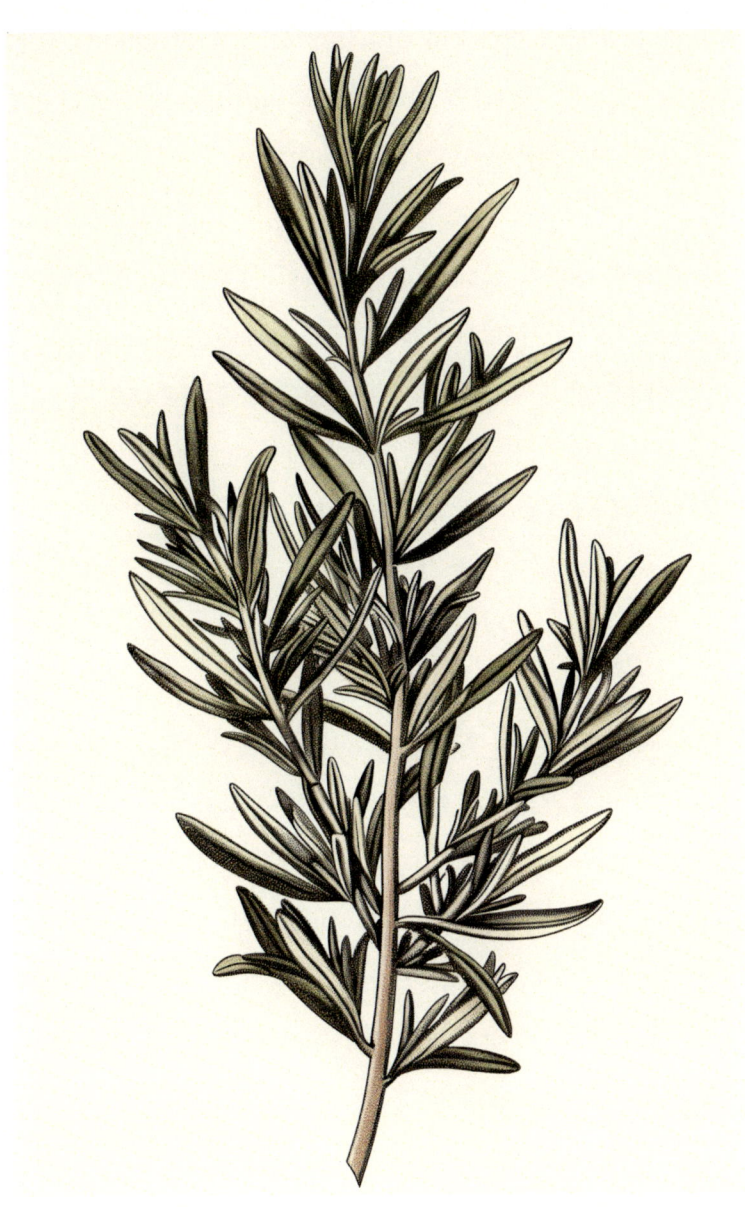

음의 깊은 곳을 탐색할수록 어떤 통찰이 빛을 발하나요? 매 순간 모든 것을 있는 그대로 받아들이며, 열린 마음과 호기심으로 자기 발견의 여정을 끌어안으세요.

이 변화의 수련을 삶에 진정으로 통합하려면 일상의 한 부분으로 만드는 것이 중요해요. 매일 정해진 시간을 내어 로즈마리 향을 안내자 삼아 역동적 마음챙김 동작을 실천하세요. 꾸준히 내면 세계를 탐구하다 보면, 열정, 가치관, 우선순위에 대한 더 깊은 이해에 다다를 수 있습니다. 수련을 거듭할수록 새로운 자아를 품에 안는 데 한걸음 더 가까워질 거예요. 활기차고, 진실되며, 거침없이 당신다운 모습으로 말이죠.

로즈마리 향을 입힌 양초가 발하는 부드럽고 위안을 주는 빛 속에서, 자아 발견으로 가는 길에 든든한 동반자를 만나게 될 것입니다. 로즈마리 아로마테라피와 마음챙김 동작 수련의 조합이 길이 되어, 더 깊은 목적의식, 자각, 성취감으로 인도할 테니까요. 내면 세계를 탐구하고 진정한 자아를 펼쳐낼수록, 세상 속으로 쏟아부을 준비가 된 잠재력의 샘이 내부에 존재함을 발견할 수 있습니다.

그러니 자아 발견의 기술을 받아들이고 생기 넘치는 로즈마리 향이 길잡이가 되어주길 바랍니다. 양초가 내뿜는 온기가 여러분의 길을 밝혀주고, 역동적 마음챙김 동작의 변화의 힘을 신뢰하세요. 내면의 세계는 탐험되고, 이해되며, 축복받기를 기다리고 있습니다. 호기심을 잃지 말고, 열린 마음을 유지하며, 자아 발견의 향기로운 여정을 시작할 때 자신에게 진실하길 바랍니다. 새롭게 태어난 여러분은 숨 한 번 떨어진 곳에 있으니까요.

식탁 위 작은 행복 레시피

레몬의 상큼한 향기가 식탁 위에 퍼집니다. 노란색의 생기 넘치는 모습은 음식 풍경 속에서 기쁨의 등대가 되어주죠. 흔히 장식이나 풍미 증진제로만 여겨지는 이 작은 레몬이 식사뿐 아니라 우리의 마음가짐까지 변화시킬 수 있는 힘을 품고 있습니다. 레몬의 상쾌한 향을 따라 마음챙김 식사를 실천하며, 보다 현재에 집중하고 감사하는 식사 경험으로 나아가 봅시다.

마음챙김 식사 환경을 조성하는 데에는 레몬의 은은하지만 인상 깊은 존재감이 한몫합니다. 이 감귤류 과일의 상쾌한 향은 분위기를 즉각적으로 고양시키고, 평온함과 선명함을 불러일으키죠. 이러한 효과를 활용하기 위해 식탁 중앙에 레몬 장식을 도입해보는 건 어떨까요? 신선한 레몬을 그릇에 담든, 감귤 모형을 올리브 가지와 어우러지게 배치하든, 아니면 레몬 향이 나는 캔들을 은은하게 놓든 선택의 폭은 다양합니다. 이 요소들은 시각적, 후각적 단서가 되어 우리에게 잠시 멈추고, 숨을 고르고, 지금 이 순간에 충실할 것을 상기시켜 줍니다.

식사를 앞두고 앉았다면 레몬 에센스 명상에 잠깐 빠져보는 것도 좋겠습니다. 레몬 조각을 손에 들고 질감과 무게에 주의를 기울여 보세요. 레몬을 코 가까이 가져가 깊게 들이마시면서 상큼한 향이 감각을 가득 채우게 합니다. 이 향이 몸과 마음에 어떤 영향을 주는지 알아차려 보세요. 어쩌면 신선함, 선명함, 혹은 그리움까지 불러일으킬 수 있습니다. 음식에 약간의 레몬즙을 뿌리고 한 입 베어 물면, 혀 위에서 춤추는 풍미의 폭발을 음미할 수 있죠. 레몬 향이 식사 경험을 어떻게 향상시키는지, 그리고 눈앞의 식사에 대한 감사함을 어떻게 키워주는지 생각해봅시다.

레몬을 곁들인 마음챙김 식사는 음식의 감각적 측면에 대한 자각을 높여줍니다. 시간을 들여 접시 위의 생동감 넘치는 색채를 시각적으로 음미하고, 레몬이 더해주는 밝은 색조를 주목해

보세요. 감귤 향을 들이마시면 식욕이 자극되고 미뢰가 깨어나는 것을 관찰할 수 있습니다. 레몬의 결이 있는 표면을 손가락으로 훑으며 살짝 울퉁불퉁한 껍질과 차가운 과육을 느껴보세요. 한 입 베어 물 때마다 다른 맛들과 어우러지며 조화로운 풍미의 교향곡을 연주하는 레몬 즙의 새콤함을 음미합니다.

마음챙김 식사 습관을 더욱 강화하기 위해 레몬을 활용한 마음챙김 훈련을 도입해보는 것은 어떨까요? 건포도 명상의 고전을 각색해 건포도와 함께 레몬 조각을 사용하고, 각각의 독특한 질감, 향, 맛을 탐구해봅니다. 레몬 향에 초점을 맞추며 천천히 깊게 호흡하는 레몬 가이드 호흡을 해보세요. 식사를 시작하기 전 마음과 몸을 안정시키는 데 도움이 될 겁니다. 이러한 훈련은 현재 순간에 주의를 고정하고, 음식 및 자기 자신을 돌보는 행위와 더 깊이 연결되는 강력한 도구가 됩니다.

식탁을 넘어, 레몬의 다재다능함은 우리가 사용하는 재료에 대한 감사를 북돋우는 간단하면서도 마음챙김이 가득한 레시피로 이어집니다. 레몬 조각을 꿀에 우려내 팬케이크, 요거트, 차의 풍미를 한층 끌어올리는 향긋한 스프레드를 만들어보세요. 레몬 제스트와 즙의 밝은 노트를 마늘, 올리브유, 파르메산 치즈와 결합해 만족스럽고 정신이 맑아지는 상큼한 레몬 파스타 요리를 선보일 수도 있죠. 레몬 커스터드로 실험을 해 상큼한 감귤과 바닐라의 부드러움, 그리고 식물성 우유의 크리미함이 어우러진 비건 간식을 만들어봅니다. 물론 레몬 생강차의 단순한 기쁨도 잊지 맙시다. 이는 수분을 공급할 뿐 아니라 피부 건강과 면역 기능도 촉진하는 상쾌한 묘약이랍니다.

당신의 안내자로 레몬을 삼아 마음챙김 식사의 여정을 시작할 때, 호기심과 감사함을 품고 매 끼니에 접근하는 것을 기억하세요. 음식을 준비하는 데 들어간 노력과 정성을 되새겨 보는 시간을 가져보세요. 레몬 나무를 가꾸고, 과일을 수확하고, 이 작은 태양 조각을 당신의 식탁에 올리는 데 한 몫 한 이들에게 감사를 전합니다. 식사의 소소한 즐거움을 받아들이고, 한 입 한 입을 음미하며 레몬의 향이 감각을 일깨우고 현재에 발 딛게 해주는 것을 느껴보세요.

쉴 새 없이 돌아가는 세상에서 레몬과 함께하는 마음챙김 식사는 속도를 늦추고, 음식과 더 깊이 교감하며, 일상의 작은 순간에서 기쁨을 발견하라는 부드러운 알림이 됩니다. 식사 경험에 레몬의 상쾌한 향과 맛을 더함으로써 우리는 삶에 가벼움, 선명함, 감사함을 불어넣을 수 있습니다. 그러니 다음에 식사를 즐길 때, 작지만 위대한 레몬을 당신의 안내자로 삼아보세요. 감각적 탐구와 마음챙김이 가득한 감사, 식탁에서 새롭게 다가오는 현존감으로 우리를 이끌 것입니다.

아침에 한 숟가락 마음챙김 습관

아침의 상쾌함을 깨우는 오렌지의 향기와 함께, 하루를 시작하는 한 스푼의 마음챙김 습관, 창밖으로 스며드는 따스한 아침 햇살이 방 안을 은은하게 비춥니다. 잠에서 깨어나는 순간, 달콤하고 상큼한 오렌지 에센셜 오일의 향기가 공기 중에 퍼져 활력과 목적의식을 가지고 새로운 하루를 맞이하도록 우리를 초대합니다.

마음챙김과 아로마테라피는 오랫동안 몸과 마음, 그리고 영혼을 치유하는 힘으로 사랑받아 왔습니다. 아침 일과에 오렌지 에센셜 오일의 기분 좋은 힘을 더함으로써, 우리는 깊은 존재감과 감사함을 키우고 긍정적인 마음가짐으로 앞으로 다가올 하루를 맞이할 준비를 할 수 있습니다.

태양이 입 맞춘 오렌지 껍질에서 추출한 오렌지 에센스는 자연이 선사한 진정한 경이로움입니다. 오렌지 에센셜 오일의 주요 성분인 리모넨은 뛰어난 기분 향상과 스트레스 감소 효과가 있는 것으로 알려져 있습니다. 우리가 오렌지 에센셜 오일의 신선한 향을 들이마시면, 즉각적으로 정신이 맑아지고 인지 기능이 향상되며 전반적인 웰빙 상태가 좋아지는 것을 느낄 수 있습니다.

오렌지 에센셜 오일의 활력을 주는 잠재력을 활용하는 가장 효과적인 방법 중 하나는 디퓨저를 통한 확산입니다. 디퓨저를 사용하여 오일을 공기 중에 퍼뜨리면, 상쾌하고 자극적인 분위기를 조성하여 하루를 긍정적으로 시작할 수 있는 분위기를 만들 수 있습니다. 작은 오일 입자들이 방안에 스며들면서 우리의 기분을 높이고, 집중력을 높이며, 동기부여와 열정을 불어넣어 줍니다.

보다 직접적이고 개인화된 경험을 위해서는 오렌지 에센셜 오일을 희석하여 손목이나 관자놀이 같은 맥박이 뛰는 곳에 발라보는 것도 좋습니다. 피부의 온기가 오일의 향을 은은하게 발산시켜 필요할 때마다 즉각적인 기분 전환을 제공합니다. 이런 간단하지만 강력한 자기 관리의 행위는 우리가 더욱 안정되고 중심을 잡으며 앞으로 다가올 도전에 맞설 준비를 하는 데 도움을 줄 수 있습니다.

오렌지 에센셜 오일을 아침 일과에 도입하는 또 다른 기분 좋은 방법은 샤워할 때 몇 방울을 떨어뜨리는 것입니다. 따뜻한 물줄기가 우리 몸을 감싸는 동안, 수증기가 상큼한 오렌지 향을 운반하여 신선함의 베일로 우리를 감쌉니다. 이러한 다감각적 경험은 우리의 감각을 일깨우고, 활력감을 주며, 두 팔 벌려 하루를 맞이할 준비를 하게 합니다.

오렌지 에센셜 오일의 진정한 마법은 아침 마음챙김 수련을 향상시키는 능력에 있습니다. 명상을 하거나 깊은 호흡 운동을 할 때 기분 좋은 향에 주의를 집중하면, 더 큰 존재감과 자각을 키울 수 있습니다. 오렌지 향은 부드러운 닻이 되어, 우리가 어떤 생각이나 걱정도 놓아버리고 현재에 완전히 몰입할 수 있도록 도와줍니다.

오렌지 에센셜 오일의 달콤하고 상큼한 향을 들이마시면서, 감사할 일들을 생각해 보세요. 아마도 피부에 느껴지는 햇살의 온기, 가족의 사랑, 또는 무한한 가능성으로 가득 찬 새로운 하루

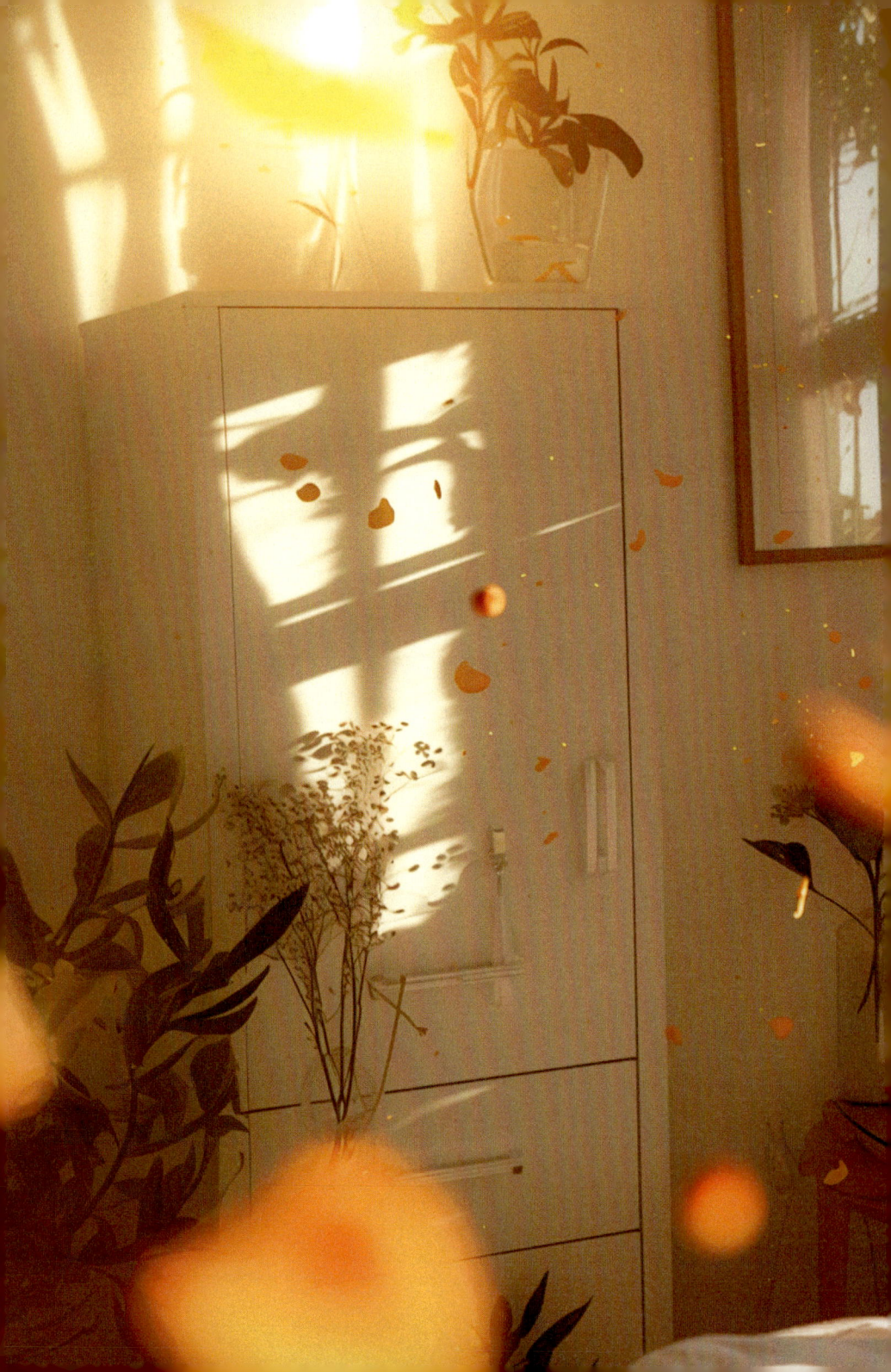

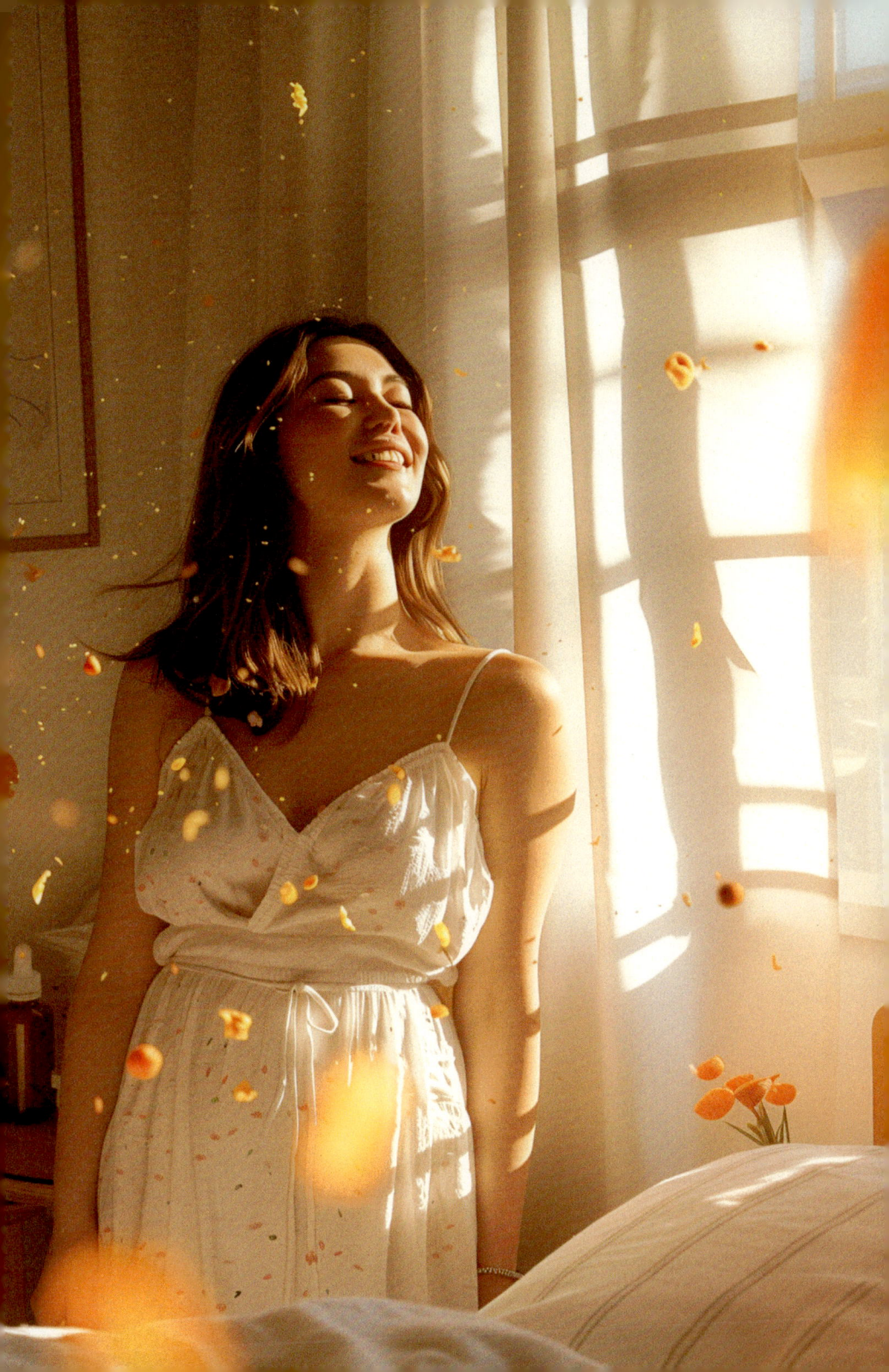

의 단순한 기쁨일 수도 있겠죠. 긍정적인 의도를 세우고 감사하는 마음을 키움으로써, 우리는 보다 충만하고 의미 있는 하루를 위한 토대를 마련합니다.

마음챙김과 아로마테라피의 조합은 개인의 성장과 변화를 위한 강력한 도구입니다. 오렌지 에센셜 오일을 아침 일과의 필수품으로 만들면, 그 고양시키는 특성을 이용하여 신체적, 정신적, 정서적 웰빙을 지원할 수 있습니다. 우리가 일상의 기복을 헤쳐 나갈 때, 편안하고 활기를 주는 오렌지 향은 현재에 머물고, 긍정적으로 생각하며, 활력과 목적의식을 가지고 매 순간을 맞이하라는 지속적인 알림이 될 것입니다.

그러므로 매일 아침 깊은 숨을 들이쉬고 신선한 오렌지 에센셜 오일의 향기로 감각을 가득 채우세요. 그 고양시키는 힘이 우리에게 가득 퍼지게 하고, 의심이나 걱정을 씻어내고 새로운 낙관과 기쁨으로 채우게 합시다. 매 번 마음챙김의 호흡과 함께 우리는 자신의 웰빙을 키울 뿐만 아니라 우리를 둘러싼 세상과 더 깊은 유대감도 기를 수 있습니다.

세상 밖으로 발걸음을 내딛을 때, 향과 정신 모두에서 오렌지의 정수를 간직하세요. 그 활기찬 향기가 존재감, 감사함, 그리고 삶에 대한 열정을 가지고 매 순간에 다가가라는 끊임없는 알림이 되게 하세요. 마음챙김의 힘과 오렌지 에센셜 오일의 기분 좋은 효능으로 무장한 우리는 하루가 가져다 줄 어떤 도전과 기회에도 한 호흡씩 맞설 준비가 되어 있습니다.

PART 6
가족과 함께하는
따뜻한 마음챙김 시간

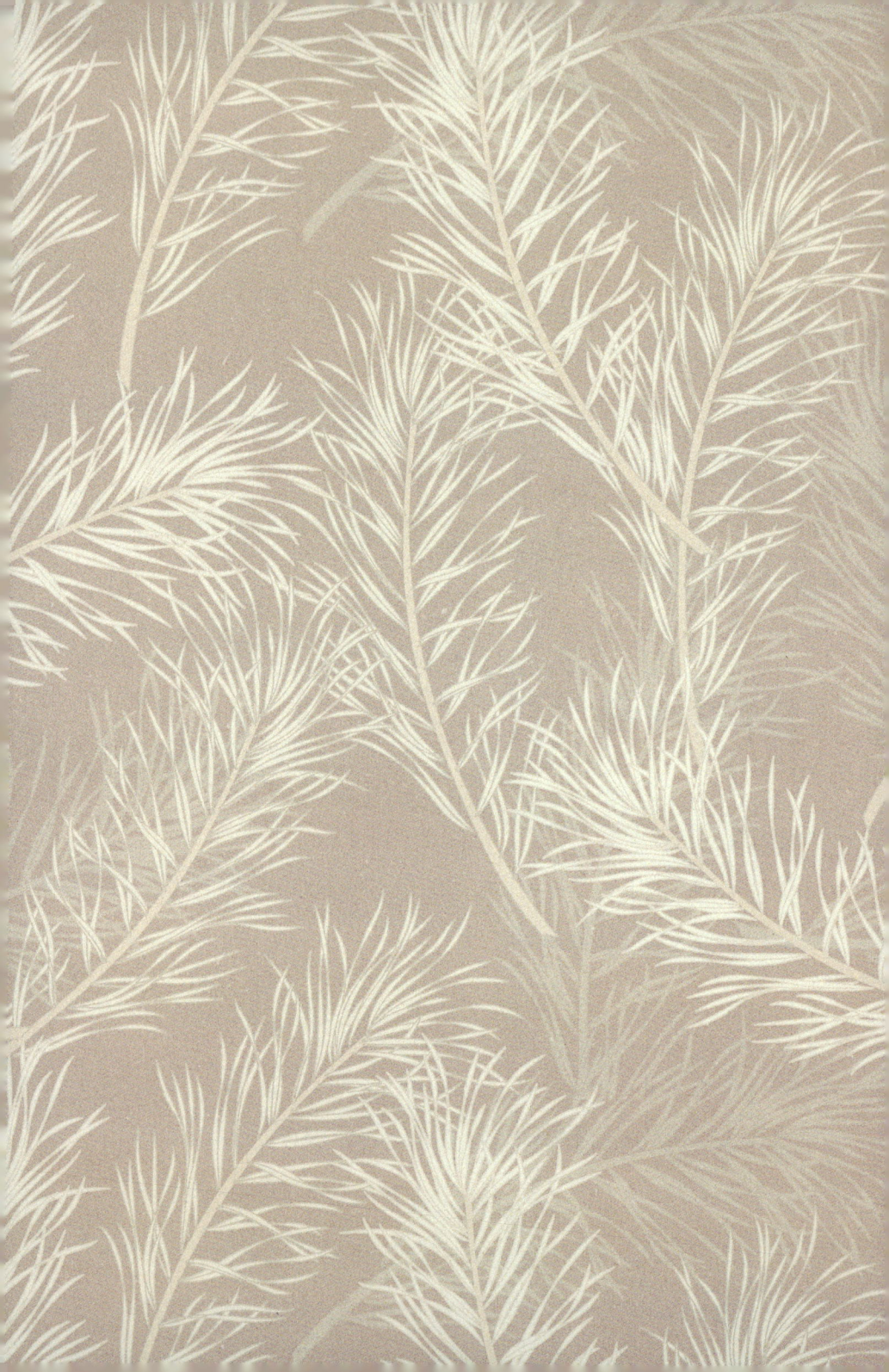

가족과 함께하는 따뜻한 마음챙김 시간

라벤더의 은은한 속삭임, 페퍼민트의 기분 좋은 향기, 캐모마일의 편안한 향기. 이것들은 단순히 기분 좋은 향기 그 이상입니다. 마음챙김을 기르고 가족 유대감을 깊게 만드는 강력한 도구이기도 하죠. 아로마테라피 전문가이자 마음챙김 실천가로서 저는 에센셜 오일을 일상에 도입했을 때의 변화를 직접 목격했습니다.

아이들에게 아로마테라피를 소개하는 가장 즐거운 방법 중 하나는 마음챙김 놀이 시간입니다. "에센셜 오일 맞추기" 게임은 후각을 기르는 동시에 각 향의 효능에 대해서도 가르쳐 줍니다. 라벤더와 탠저린 같은 진정 효과가 있는 에센셜 오일을 넣은 아로마테라피 플레이도우는 어린 마음에 평온함과 창의력을 제공하죠. 자연 속 감각 산책, 구름 감상, 향기로운 목욕은 아이들을 아로마 치유의 세계로 더욱 깊이 끌어들이면서 이완과 주변 세상에 대한 감사를 촉진합니다.

친밀한 유대감을 강화하고자 하는 커플에게 아로마 이완은 더 깊은 이해와 감정적 자각으로 가는 길을 열어줍니다. 향초, 잔잔한 음악, 고급스러운 티, 배스 블렌드로 홈 스파 데이를 만들면 스트레스가 녹아내리고 하나 됨을 느끼는 경험을 공유할 수 있습니다. 조용히 서로를 바라보는 명상과 정서적 친밀감에 초점을 맞춘 가이드 명상은 깊은 차원에서 연결될 기회를 제공하고, 함께하는 마음챙김으로 관계를 풍성하게 합니다.

향기로운 가족 의식은 세대를 아우르는 오래가는 추억과 전통을 만들어냅니다. 편안한 에센셜 오일과 평화로운 이야기가 어우러진 향기로운 취침 루틴은 숙면과 달콤한 꿈을 위한 무대를 마련해주죠. 에센셜 오일로 좋아하는 음식의 풍미와 향을 높이는 아로마 식사 시간은 평범한 식사를 소중한 함께함의 순간으로 바꿉니다. 특별한 날과 명절에 사용하는 고유의 가족 블렌드는 세월을 관통하는 공통의 실을 만들어내 소속감과 연속성을 강화합니다.

가족 게임 나이트, 야외 모험, 감사 연습에 에센셜 오일을 도입하면 각 활동에 기쁨과 의도의 층위가 더해집니다. 신나는 보드게임 중 유칼립투스의 활기찬 향기, 멋진 하이킹 길에서 레몬그라스의 상쾌한 냄새, 서로의 일상 속 감사함을 나누며 맡는 자몽의 기분 좋은 향. 이런 아로마 요소들은 평범한 순간을 특별한 경험으로 승화시키죠.

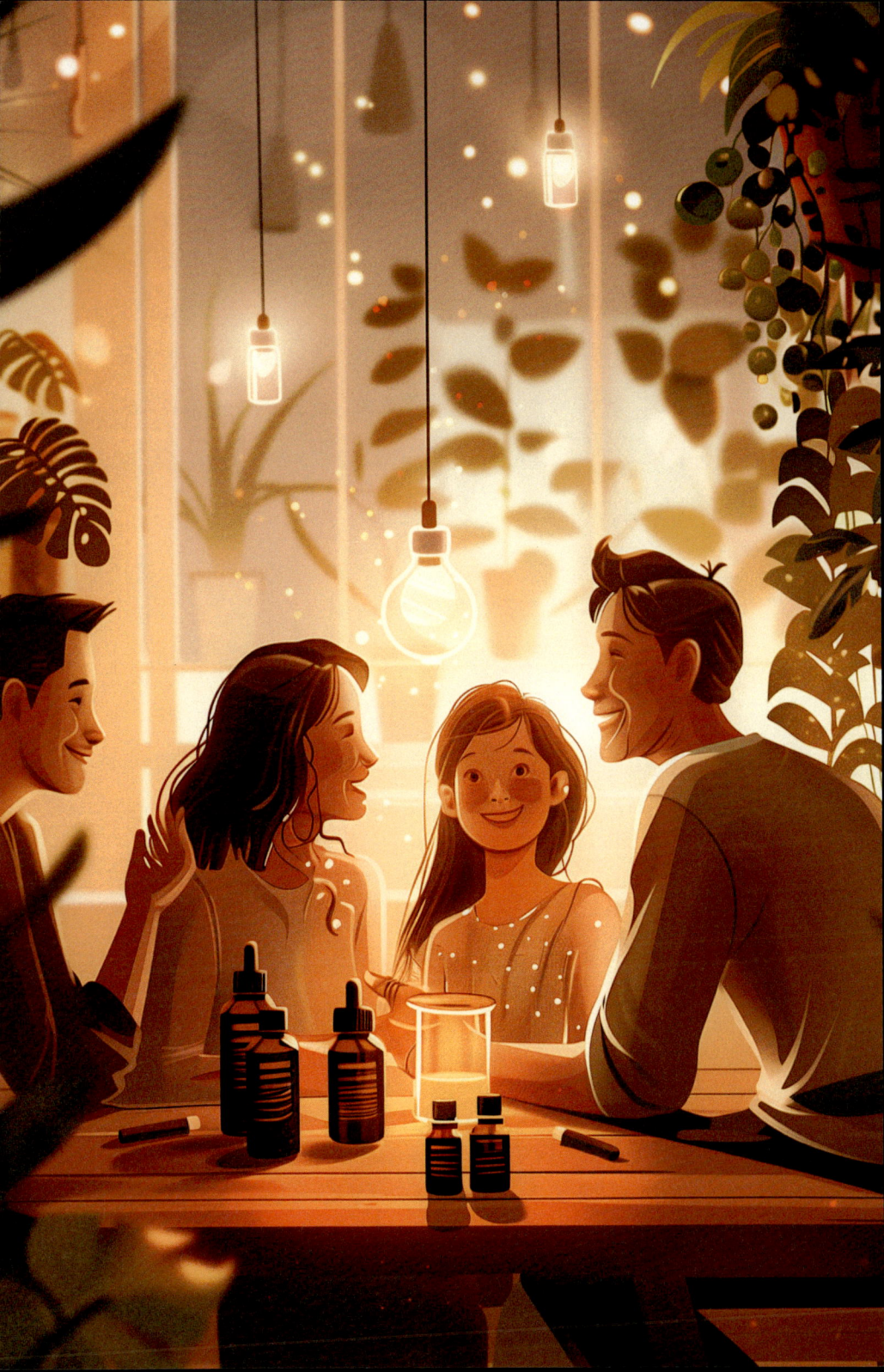

사랑하는 이들과 함께 아로마테라피와 마음챙김의 세계를 탐구하면서, 에센셜 오일 한 방울 한 방울에 치유와 연결, 성장의 잠재력이 담겨있음을 기억하시길 바랍니다. 집안 가득 자연의 향기를 채우고 가족을 마음챙김 실천으로 초대함으로써, 사랑과 이해, 평화가 꽃피는 성역을 만들 수 있습니다. 그러니 깊이 숨 쉬고, 향기가 당신을 감싸게 하며, 향과 존재감의 힘으로 가족의 정을 든든히 하는 기회를 놓치지 마세요.

우리 집 작은 마음챙김 스튜디오

　살며시 흩날리는 라벤더의 향기가 고요한 포옹을 건네며, 거실 안 개인의 마음챙김 성소로 발걸음을 이끕니다. 평온함의 요소들로 세심하게 꾸며진 이 구석은, 라벤더의 정수가 마음챙김의 실천과 어우러져 내면을 탐구하고 재충전하는 조화로운 안식처가 되어줍니다.

　이 매혹적인 휴식처를 만들기 위해, 먼저 거실에서 일상의 소란함과 거리가 있는 조용하고 평화로운 공간을 선택하는 것이 좋겠죠. 천연 방향제, 에센셜 오일 디퓨저, 섬세하게 배치된 드라이 라벤더를 활용해 공간에 편안한 향기를 불어넣어 보세요. 스트레스 완화와 이완을 돕기로 알려진 라벤더의 향은 부드러운 안내자가 되어, 마음챙김의 상태로 우리를 인도합니다.

이 고요한 구석에는 푹신한 쿠션 의자나 편안한 명상 스툴 같은 안락한 좌석을 마련해, 편안하고 안정된 자세로 앉을 수 있게 해줍니다. 부드럽고 따뜻한 조명이 은은한 빛을 발하며, 감각을 달래고 마음을 평온하게 만드는 분위기를 연출하죠. 장식은 최소한으로 하되 의도적으로 배치하고, 푸른 식물이나 고요한 물의 요소 등 자연의 요소를 도입해 평화롭고 대지에 뿌리내린 듯한 느낌을 더합니다.

라벤더 가득한 이 성소에 몸을 맡기면, 마음챙김의 실천이 자연스러운 동반자가 됩니다. 명상이나 요가 수련 중에 라벤더 에센셜 오일을 확산시키면 진정 효과가 배가 되어, 현재의 순간에 더욱 수월하게 몰입할 수 있게 되죠. 부드러운 향기는 감각적 닻이 되어, 마음이 방황하기 시작할 때마다 우리를 숨결로 다시 이끌어줍니다.

더 깊고 촉각적인 경험을 위해서는 진정시키는 마사지나 사치스러운 목욕 등, 라벤더를 피부에 직접 활용하는 것도 좋습니다.

라벤더의 땅에 뿌리 내리게 하는 특성과 어우러진 자기 돌봄의 행위는 몸과 마음 사이의 깊은 연결고리를 만들어, 온전함과 내적 조화의 상태를 이끌어 냅니다.

가중 마스크, 아이필로우 같은 라벤더 함유 액세서리를 활용하면 마음챙김 수련을 한층 더 높일 수 있습니다. 편안한 향기에 감싸이는 동시에 부드러운 압력을 느끼게 되죠. 이런 다감각적 접근은 이완을 심화시켜, 긴장을 풀고 현재의 순간에 온전히 몰입하게 도와줍니다.

이 신성한 공간에서 '라벤더 자기사랑 명상' 같은 가이드 명상은 변혁적 체험으로 다가옵니다. 눈을 감고 차분한 음성을 따라가노라면, 라벤더의 향기가 다정한 동반자가 되어 자기 발견과 자기 수용의 여정으로 안내하게 되죠. 라벤더의 진정 에너지가 스며든 긍정의 말들은 깊숙이 침투해, 자기사랑과 내적 평화의 깊은 감각을 키워냅니다.

이 마음챙김 구석에서 라벤더 가득한 명상의 실천은 소중한 의식이 됩니다. 편안한 자세를 취하고 몸의 긴장을 풀어주면서 의도적으로 깊은 숨을 들이쉬어 보세요. 맥박 부위에 바르거나 직접 들이마신 라벤더의 향기는 달래주는 묘약이 되어, 평온함의 상태가 우리를 감싸게 합니다.

현재의 순간에 발을 딛고 서서, 눈앞에 펼쳐진 황홀한 라벤더 들판을 마음에 그려보세요. 그 부드러운 보라빛 색조가 미풍에 일렁이는 모습을. 숨을 들이마실 때마다 진정시키는 향기가 폐부를 가득 메우고, 숨을 내쉴 때마다 스트레스와 걱정이 함께 빠져나가는 것을 상상해봅니다. 마음은 떠돌아다닐 수 있지만, 라벤더의 향기가 속삭임처럼 다가와 우리를 숨결로, 지금 이 순간으로 이끌어줍니다.

고요함의 이 공간에서 영혼에 울림을 주는 긍정의 말을 되뇌어 보세요. 라벤더의 정수가 배어든 이 말들이 마음을 어루만지는 유향이 되게 하며, 자기사랑과 수용을 키워나갑니다. 명상을 마무리할 때는 깊은 호흡을 몇 번 하고, 이 신성한 구석에서 가꾸어낸 평화와 조화의 느낌을 일상으로 가져가 보세요.

라벤더의 온화한 존재감으로 장식된 이 작은 마음챙김 스튜디오는 위안과 자기 발견의 성소가 됩니다. 마음이 풀어질 수 있고, 몸이 긴장을 놓을 수 있으며, 영혼이 자양분을 찾을 수 있는 공간인 것이죠. 날마다 이 구석으로 되돌아오면, 라벤더의 달래주는 향기와 함께하는 마음챙김의 실천이 자연스러운 습관이 되어, 어느새 우리 존재의 결로 녹아들게 될 겁니다. 거실의 이 고요한 구석에서 깊은 평화를 만나게 되는 거죠. 그것은 고요함이 늘 손에 닿는 곳에 있음을 상기시켜주는 부드러운 알림이며, 숨결처럼 가볍고 습관처럼 자연스러운 것입니다.

책상 앞에서 불어오는 레몬 바람

집중력이 필요한 순간, 책상 위로 레몬 향기가 불어옵니다. 상큼하고 청량한 레몬의 향기는 마치 봄날의 산들바람처럼 상쾌함을 선사하죠. 이 레몬 아로마테라피는 업무 공간에서 집중력을 책임지는 강력한 도구입니다.

레몬 에센셜 오일은 신선한 레몬 껍질에서 추출되어 집중력 향상과 정신적 명료함을 위해 오랫동안 사용되어 왔습니다. 이 오일의 상쾌하고 기분 좋은 향기는 정신적 피로를 씻어내고 집중력과 경계심을 높여줍니다. 연구에 따르면 레몬 에센셜 오일을 흡입하는 것만으로도 작업 기억 기능을 개선하여 더 쉽고 효율적으로 업무를 처리할 수 있다고 합니다.

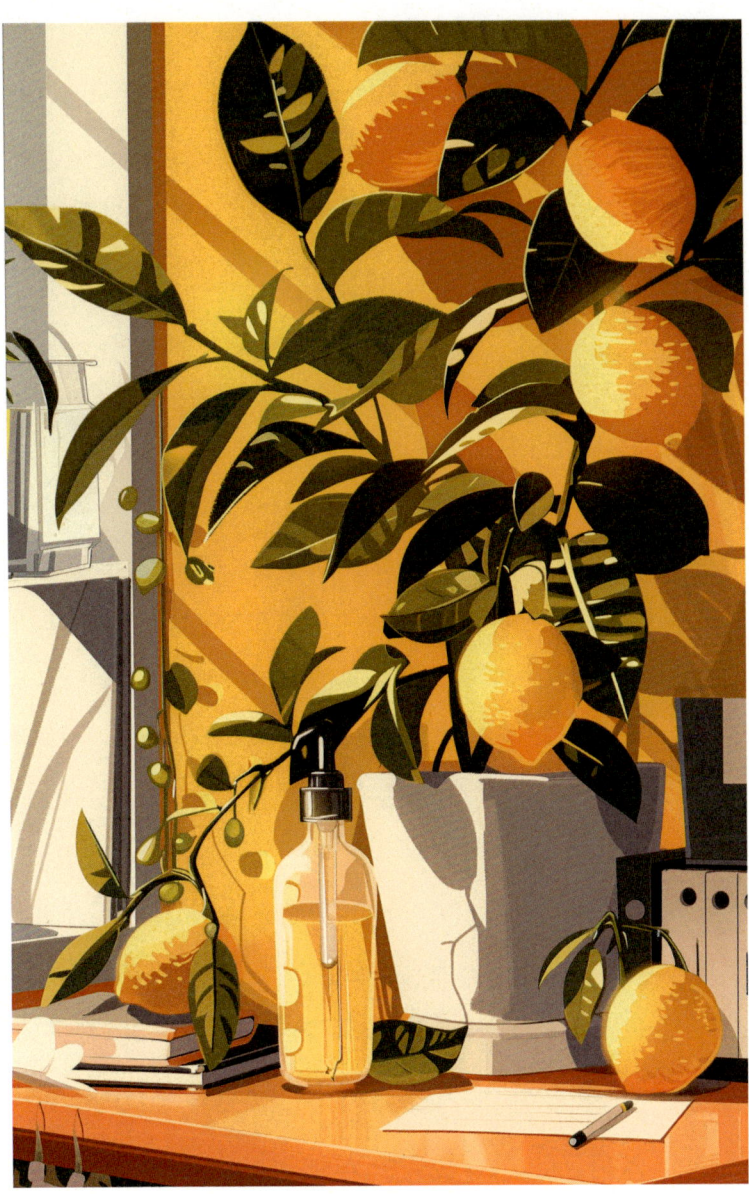

하지만 레몬 아로마테라피의 장점은 단순히 집중력 향상에 그치지 않습니다. 이 상큼한 향기는 스트레스와 불안감을 줄이는 놀라운 능력이 있는데, 이는 종종 직장에서의 생산성을 저해하는 요인이기도 합니다. 안정적인 분위기를 조성함으로써 레몬 에센셜 오일은 직원들이 하루의 도전 과제들을 더 침착하고 회복력 있게 헤쳐나갈 수 있도록 돕습니다.

레몬 아로마테라피의 잠재력을 최대한 활용하기 위해서는 의도와 관심을 가지고 향기로운 작업 공간을 설계하는 것이 중요합니다. 전략적으로 배치된 디퓨저는 상쾌한 향이 고르게 퍼질 수 있도록 해주며, 신중하게 선택된 에센셜 오일 블렌드는 각 직원의 고유한 선호도와 필요에 맞춰집니다. 라벤더, 카모마일, 일랑일랑은 스트레스 수준을 낮추고 평온함을 촉진하기로 잘 알려진 인기 있는 선택지 중 하나입니다.

물론 안전과 환기는 모든 아로마 작업 공간에서 최우선적으로 고려해야 할 사항입니다. 에센셜 오일을 적절히 희석하고 직원들의 정기적인 피드백을 받는 것은 모두에게 쾌적하고 건강한 환경을 유지하는 데 도움이 됩니다. 공간을 점유하는 사람들의 안녕을 우선시함으로써 우리는 진정으로 돌봄이 있고 생산적인 분위기를 만들어낼 수 있습니다.

하지만 아로마테라피는 퍼즐의 한 조각에 불과합니다. 레몬의 활기찬 특성의 이점을 진정으로 극대화하기 위해서는 마음챙김 있는 업무 습관을 기르는 것이 필수적입니다. 이는 분명한 의도를 설정하고, 목적 의식을 가지고 업무에 접근하며, 현재에 머무르는 것을 의미합니다. 감각을 활용하고 레몬의 밝고 상큼한 향기에 주목함으로써 직원들은 자신의 업무와 더 깊은 연결을 형성하여 전반적인 경험을 향상시킬 수 있습니다.

마음챙김은 또한 판단하지 않는 사고방식을 채택하고 부정적인 생각과 기대를 내려놓는 것을 포함합니다. 레몬의 진정 효과는 업무에 대해 판단 없이 접근하는 것을 더 쉽게 만들어 내적 평화와 조화를 촉진합니다. 레몬 에센셜 오일을 확산시키거나 일할 수 있는 기회에 감사를 표현하는 등의 작은 의식을 수립함으로써 직원들은 일상적인 업무를 마음챙김 있는 실천으로 변화시킬 수 있습니다.

이 레몬 향기로운 사무실에서 일하는 직원들을 지켜보며, 나는 자부심과 성취감을 느끼지 않을 수 없었습니다. 그들은 전에 없던 현존감과 집중력으로 업무를 해냈고, 얼굴에는 레몬 아로마테라피가 가져다준 평온함과 명료함이 반영되어 있었습니다. 이는 자연 치유의 힘에 대한 증거이자, 가장 단순한 도구조차도 우리의 안녕에 심오한 영향을 미칠 수 있다는 사실을 상기시켜 주었습니다.

결국 레몬 아로마테라피의 잠재력을 최대한 발휘하는 열쇠는 향기, 마음챙김, 의도의 완벽한 조화에 있습니다. 몸과 마음 모두를 돌보는 환경을 조성함으로써 우리는 생산성뿐만 아니라 깊은 만족감을 느끼는 인력을 양성할 수 있습니다. 그리고 레몬 향기가 사무실을 계속해서 휘감으며 불어올 때, 나는 이것이 직장에서의 더 큰 조화와 안녕을 향한 여정의 시작일 뿐이라는 것을 알았습니다.

고요와 향기가 흐르는 사색의 방

우리의 바쁜 삶 속 어딘가, 스트레스와 혼돈이 지배하는 곳에 숨겨진 오아시스가 있습니다. 고요함과 향이 어우러져 영혼의 성소를 만드는 그런 공간이죠. 이 신성한 공간은 마음챙김과 유향의 신비로운 향이 빚어낸 시너지에서 탄생해, 우리를 내면으로의 변화의 길로 초대합니다.

방에 들어서는 순간, 우리는 즉시 프랑킨센스의 편안한 향기에 휩싸입니다. 고대부터 존경받아온 에센셜 오일로, 마음을 진정시키고 영혼을 고양하는 것으로 알려져 있죠. 은은한 조명과 차분한 색조는 마음을 편안하게 만드는 분위기를 연출해, 하루의 짐을 내려놓고 현재에 머무르게 합니다.

이 공간을 마음챙김의 성소로 변모시키려면, 먼저 남아있을 부정적 에너지를 정화해야 합니다. 프랑킨센스 에센셜 오일을 디퓨징하거나 정화 스프레이에 사용하면 공기를 깨끗이 하고, 긍정적인 기운이 자유롭게 흐를 수 있게 돕습니다. 이 정화의 행위는 앞으로 다가올 변화의 작업을 위한 무대를 마련하는 셈이죠.

공간이 정화되면, 프랑킨센스의 힘을 마음챙김 수련에 활용할 수 있습니다. 명상이나 고요한 성찰의 순간에 프랑킨센스를 디퓨징하면, 내면 탐색에 도움 되는 분위기가 조성됩니다. 땅을 내려다보게 하는 향을 들이마시면, 생각이 자연스레 중심을 잡고 깊은 평화와 명료함의 경지로 이끌립니다.

프랑킨센스는 일기 쓰기와 긍정의 말 연습에도 적합합니다. 향을 맡으며 펜을 들면, 정신적 선명함과 자기인식을 높이는 프랑킨센스의 효과를 활용할 수 있죠. 종이 위로 흘러내리는 글귀는 더 깊은 공명을 지니게 되고, 프랑킨센스는 우리의 생각을 최상의 의도에 부합하도록 돕습니다.

명상과 일기 쓰기 외에도 프랑킨센스는 에너지 정화를 위한 강력한 도구로 쓰입니다. 마음챙김 성소에 프랑킨센스를 뿌리거나 정기적으로 디퓨징하면, 부정적인 영향이 없는 공간을 유지할 수 있어 개인의 성장과 자기 발견을 위한 안식처가 됩니다.

마음챙김 성소의 경험을 한층 더 높이려면, 안락함과 휴식을 주는 물리적 요소에도 신경 써야 합니다. 푹신한 의자, 부드러운 직물, 차분한 음악이나 자연의 소리 같은 편안한 요소를 더하면 머무르며 자신의 내면을 탐색하고 싶게 만드는 초대하는 분위기가 연출됩니다.

시각적 영감 또한 마음챙김의 환경을 조성하는 데 중요한 역할을 합니다. 고무적인 명언, 평온한 예술작품, 자연에서 영감을 얻은 그림 등을 걸어두면 현재에 머물며 내적 지혜와 연결되라는 부드러운 알림이 됩니다. 이런 시각적 단서는 닻이 되어, 생각이 방황하기 시작할 때마다 마음챙김의 상태로 되돌아오게 이끌어 줍니다.

성소를 유지하는 것은 만드는 것만큼이나 중요합니다. 프랑킨센스에센셜 오일로 정기적인 정화는 그 공간이 에너지적으로 순수하고 내적 작업에 도움 되게 합니다. 매주 시간을 내어 방을 정리하고 체계화하는 것은 그곳이 신성한 안식처라는 의미를 강화하죠. 스트레스를 벗어던지고 진정한 자아와 재연결되는 장소란 뜻입니다.

프랑킨센스의 신비로운 향이 스며든 이 마음챙김의 성소를 가꾸면서, 우리는 깊은 변화에 마음을 열게 됩니다. 이 공간에 들어설 때마다, 우리 안에 내재된 평화와 통찰, 자기발견의 능력을 일깨우게 되죠. 마음챙김과 아로마테라피의 시너지 효과는 개인의 성장을 위한 강력한 촉매제가 되어, 내면 세계의 광활한 영역으로 우리를 초대합니다.

수많은 방향으로 우리를 잡아끄는 세상에서 마음챙김과 자기성찰을 위해 마련된 공간은 삶의 버팀목이 됩니다. 프랑킨센스의 향으로 꾸며진 이 방은 멈추고, 숨 쉬고, 내면의 고요와 연결하라는 지속적인 알림이 되죠. 이곳은 스트레스와 불안, 자기의심의 층위를 벗어던지고, 새로워지고 중심을 잡으며, 삶의 충만함을 받아들일 준비를 하게 되는 성역입니다.

경건하고 열린 마음으로 이 신성한 공간에 들어섭시다. 프랑킨센스 향이 묻어난 공기를 들이마실 때마다, 우리는 진실된 자아에 한 걸음 더 다가서게 될 테니까요. 고요함과 향기가 흐르는 이 방에서 우리는 가장 깊은 진실을 마주할 용기를 얻고, 불완전함을 수용할 자비심을 배우며, 변화무쌍한 삶을 우아하고 회복력 있게 헤쳐나갈 지혜를 발견하게 됩니다.

마음챙김의 길을 계속 가면서, 이 성소로 되돌아옵시다. 프랑킨센스의 마법이 내면의 평화와 통찰, 완전함으로 우리를 더 가까이 인도하게 하면서요. 고요함과 자기성찰의 순간에 우리는 존재의 진정한 아름다움과 잠재력을 발견하고, 새로워지고, 영감을 받으며, 목적과 기쁨이 가득한 삶을 만들 준비를 하게 될 것입니다.

자연이 전하는 초록빛 마음챙김

맑은 공기를 깊게 들이마시며 고요한 숲속으로 발걸음을 옮기는 순간, 솔잎 향기가 폐부 깊숙이 스며듭니다. 고개를 들어 하늘을 향해 뻗은 상록수의 가지를 올려다보면 마음이 차분해지고, 떨어진 솔잎이 만든 푹신한 양탄자 위에 선 지금 이 순간에 온전히 존재하게 됩니다. 나지막이 들려오는 나뭇잎의 속삭임과 멀리서 울려 퍼지는 새들의 지저귐은 마음을 어루만지는 자장가가 되어주고, 우리를 현재에 깊이 몰입하도록 이끌어줍니다.

빠른 속도로 돌아가는 일상에서 자연과 멀어지는 것은 어쩌면 당연한 일인지도 모릅니다. 하지만 숲속에서의 시간은 마치 멈춘 듯 고요하기만 합니다. 이곳에서라면 과거에 얽매이거나 미래에 대한 걱정으로 분주했던 마음을 잠시 내려놓고, 지금 이 순간에 충실할 수 있습니다.

자연 속 명상은 깊은 자각과 연결의 감각을 키우는 특별한 기회를 선사합니다. 숲이라는 환경에 우리 자신을 온전히 맡기고 모든 감각을 열어젖히는 순간, 우리를 둘러싼 아름다움과 평온함을 진정으로 경험하게 됩니다. 나뭇가지 사이로 비치는 햇살, 손끝에 전해지는 거친 나무 껍질의 질감, 풍겨오는 솔잎의 흙내음까지. 이 모든 것이 우리를 현재라는 닻에 단단히 묶어둡니다.

숲속에서 마음챙김을 기르는 강력한 도구 중 하나가 바로 솔잎 향기 명상입니다. 예로부터 솔잎의 향은 심신을 안정시키고 중심을 잡아주는 것으로 알려져 왔기에 명상 수련에 적합한 대상이 됩니다. 나무 사이에 편안히 자리를 잡고 앉거나 서서 눈을 감아봅시다. 깊고 느린 호흡과 함께 신선한 숲 내음을 가득 들이마십니다.

코로 향기를 들이마실 때마다 솔잎 특유의 향에 온 정신을 집중하세요. 은은하게 감도는 달콤한 흙내음, 상쾌하고 깨끗한 느낌까지 향기가 주는 미묘한 뉘앙스를 놓치지 마세요. 숨을 내쉴 때마다 향기에 온전히 젖어들 수 있도록 해봅니다. 만약 마음이 어느 순간 딴 데로 떠나려 해도 조용히 호흡을 따라 향기로 되돌아오세요. 이것이 지금 이 순간을 붙드는 닻이 될 것입니다.

깊고 규칙적인 호흡을 이어가면서 솔향이 우리 몸과 마음에 어떤 영향을 주는지 살펴봅시다. 어느 순간 고요함이 밀려오고, 긴장했던 근육이 풀어지며, 머릿속이 맑아지는 걸 느낄 수 있을 거예요. 일상의 걱정과 스트레스는 서서히 옅어지고, 깊은 평화로움과 평온함이 그 자리를 채웁니다. 이런 자각의 상태에서 우리는 현재의 미묘한 감각과 경험에 더욱 민감해지고, 내면은 물론 주변 세계와 깊이 연결됩니다.

솔잎 향기 명상을 마음챙김 수련의 일부로 정기적으로 실천하는 것은 신체적, 정신적 건강에 많은 이점을 가져다줍니다. 자연 속에서 시간을 보내고 명상에 참여하는 것이 스트레스를 줄이고, 혈압을 낮추며, 전반적인 기분과 인지 기능을 개선한다는 연구 결과가 이를 뒷받침합니다. 솔잎 향기 명상을 일상의 한 부분으로 만든다면 내적 평화와 회복탄력성, 자연과의 유대감을 한층 더 높일 수 있습니다.

정규 명상 수련을 넘어서 일상에서도 솔잎의 치유력을 활용할 수 있는 방법은 다양합니다. 집이나 직장에 솔잎 에센셜 오일을 확산시켜 안정되고 편안한 분위기를 조성하는 것도 좋은 방법이죠. 따뜻한 물에 오일을 몇 방울 떨어뜨려 목욕을 하거나, 피부에 바르면서 그 향으로 몸과 마음을 달래 볼 수도 있습니다.

궁극적으로 솔잎 향기 명상의 핵심은 향 그 자체를 넘어섭니다. 바로 깨어 있는 존재로서 매 순간 온전히 살아 숨 쉬는 것에 관한 것이기 때문입니다. 숲이 주는 아름다움과 평온함에 우리 자신을 맡김으로써 만물의 상호 연결성과 자연의 지혜에 귀 기울이는 것의 중요성을 상기하게 됩니다.

마음챙김 수련의 길을 걸어가는 동안 숲은 언제나 그 자리에서 우리를 반겨줄 것입니다. 시간이 많든 적든 솔잎 향기 명상에 참여하는 것은 우리 안의 평화와 청명함, 연결감을 키우는 데 도움이 될 거예요. 깊이 숨을 내쉬며 솔잎 향기를 맡고, 자연이 주는 경이로움 속에 당신 자신을 온전히 맡겨 보세요.

종종 혼란스럽고 버거워 보이는 세상 속에서 솔잎 향을 들이마시는 단순한 행위조차 우리에게 강력한 메시지를 전해줍니다. 바로 속도를 늦추고, 현재를 살며, 우리 안의 타고난 지혜와 회복력에 다시 연결하라는 말이죠. 솔잎 향기 명상을 마음챙김 수련에 꾸준히 활용하다 보면 내적 평화와 청명함, 그리고 우리를 둘러싼 세계와의 연결감이 더욱 깊어질 것입니다. 우리도 주변의 늘 푸른 나무들처럼 삶의 풍파를 우아함과 강인함으로 헤쳐 나갈 수 있음을 기억하게 될 거예요.

그러니 다음에 숲을 찾았을 때는 잠시 멈춰 서서 깊이 호흡해

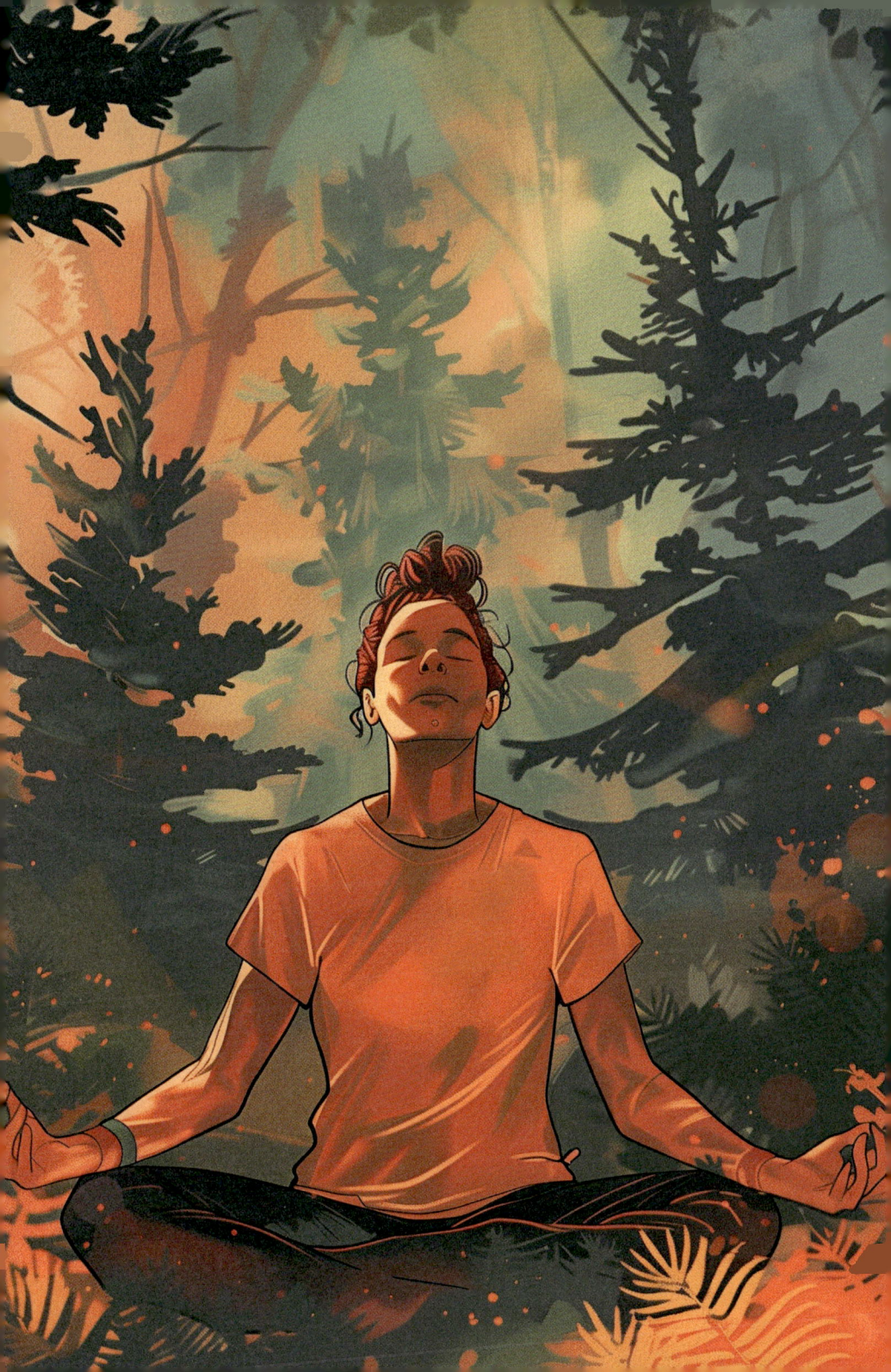

보세요. 솔잎 향으로 가득 찬 공기를 들이마시며 지금 이 순간에 발을 딛고, 주변의 아름다움과 평온함에 온 몸을 적십시다. 숨 쉴 때마다 우리는 한층 더 깊은 마음챙김과 회복탄력성, 그리고 자연과의 연결감을 키워나가고 있습니다.

온전한 위로와 치유의 시간

고요한 마음챙김 스파의 성역에 발을 들여놓는 순간, 평온의 물결이 당신을 감싸안으며 근심은 문 앞에 내려놓고 자아 발견과 깊은 휴식의 길로 초대합니다. 은은하고 나무 같은 샌달우드 향이 공기 중에 퍼져 그 진정시키는 향기로 당신을 따뜻하게 감싸안으며, 당신의 몸과 마음, 영혼을 살찌울 변화무쌍한 경험의 무대를 마련합니다.

고요한 복도를 거닐며 일상의 스트레스를 녹여내는 호화스러운 마음챙김 스파 휴양지에 이끌립니다. 스파비아 데이 스파 Spavia Day Spa는 편안한 마사지부터 활력을 주는 페이셜까지 마음챙김과 휴식을 증진시키는 풍성한 트리트먼트로 손짓합니다. 푹신한 가운, 편안한 샌들, 진정시키는 넥 필로우가 자기 관리 여행의 완벽한 동반자가 되어줍니다.

명상과 자연의 치유력을 결합한 가이드 산책인 숲속 명상forest bathing은 디지털 세계와 단절하고 자연의 세계와 다시 연결되어 깊은 이완과 정신적 명료함을 증진시킵니다. 티베트 씽잉볼에서 나오는 매혹적인 진동의 사운드 배스는 몸의 자연 리듬을 조화시켜 깊은 이완과 내적 평화를 유도합니다.

완전히 몰입적인 경험을 찾는 이들에게 플로트 탱크floatation tank는 무중력 상태와 정신적 고요함을 얻을 기회를 제공하고, 제3의 눈에 따뜻한 오일을 붓는 전통적인 시로다라Shirodhara 트리트먼트는 두발과 영혼 모두를 살찌웁니다. 가이드 명상과 싱잉볼을 접목한 마음챙김 명상 마사지는 몸과 마음의 균형을 조화시켜 내적 조화와 웰빙을 증진시킵니다.

마음챙김 스파에서 아로마테라피의 힘은 언제나 존재하며, 에센셜 오일은 마음에 집중하고 이완을 도모하기 위해 세심하게 선택됩니다. 토착 식물과 허브를 활용한 자연에서 영감 받은 트리트먼트는 자연 세계와의 깊은 연결을 키우는 한편, 전인적 스파 경험은 몸과 마음, 영혼을 살찌우는 포괄적인 접근법을 제공합니다. 마음챙김 뷰티 트리트먼트는 자기 성찰, 스트레스 감소, 자기 관리 의식의 중요성을 강조하여 외모와 정신적 웰빙 모두를 높입니다.

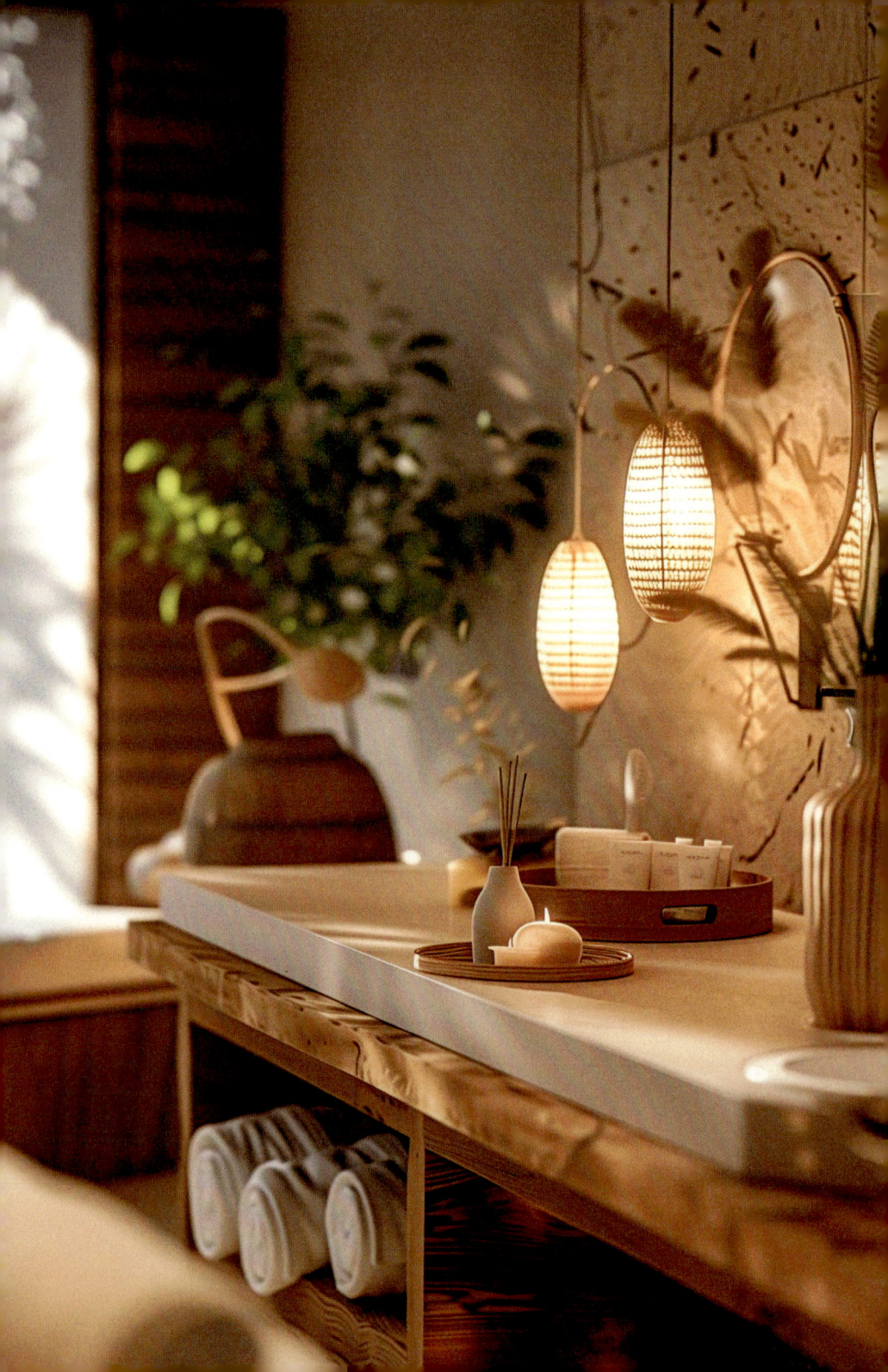

마음챙김 스파의 고요한 분위기에 푹 빠지면서 아로마테라피 전문가의 부드러운 지혜에 이끌려 내면의 자아와 다시 연결되기 시작합니다. 판단하지 않고 생각을 알아차리고 받아들이는 법, 연민과 이해로 그것들을 품는 법을 배웁니다. 현재 순간에 집중하고, 주의를 분산시키는 것들을 내려놓으며 호흡에 중심을 잡음으로써 깊은 마음챙김과 내적 평화를 키워나갑니다.

자기 연민이 마음챙김 여행의 중심 주제가 되어, 스스로에게 친절하게 말하고 부정적 자기 대화를 다정하고 격려하는 말로 대체하는 법을 배웁니다. 사랑하는 사람에게 주는 것과 같은 보살핌과 관심으로 자신을 대함으로써 내면에서부터 치유되기 시작하며, 깊은 자기 사랑과 수용을 키워냅니다.

마음챙김 훈련을 통해 현재에 발 딛고 서는 법, 불안을 유발하는 생각을 핵심 자아와 분리시켜 붙잡히지 않고 스쳐 지나가게 하는 법을 배웁니다. 샌달우드 가득한 공기는 깊이 숨 쉴 것을 상기시키는 지속적 알림이 되어 당신을 순간에 고정시키고 자기 탐구의 여정을 지지합니다.

마음챙김 스파에서의 시간이 저물며, 당신은 새로워지고 상쾌해지며 내면의 자아와 깊이 연결된 채 빠져나옵니다. 스파 전문가들의 노련한 안내로 교묘하게 엮어진 아로마테라피와 마음챙김의 변화무쌍한 힘이 영혼에 지울 수 없는 흔적을 남깁니다. 이 내적 평화와 명료함을 유지할 도구와 기술을 품에 안고, 샌달우드의 따뜻한 포옹과 함께하는 마음챙김 스파의 고요한 성역이 진정한 자아와 다시 연결되어야 할 때마다 언제든 당신을 반갑게 맞이할 것임을 알고 떠납니다.

랜선 타고 오는 아로마 마음챙김

디지털 시대, 화면이 우리 삶을 지배하는 이 시대에 아로마테라피와 마음챙김의 고대 지혜가 위안과 내적 평화를 찾는 이들에게 다가가는 새로운 방법을 찾고 있습니다. 한때 물리적 공간에 국한되었던 이 두 실천법의 시너지 효과는 이제 유형의 세계를 넘어, 향기와 기술의 힘을 통해 이완과 자기 발견의 독특한 길을 제시합니다.

보다 몰입적이고 개인화된 경험을 원하는 이들을 위해, 가이드가 진행하는 온라인 아로마 명상은 깊은 이완과 내적 탐구로 가는 관문을 제공합니다. 에센셜 오일의 진정 향기가 스며든 젠 힐만Jen Hilman의 이완을 위한 가이드 명상은 참가자들이 긴장을 풀고, 호흡에 집중하며, 현재 순간의 평온한 포옹에 몸을 맡기도록 초대합니다. NYC 아로마티카NYC Aromatica의 아로마 명상: 조율Aromatic Meditation: Attunement은 감각적 접근법을 취하며, 개인이 후각을 사용하고 아로마 식물의 힘을 이용할 수 있도록 안내하면서 블로터 스트립과 면봉을 사용해 다차원적 경험을 만들어 냅니다. 센서리 스터디즈 Sensory Studies의 향기 명상Meditations on Scent은 에센셜 오일을 실천의 중심에 두고, 참가자들이 편안하게 앉아 깊이 들이마시고 향기의 본질이 다양한 반응, 감정, 통찰을 불러일으키도록 격려합니다.

아로마 명상의 이점은 다양하며, 가상 영역을 넘어 일상의 구조 속으로 확장됩니다. 에센셜 오일의 진정 효과와 가이드 명상의 집중력을 결합함으로써, 이러한 실천법은 스트레스와 불안을 완화하고, 수면의 질을 개선하며, 정신적 명료함을 높이고, 전체론적 웰빙 접근법에 기여할 수 있습니다. 젠 힐만 커뮤니티Jen Hilman Community와 NYC 아로마티카NYC Aromatica 같은 온라인 플랫폼과 울프 웰니스Wolfe Wellness와 같은 웰니스 센터를 통해 누구나 물리적 위치나 사전 경험에 상관없이 인터넷 연결만 있다면 아로마 마음챙김의 여정을 시작할 수 있습니다.

기술이 우리의 삶을 계속 형성해 나가면서, 아로마테라피 앱과 디지털 자료는 에센셜 오일과 마음챙김 실천법을 일상에 통합하는 강력한 도구로 떠올랐습니다. 에센셜 오일 애호가를 위한 활기찬 온라인 커뮤니티인 아로마 앱The Aroma App은 사용자가 아로마테라피 블렌드를 공유, 검색, 배울 수 있게 해주며, 손끝으로 지식과 영감의 보고를 제공합니다. 도테라doTERRA 오일을 기반으로 한 모던 에센셜 플러스 앱Modern Essentials Plus App은 에센셜 오일에 대한 종합 안내서를 제공하여, 사용자에게 아로마테라피 경험을 높일 수 있는 개선된 도구와 기능을 제공합니다. 영 리빙Young Living 라이프스타일에 이끌리는 이들을 위해, 오일리 앱OilyApp은 성장과 이해를 돕는 디지털 자료, 교육 콘텐츠, 지원 커뮤니티가 가득한 인증 플랫폼을 제공합니다.

아로마헤드의 내추럴 레미디Aromahead's Natural Remedies, 아로마센스AromaSense, 아로마 어시스턴트AromAssistant, 디 이오 바The EO Bar, 에센셜 오일 블렌딩 툴Essential Oil Blending Tool 등 기타 앱은 자가 아로마테라피 제품 제작부터 개인 재고 관리, 블렌딩의 기술 탐구까지 다양한 요구와 선호에 부응합니다. 이 디지털 자료는 아로마 마음챙김으로 가는 길을 밝혀주고, 점점 더 디지털화 되는 세상에서 개인이 자신의 웰빙을 주도적으로 관리할 수 있게 해주는 이정표 역할을 합니다.

현대 생활의 도전과 불확실성을 헤쳐 나가면서, 아로마테라피, 마음챙김, 기술의 융합은 희망과 평온의 등대를 제공합니다. 향기의 힘과 마음챙김의 지혜를 받아들임으로써, 우리는 한 번에 한 호흡씩 자신과 주변 세계와의 더 깊은 연결을 키워갈 수 있습니다. 한때 내적 평화에 방해물로 여겨졌던 디지털 풍경은 이제 전 세계 추구자와 수행자 공동체로 연결해주는 다리가 되어, 균형과 조화, 아로마 마음챙김의 변화 가능성을 향한 탐구에서 하나가 되게 해줍니다.

기술과 전통의 실이 엮이는 우리 삶의 태피스트리 속에서, 디지털 시대에도 아로마 마음챙김의 빛은 계속 빛나며, 우리를 더 중심 잡힌, 연민 어린, 보람찬 삶을 향해 인도합니다. 에센셜 오일의 향기로운 정수를 들이마시고 하루의 스트레스를 내뱉으면서, 우리는 마음챙김이 한 호흡처럼 가볍고 습관처럼 자연스럽다는 것을 발견하게 됩니다

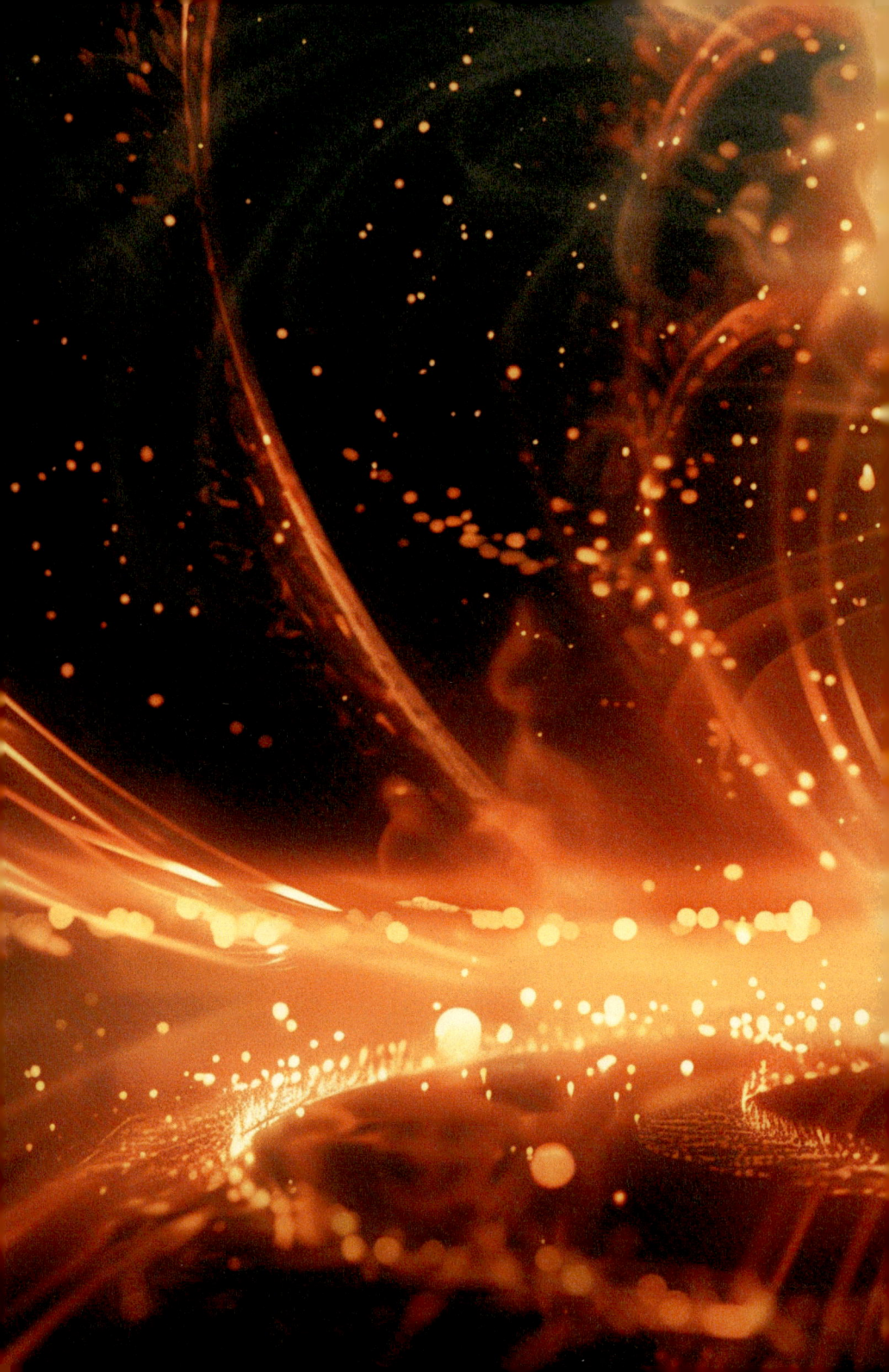

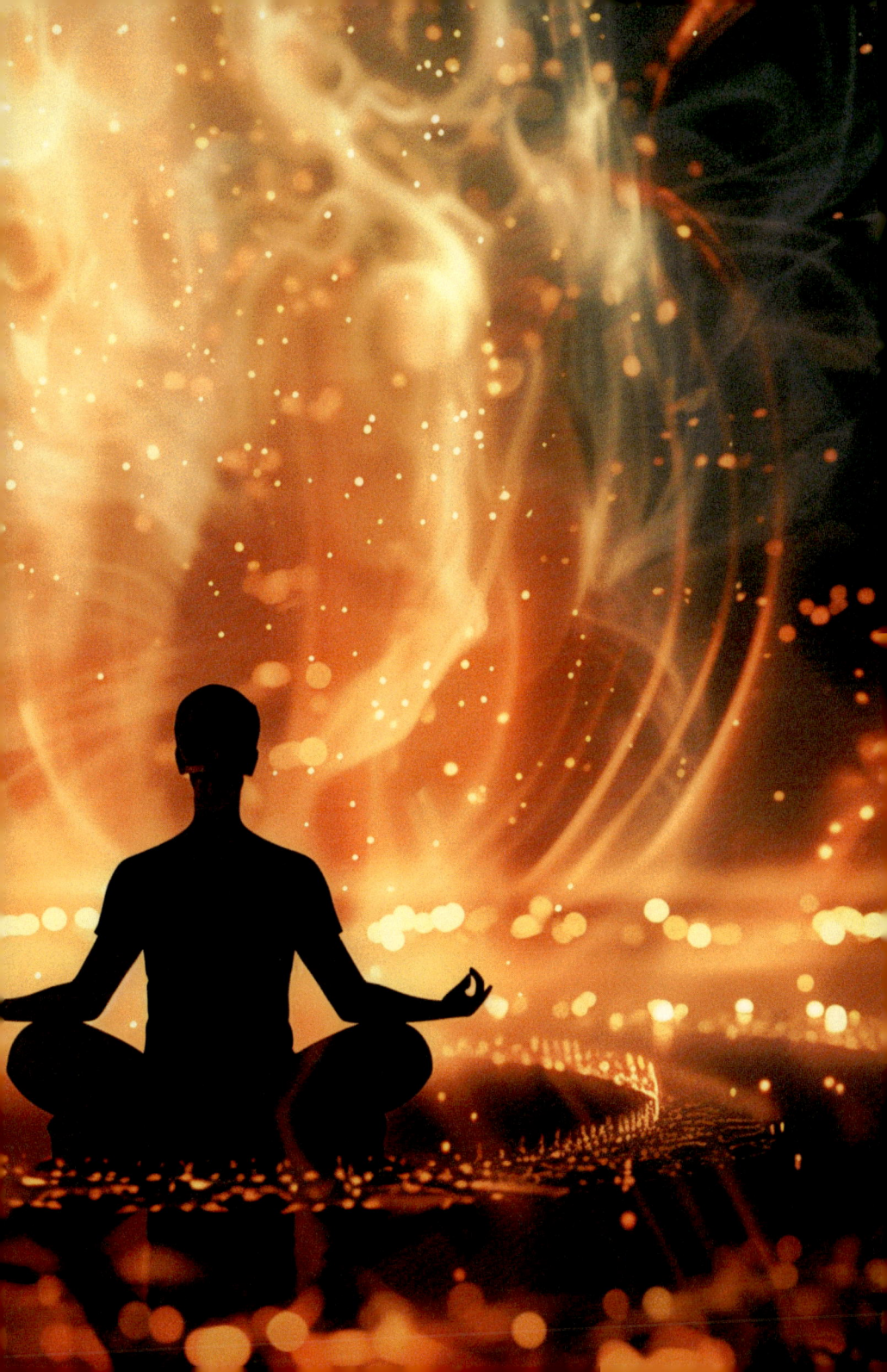

PART 7
오늘부터 시작하는 아로마 마음챙김

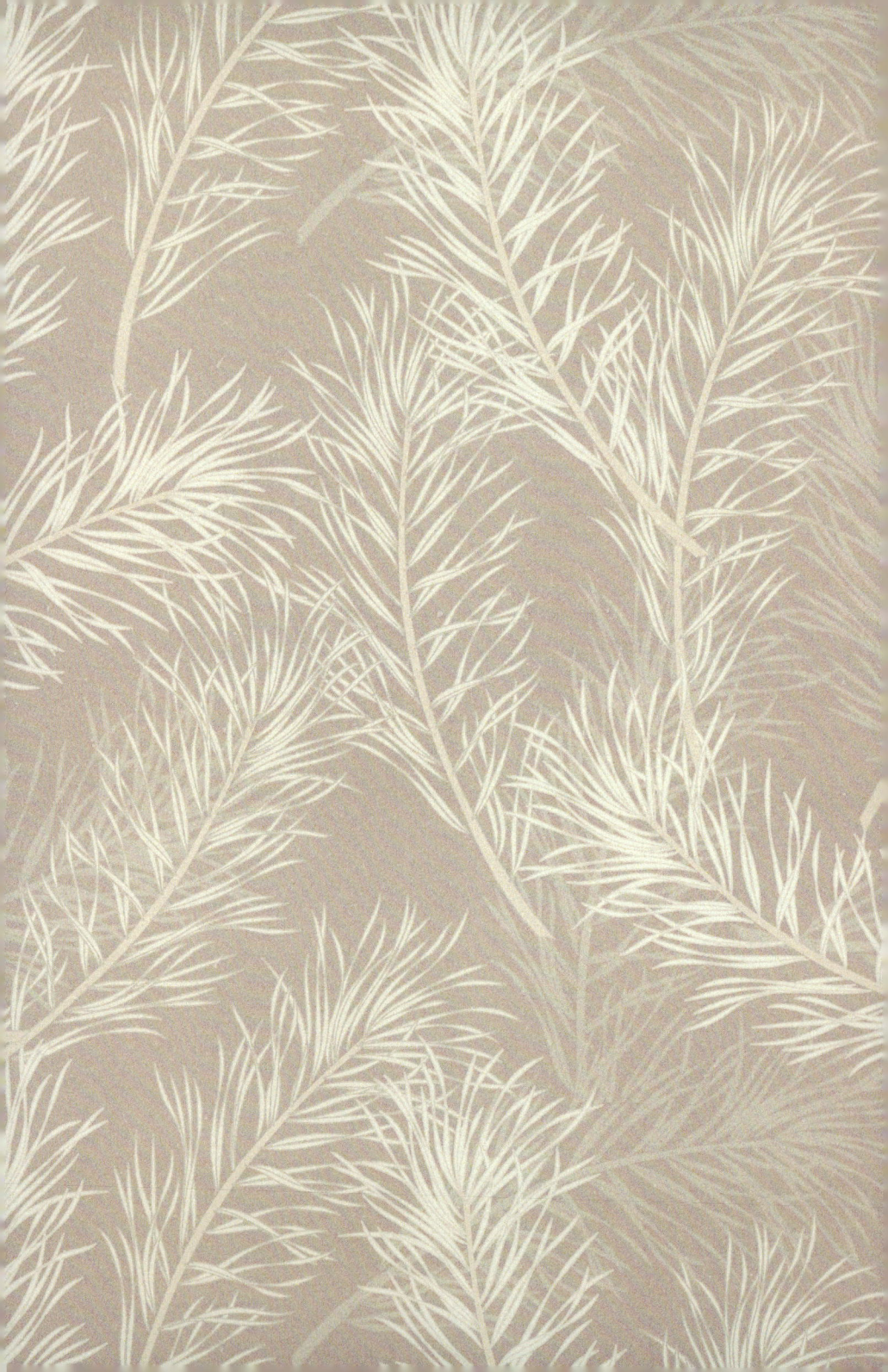

오늘부터 시작하는 아로마 마음챙김

에센셜 오일의 섬세한 향기 분자들이 우리의 감각을 어루만지며, 현재에 머무르고 그 순간을 음미할 수 있도록 초대합니다. 아로마 마음챙김의 세계로 발을 들여놓는 순간, 깊은 이완과 고양된 각성의 세계가 펼쳐집니다. 아로마테라피의 오래된 지혜를 일상에 녹여내면, 호흡처럼 자연스러운 내적 평화와 균형의 길을 발견하게 될 것입니다.

시작하려면 먼저 자신의 의도에 맞는 에센셜 오일을 선택하는 것이 좋습니다. 진정 효과로 잘 알려진 라벤더는 스트레스 가득한 하루 후에 긴장을 풀어주는 데 도움이 됩니다. 부드러운 꽃향기가 우리를 편안하게 감싸 안아주어 긴장감이 스르르 녹아내리게 만듭니다. 명확함과 집중력이 필요한 순간에는 페퍼민트의 상쾌한 향이 정신을 맑게 해주어, 새로운 에너지로 과제에 도전할 수 있게 해줍니다. 다양한 오일을 시도해보면서 자신의 영혼에 가장 와 닿는 향을 찾아보세요.

아로마 마음챙김을 일상에 통합시키는 것은 점진적인 과정이며, 개인의 생활 방식에 맞게 조정될 수 있습니다. 간단한 의식으로 아침을 시작하는 것을 고려해 보세요. 디퓨저에 선택한 에센셜 오일을 몇 방울 떨어뜨리고, 눈을 감은 채 깊게 숨을 몇 번 들이쉽니다. 향기가 공간을 가득 채우면, 그 순간에 온전히 존재할 수 있도록 자신을 내맡기세요. 향의 미묘한 뉘앙스, 그것이 주는 느낌, 몸에서 일어나는 감각들을 주목하세요. 이 잠깐의 멈춤은 하루를 긍정적인 톤으로 설정해주고, 중심을 잡고 안정된 마음가짐으로 도전에 접근할 수 있게 도와줍니다.

하루 종일 일상의 활동에 마음챙김을 가져올 기회를 찾아보세요. 아침에 차나 커피를 내릴 때, 잠시 향기로운 김을 들이마시며 한 모금 마실 때마다 진한 향을 음미해 보세요. 직장으로 걸어가거나 심부름을 볼 때는 주변의 자연스러운 향기에 주의를 기울여 보세요. 소나기 후의 흙냄새, 꽃들이 피어날 때의 달콤한 향기, 갓 깎은 잔디의 청량하고 깨끗한 냄새 등이 있겠죠. 이러한 후각적 경험에 몰입함으로써 현재의 순간과 우리를 둘러싼 아름다움에 대한 깊은 감사의 마음을 키워나갈 수 있습니다.

아로마 마음챙김을 셀프케어 루틴에 통합하면 그 효과를 더욱 높일 수 있습니다. 목욕물에 라벤더나 일랑일랑 에센셜 오일을 몇 방울 떨어뜨려 편안한 입욕 의식을 만들어보세요. 목욕을 하면서 따뜻한 물이 몸을 감싸는 감각과 공기 중에 가득한 진정의 아로마에 집중하세요. 이 시간을 활용해 남아있는 스트레스나 걱정거리를 내려놓고, 완전히 이완하고 재충전할 수 있도록 하세요.

잠깐의 마음챙김 휴식이 필요한 순간에는 주머니나 지갑에 좋아하는 에센셜 오일 블렌드를 작은 병에 담아 가지고 다니세요. 압도되거나 불안할 때, 병에서 직접 진정의 향을 깊게 들이마시며 숨을 몇 번 쉬어 보세요. 이 간단한 셀프케어의 행위가 일상의 혼란 속에서 다시 중심을 잡고 내적 평온을 찾는 데 도움이 될 수 있습니다.

아로마 마음챙김을 계속 탐구해 나가면서, 자신에게 인내심을 가지고 새로운 습관을 형성하는 데는 시간이 걸린다는 점을 기억하세요. 작고 관리 가능한 실천으로 시작해서 편안한 만큼 지속 시간과 빈도를 점차 늘려가세요. 기분 좋은 향기에 자연스럽게 멈춰 음미하거나, 일상 활동 중에 더 존재감 있게 느껴지는 작은 승리의 순간들을 축하하세요.

이 여정을 지원하기 위해 아로마 마음챙김 수련을 위한 전용 공간을 만드는 것을 고려해보세요. 집 안의 조용한 한 구석에 에센셜 오일, 디퓨저, 그리고 경험을 향상시키는 다른 도구들을 보관할 수 있습니다. 평화로운 느낌을 불러일으키고 기쁨을 주는 물건들, 예를 들어 마음을 진정시키는 예술품, 부드러운 담요, 공기를 정화하는 화분 등으로 주변을 꾸며보세요.

아로마 마음챙김은 시간이 지나면서 진화하고 깊어지는 개인적인 과정이라는 점을 기억하세요. 직관을 믿고 감각의 인도를 따르세요. 에센셜 오일과 마음챙김의 세계를 계속 탐구하다 보면, 더 깊은 차원에서 자신과 공명하는 새로운 블렌드와 기법을 발견하게 될 것입니다. 그 과정을 받아들이고 아로마테라피의 변화를 일으키는 힘에 자신을 개방하세요.

종종 바쁘고 단절된 느낌을 주는 세상 속에서, 아로마 마음챙김은 천천히 속도를 늦추고, 깊게 숨 쉬며, 자신과 다시 연결될 수 있는 부드러운 초대장을 건네줍니다. 이러한 작고 의도적인 실천들을 일상의 일부로 만들어 가면서, 어떤 폭풍우라도 견딜 수 있는 내적 평화와 회복력을 기를 수 있습니다. 그러니 깊게 숨을 들이쉬고, 아로마의 춤이 시작되게 하세요. 그리고 한 번에 하나의 향기씩, 마음챙김의 삶을 향한 여정을 받아들이세요.

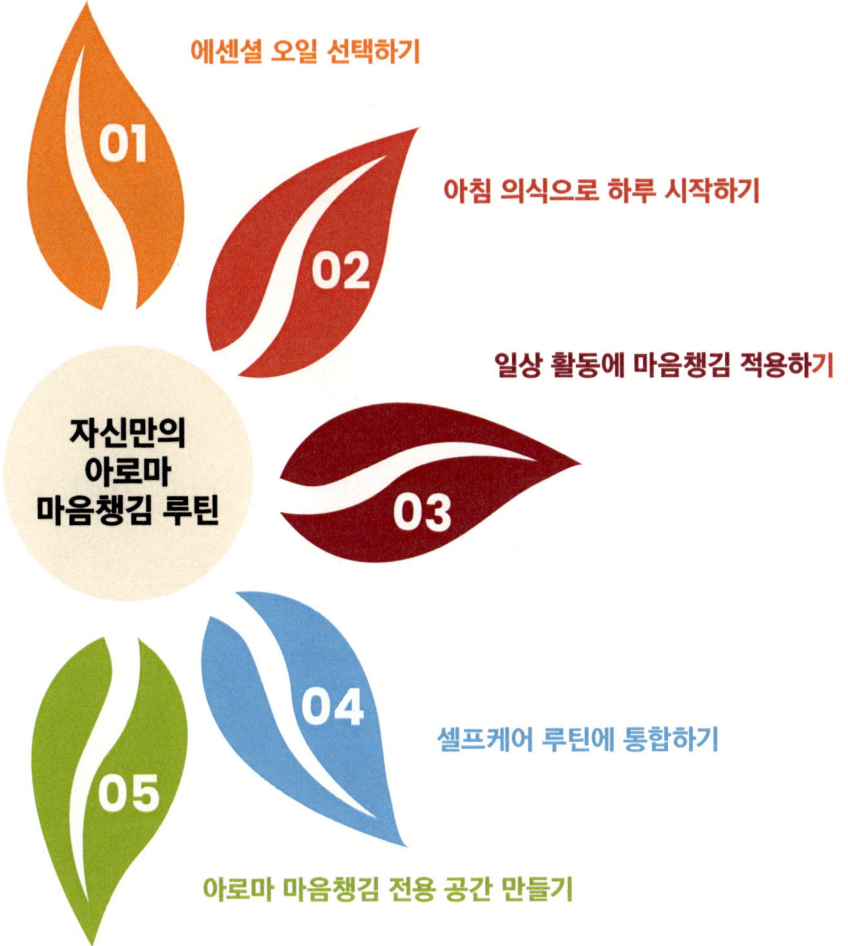

마음챙김, 내 삶에 어떤 변화를 줄까?

마음챙김은 우리 삶의 모든 면에 깊고 긍정적인 변화를 가져다 줄 통로입니다. 자아 발견과 내적 평화로 가는 이 길에 들어서면서, 내면에 잠재된 무한한 가능성을 열어젖히는 흥분과 기대감으로 자신을 준비하세요.

마음챙김이 가져올 가장 중요한 변화 중 하나는 선명함과 집중력의 새로운 감각입니다. 현재에 대한 깊은 자각을 기르면서, 자신의 생각과 감정, 주변 환경에 더욱 깨어있는 자신을 발견하게 될 거예요. 이 높아진 마음챙김은 상황에 반응하기보다 대응하는 법을 배우면서 인생의 도전과제들을 더 수월하게 헤쳐나갈 수 있게 해줍니다. 당면한 일에 집중하는 새로운 능력을 발견하면서 생산성이 높아지고 성취감이 커질 거예요.

마음챙김은 또한 정서적 균형과 회복력이라는 선물을 줍니다. 판단하지 않고 자신의 생각과 감정을 관찰하는 연습을 하면서, 자신의 정서적 풍경을 더 잘 이해하게 될 거예요. 이런 자기 인식은 더 이상 도움이 되지 않는 부정적 사고방식을 인지하고 내려놓는 법을 배우면서 스트레스를 더 효과적으로 관리할 수 있게 해줍니다. 보다 균형 잡힌 정서 상태로 인생의 기복을 더 잘 다룰 수 있게 되면서 내적 평화와 안정감을 키워갈 수 있어요.

마음챙김이 가져올 또 다른 놀라운 변화는 타인과의 관계가 깊어지는 것입니다. 상호작용에서 더욱 존재감 있고 주의 깊게 임하면서, 주변 사람들과 더 의미 있는 수준에서 소통할 수 있게 될 거예요. 공감과 경청 기술을 기르면서 상호 이해와 존중에 기반한 더 강하고 따뜻한 관계를 만들어갈 수 있습니다. 이렇게 강화된 유대감은 개인적 삶을 풍요롭게 할 뿐 아니라 더 조화롭고 서로 지지하는 업무 환경 조성에도 기여할 거예요.

마음챙김은 또한 당신 안에 삶의 단순한 기쁨에 대한 깊은 감사와 고마움을 일깨워줄 겁니다. 현재의 순간을 음미하는 법을 배우면서, 주변을 둘러싼 아름다움과 경이로움에 더욱 몰입하게 될 거예요. 피부에 닿는 태양의 온기부터 사랑하는 이의 웃음소리까지, 나날을 가득 채우는 수많은 축복에 주목하고 소중히 여기기 시작할 겁니다. 이렇게 높아진 감사함은 지금 여기에서 행복을 발견하는 법을 배우면서 당신의 삶에 새로운 기쁨과 만족을 불어넣을 거예요.

마음챙김이 가져다줄 아마도 가장 변화무쌍한 변화는 진정한

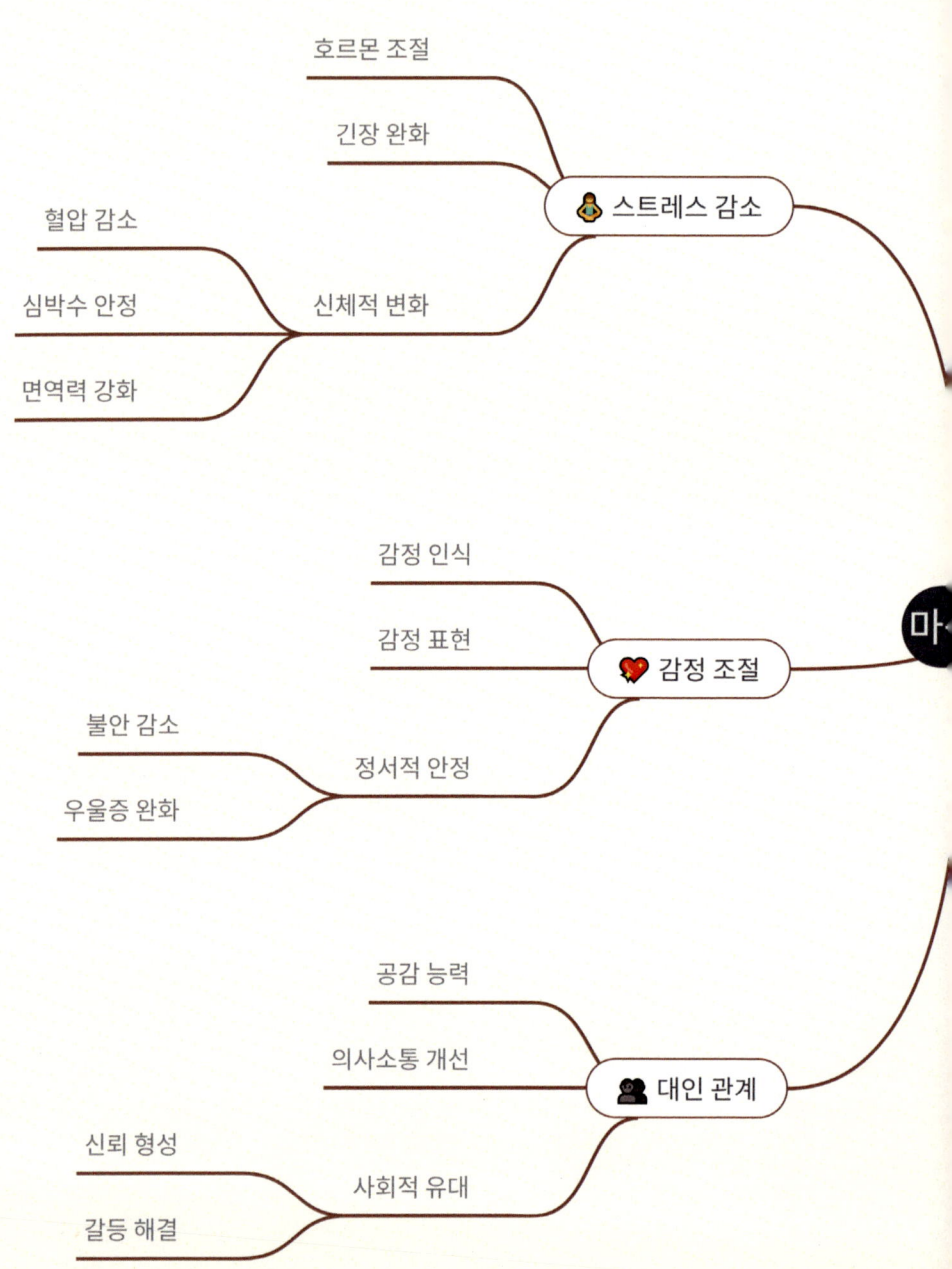

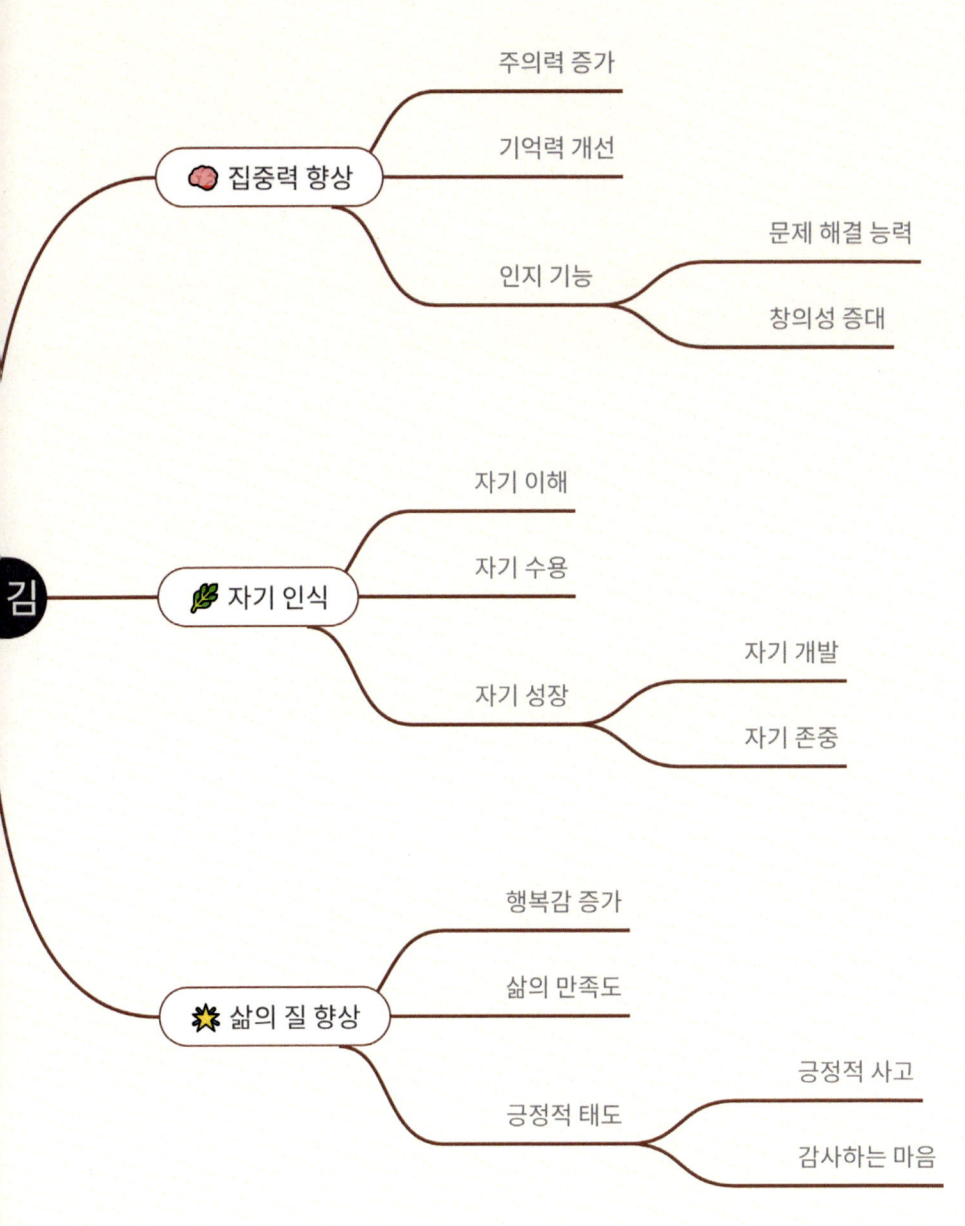

자기 자신과 더 깊이 연결되는 것일 겁니다. 스트레스와 불안, 자기 의심의 겹겹이 쌓인 껍질을 벗겨내면서, 자신의 본질을 발견하게 될 거예요. 이런 자기 발견은 직관을 믿고 진실된 자아를 존중하는 선택을 하면서 자신의 가치관과 열망에 부합하는 삶을 살 수 있게 해줍니다. 더 강화된 자기 인식과 자기 수용으로 자신감과 확신을 갖고 열린 마음으로 새로운 기회와 도전을 맞이할 준비가 될 거예요.

마음챙김의 변화무쌍한 길에 들어서려 할 때, 긍정적 변화의 약속과 함께 오는 설렘과 기대감을 느껴보세요. 더 큰 선명함, 정서적 균형, 깊은 관계, 그리고 심오한 자기 발견으로 가득 찬 삶을 향해 힘찬 발걸음을 내디딘다는 사실을 받아들이세요. 마음챙김의 숨결마다 삶에 무한한 가능성을 초대하고 있어요. 내면에 잠재된 한없는 잠재력의 문을 열면서요.

그러니 잠시 멈춰 서서 앞으로 다가올 놀라운 길을 되새겨보세요. 내적 평화와 자비, 지혜를 발산하는 마음챙김의 화신으로서의 자신을 마음에 그려보세요. 목적과 기쁨, 그리고 끝없는 가능성으로 가득 찬 삶을 품으려 할 때 내면에서 피어오르는 설렘을 느껴보세요. 열린 마음과 호기심 어린 자세로 삶의 새로운 장을 향해 나아가세요. 마음챙김의 변화무쌍한 힘과 그것이 가져올 모든 아름다운 변화를 받아들일 준비를 하면서요.

향기로운 동행

우리 삶에 자연스럽게 스며드는 마음챙김의 습관, 그 시작은 에센셜 오일이 피부에 스치는 순간부터입니다. 섬세한 아로마를 들이마시며 내면을 들여다보고, 영혼에 공명하는 향기로운 동반자를 찾아 나서는 여정. 아로마테라피의 세계에서 올바른 에센셜 오일을 선택하는 일은 깊이 있는 이해와 신뢰, 탐구하려는 자세가 필요한 매우 개인적이고 직관적인 과정입니다.

이 과정의 출발점은 에센셜 오일의 고유한 특성과 효능을 아는 것입니다. 각각의 오일은 저마다의 성격과 속성을 지니고 있으며, 특정한 치유 효과를 제공합니다. 시더우드 Cedarwood는 '공동체의 오일'로 불리며, 분주한 마음을 가라앉히고 자연과 명상을 통해 균형을 되찾게 합니다. 라벤더 Lavender는 '소통의 오일'로, 차분한 태도와 자기표현의 수월함을 가져다줍니다. 탠저린 Tangerine은 '기쁨과 창의성의 오일'로 현재에 대한 자각을 높이며 기분을 고양시킵니다. 일랑일랑 Ylang Ylang은 '내면의 아이를 위한 오일'로, 이완과 관능미, 행복감을 선사합니다.

에센셜 오일의 세계로 깊이 빠져들수록, 특히 마음챙김 수련에 적합한 오일들을 발견하게 될 것입니다. 예를 들어, 프랑킨센스 Frankincense는 호흡을 깊고 느리게 하여 이완과 집중을 촉진하는 것으로 알려져 있습니다. 미르 Myrrh은 활력을 주고 자극하면서도 진정 작용이 있어 명상에 적합합니다. 패츌리 Patchouli 역시 호흡을 깊고 느리게 하여 내적 평온을 이끌어냅니다.

마음챙김 수련을 위한 에센셜 오일을 고를 때는 직관과 감각적 선호를 신뢰하는 것이 중요합니다. 자기 성찰, 일기 쓰기, 타인의 의견 구하기 등을 통해 현재의 정신 상태와 성격 특성을 파악하는 것에서 시작합니다. 에센셜 오일 그룹별로 연관된 성격 테마를 배우면서, 자신의 현재 특성과 부합하고 사랑이 담긴 직관에 공명하는 오일을 선택하세요. 우리 몸은 무엇이 필요한지 알고 있으며, 끌리는 향이 아마도 가장 도움이 되는 향일 것이라는 점을 믿으세요.

한 사람이 여러 성격 그룹에 속하는 것은 지극히 정상적입니다. 서로 다른 그룹의 오일을 블렌딩하여 자신만의 고유한 요구와 선호에 꼭 맞는 맞춤형 블렌드를 만들 수 있습니다. 라벤더와 같은 일부 오일은 다차원적 속성 덕분에 여러 그룹에 속할 수 있어, 블렌딩 선택의 폭을 넓혀줍니다.

자신만의 아로마테라피 블렌드를 만드는 과정에 돌입할 때는 숙련된 아로마테라피스트나 조제사의 조언을 구하는 것이 좋습니다. 피부, 흡입, 모발 등 의도한 용도에 완벽하게 맞는 균형 잡힌 블렌드를 만들기 위해, 다양한 캐리어 오일과 에센셜 오일, 독특한 첨가제 중에서 선택하세요. 주문 제작 과정은 보통 성분 선택, 전문가에게 조제 의뢰, 맞춤 블렌드 수령의 세 단계로 이뤄집니다.

에센셜 오일을 사용할 때는 안전이 최우선입니다. 피부에 바르기 전에 오일을 희석하고, 임신했거나 어린이가 있거나 특정 질환이 있는 경우 피부 민감도를 예방하기 위한 지침을 따르세요. 이런 주의사항만 지킨다면 맞춤 블렌드의 장점을 마음껏 누릴 수 있습니다. 근육을 강화하고, 감성을 기르고, 정신건강의 균형을 잡으며, 전반적인 웰빙 증진에 도움이 될 테니까요.

아로마 마음챙김의 길을 계속 걸어가면서, 완벽한 에센셜 오일을 고르는 일이 지극히 개인적이고 직관적인 과정임을 기억하세요. 본능을 믿고, 다채로운 선택지를 탐색하며, 영혼에 공명하는 향기의 인도를 받아보세요. 숨을 쉴 때마다, 선택한 오일의 부드러운 아로마가 마음챙김의 길에서 변함없는 동반자가 되어주는 가운데, 내적 조화의 경지에 다가서게 될 것입니다.

마음챙김 파트너

일상의 작은 순간에도 마음챙김을 실천할 수 있는 방법을 찾고 계신가요? 아로마테라피와 마음챙김의 시너지 효과를 경험해보세요. 디퓨저와 롤온 에센셜 오일은 이 둘의 만남을 도와주는 훌륭한 파트너입니다.

초음파 디퓨저는 고주파 음파를 이용해 물에 담긴 에센셜 오일을 미세한 입자로 분사합니다. 은은한 빛깔의 변화와 함께 아로마 향기가 공간을 가득 채우죠. 간편하게 사용할 수 있고 습도 조절 기능까지 갖춘 초음파 디퓨저는 작은 공간에서 사용하기에 제격입니다. 열을 이용한 디퓨저는 따뜻한 열로 에센셜 오일을 데워 향을 발산합니다. 가격이 저렴한 편이지만 열로 인해 에센셜 오일의 성분이 변형될 수 있다는 단점이 있습니다. 네뷸라이

징 디퓨저는 압축 공기를 이용해 에센셜 오일을 아주 작은 입자로 분해하여 강렬하고 풍부한 향을 내뿜습니다. 아로마테라피에 특화된 디퓨저로 강력한 치유 효과를 원하는 분들에게 안성맞춤이지만 가격대가 높고 관리가 까다롭다는 점을 고려해야 합니다. 리드 디퓨저는 향이 담긴 병에 갈대를 꽂아 자연스럽게 향을 발산하는 방식으로, 부드럽고 은은한 향을 내는 것이 특징입니다.

마음챙김 수련을 위한 디퓨저를 선택할 때는 공간의 크기, 원하는 향의 강도, 관리 방법, 예산, 부가 기능 등을 고려해야 합니다. 자신에게 맞는 디퓨저를 선택한다면 내적 평화와 고요함으로 한 걸음 더 다가갈 수 있는 환경을 조성할 수 있습니다.

롤온 에센셜 오일 블렌드는 명상이나 요가 수련 중에도 간편하게 사용할 수 있어 마음챙김 실천에 큰 도움이 됩니다. 손목, 관자놀이, 귀 뒤 등 맥박이 뛰는 곳에 롤온을 바르면 빠르게 흡수되어 긴장을 풀고 편안함을 선사합니다. 스트레스 해소, 집중력 강화, 심신 이완 등 원하는 효과에 맞춰 에센셜 오일을 블렌딩하면 나만의 맞춤형 롤온을 만들 수 있습니다.

롤온 에센셜 오일 블렌드 사용 시에는 몇 가지 주의사항을 알

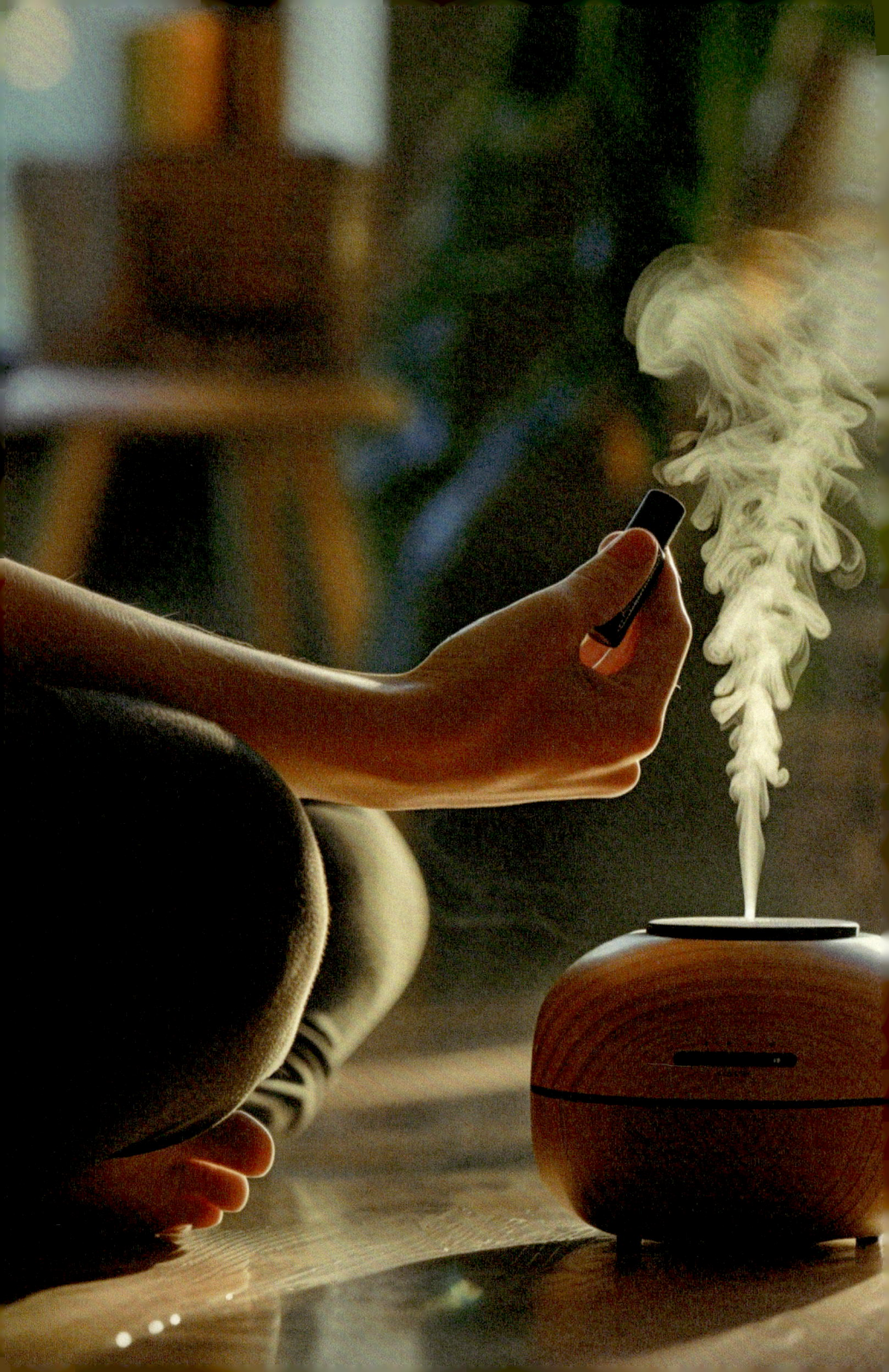

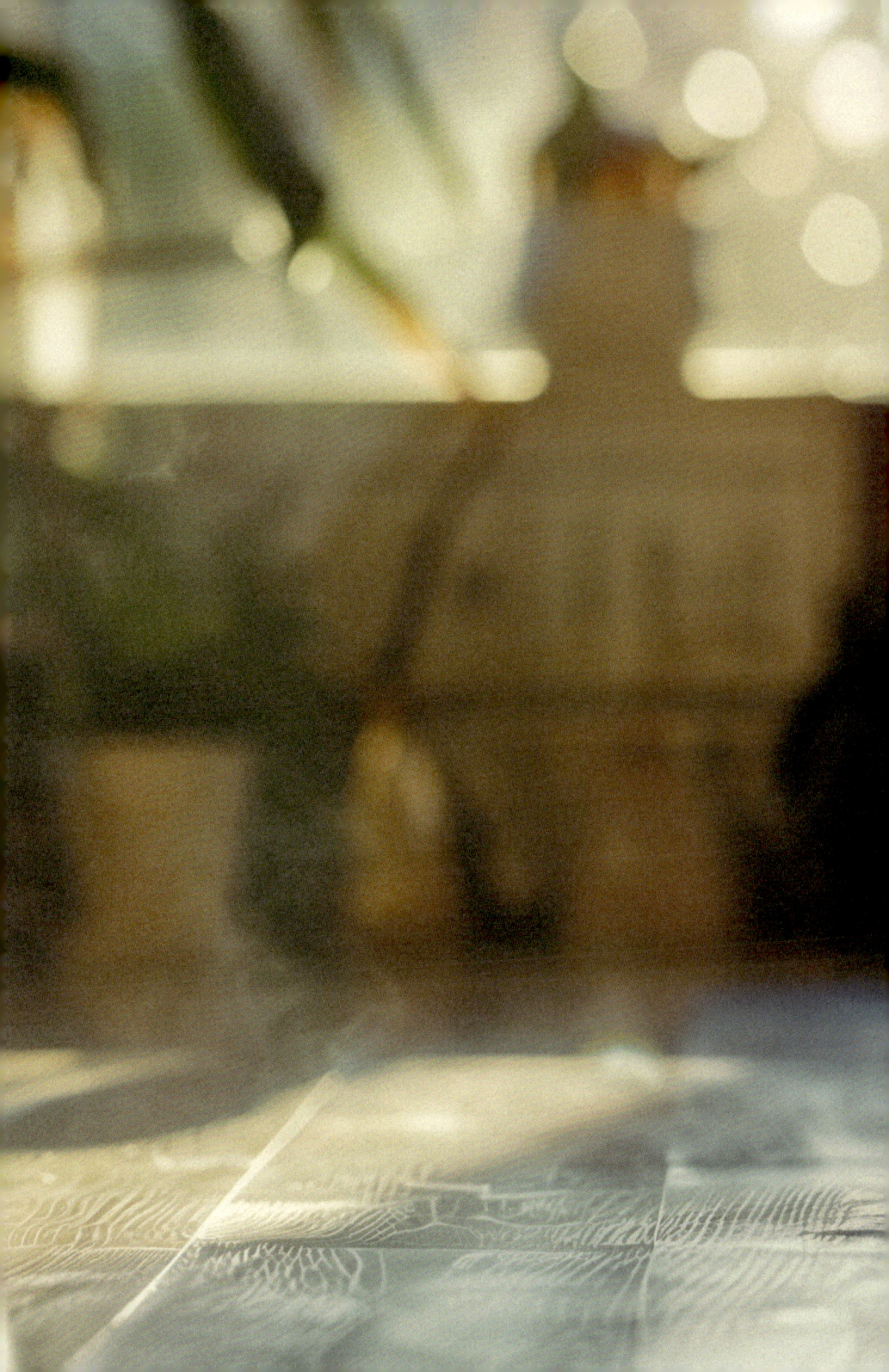

아두는 것이 좋습니다. 사용 전 피부 테스트를 해보고, 디퓨징 시에는 환기에 신경 쓰며, 어린이나 반려동물의 손이 닿지 않는 곳에 보관해야 합니다. 마음챙김에 도움 되는 롤온 블렌드로는 카포뷰티의 포커스 블렌드, 플랜트테라피의 메디테이션 블렌드, 에덴스가든의 메디테이션 블렌드 등이 인기입니다.

일상에 디퓨저와 롤온을 활용한 마음챙김을 접목해 보세요. 명상과 휴식을 위한 고요한 공간을 만들고, 롤온을 이용해 짧은 시간에도 마음챙김 시간을 가질 수 있습니다. 다양한 에센셜 오일과 블렌드를 시도하고 호흡 명상, 일기 쓰기 등 마음챙김 기법과 접목해 보세요. 일관되게 지속한다면 내면의 평화와 행복을 느끼는 시간이 많아질 거예요.

디퓨저와 롤온으로 의도적이고 편안한 일상을 만들어 보세요. 아로마테라피와 마음챙김의 조화는 우리 삶을 긍정적으로 변화시킬 힘이 있습니다. 마음과 몸, 그리고 영혼까지 치유하는 아로마 마음챙김의 세계로 향하는 길에 당신을 초대합니다.

나만의 아로마 마음챙김 루틴 만들기

향기로운 마음챙김의 일상화, 이렇게 시작해보면 좋겠습니다. 아로마테라피와 마음챙김의 깊은 시너지 효과에 몰입하면 내적 평화와 안녕의 새로운 차원이 열리게 됩니다. 아로마테라피 전문가로서 에센셜 오일의 변화를 가져오는 힘을 목격해 온 경험과 명상을 통한 마음챙김의 개인적 탐구를 바탕으로, 이 강력한 조합을 활용하는 방법을 안내하는 것에 깊은 열정을 가지고 있습니다.

개인 맞춤형 아로마 마음챙김 루틴을 만드는 첫 단계는 이 실천이 삶의 어느 영역에서 가장 큰 도움이 될지 성찰하는 것입니다. 개선이 필요한 부분을 잠시 생각해보세요. 스트레스 관리, 집중력, 관계 또는 전반적인 웰빙 등이 될 수 있겠죠. 이런 핵심 영역을 파악하면 명확하고 달성 가능한 목표를 설정하는 토대가 마련됩니다.

마음챙김 목표를 세울 때는 구체적이고 측정 가능하며 달성 가능한지 확인하는 게 중요합니다. 하루 5분의 마음챙김 시간을 가지는 것처럼 실천 가능한 시간부터 시작해서 점차 주의력과 헌신도가 높아짐에 따라 시간을 늘려나가는 게 좋습니다. 큰 포부를 작고 소화 가능한 과제로 나누면 꾸준한 진전을 이루고 동기 부여를 유지할 수 있습니다.

헌신을 더욱 공고히 하기 위해서는 자신에게 마음챙김의 성공이 어떤 모습인지 정의하는 시간을 가져보세요. 마음이 방황할 때 알아차리기, 스트레스 수준 낮추기, 자기 인식 높이기 등이 포함될 수 있겠네요. 원하는 결과에 대한 명확한 비전이 있으면 실천의 길잡이가 될 수 있습니다.

다양한 마음챙김 실천법을 탐색하는 것은 자신에게 맞는 방식을 찾는 데 필수적입니다. 명상, 심호흡, 마음챙김 기반 스트레스 감소 수업 등 여러 기법을 시도해보세요. 각자의 마음챙김의 길은 독특하므로 새로운 접근법을 시도하는 데 열린 자세로 탐색의 과정을 받아들이는 게 좋습니다.

마음챙김을 일상에 자연스럽게 통합하려면 실천할 일정한 시간을 정하는 것이 도움됩니다. 아침에 일어나자마자 또는 잠들기 전 등 규칙적인 루틴을 만들면 습관을 형성하는 데 도움이 됩니다. 알람이나 전략적으로 배치한 메모 등으로 마음챙김 실천이 우선순위에서 밀리지 않도록 해보세요.

이 변화의 길을 걸어가면서 작은 성취를 축하하는 것을 잊지 마세요. 아무리 작아 보여도 이룬 진전을 인정하고 감사하세요. 이런 자기 인정의 순간들이 새로운 열정과 의지를 불어넣어주는 원동력이 될 거예요.

마음챙김의 목표와 경험을 신뢰하는 친구나 가족과 공유하면 지지와 책임감의 또 다른 층위를 더할 수 있습니다. 열망과 어려움에 대해 터놓고 이야기하면 새로운 관점과 격려를 얻을 수 있고, 내면의 평온을 추구하는 길에 혼자가 아님을 상기시켜줍니다.

무엇보다 마음챙김 실천에 인내심과 자기 자비를 가지고 임하는 게 중요합니다. 이런 기술을 개발하는 것은 시간과 헌신이 필요한 지속적인 과정입니다. 좌절이나 어려움에 직면했을 때는 자신에게 친절과 이해심을 베풀며, 모든 장애물이 성장과 배움의 기회라는 점을 알아차리세요.

아로마 마음챙김의 영역에서 개인의 필요에 맞는 에센셜 오일 블렌딩의 기술은 실천에 깊이 있는 개인화의 층위를 더해줍니다. 각 에센셜 오일은 고유한 특성을 지니고 있는데, 향의 강도와 점성부터 구체적인 치료 효과에 이르기까지 다양합니다. 예를 들어 라벤더의 편안한 향기는 진정 효과로 유명하고, 페퍼민트의 활기찬 향기는 기분 전환에 도움이 됩니다. 이런 오일의 특성을 이해하면 구체적인 목표에 맞는 조화롭고 효과적인 블렌드를 만들 수 있습니다.

블렌딩에 뛰어들기 전에 의도한 블렌드를 계획하고 문서화하는 마음챙김의 접근을 취해보세요. 창작 목적, 달성하고자 하는 효과, 포함할 구체적인 오일을 고려해보세요. 이런 사려 깊은 준비는 블렌딩 과정을 간소화하고 최종 결과물이 개인의 선호도와 의도에 부합하도록 합니다.

선택한 오일을 혼합하기 시작할 때 블렌드를 테스트하고 조정하는 것이 중요한 단계입니다. 진짜 향기를 느끼려면 의도한 비율에 맞춰 각 오일을 한 방울씩 향 스트립이나 화장솜에 떨어뜨려보세요. 눈을 감고 블렌드를 코에서 편안한 거리에 둔 채 향기에 몰입해보세요. 기대에 미치지 못한다면 완벽한 조화를 이룰 때까지 양을 조금씩 조정해 보세요.

이상적인 블렌드를 만들었다면 최소 48시간 동안 숙성시키는 게 좋습니다. 이 필수적인 단계는 오일이 서로 융합되고 향기가 성숙해질 수 있게 해주는데, 그 결과 더욱 균형 잡히고 조화로운 향을 얻을 수 있습니다. 이 과정에서 인내심이 핵심인데, 서두르면 최적의 아로마 경험에 이르지 못할 수 있습니다.

블렌드의 아로마와 치료 특성을 보존하려면 적절한 보관이 무엇보다 중요합니다. 빛에 의한 변질을 차단하는 갈색병을 선택하세요. 이런 예방 조치를 취하면 블렌드가 시간이 지나도 효능을 유지할 수 있습니다.

블렌딩의 물리적 측면을 넘어서 에센셜 오일이 감정에 미칠 수 있는 심오한 영향을 인식하는 것이 중요합니다. 각 향기는 특정 기분과 감정을 불러일으킬 수 있는 힘이 있습니다. 예를 들어 라벤더는 평온함을, 시트러스 노트는 활기찬 에너지를 줄 수 있죠. 서로 다른 아로마의 심리적 효과를 이해하면 블렌드가 감각을 사로잡을 뿐 아니라 감정 상태에도 영향을 미치는 강력한 묘약으로 변모할 수 있습니다.

아로마 블렌딩의 세계에 깊이 빠져들수록 실험과 창의성의 정신을 받아들이세요. 각 에센셜 오일의 독특한 특징을 익히고, 전통적인 조합의 경계를 넓히는 것을 두려워하지 마세요. 가장 특별한 향기 블렌드는 흔히 미지의 영역을 탐험하고 직관을 믿는 의지에서 탄생합니다.

지속 가능하고 꾸준한 아로마 마음챙김 실천을 유지하는 핵심은 하루 중 곳곳에 마음챙김의 순간을 통합하는 것입니다. 짧은 마음챙김 시간을 기존 일과에 전략적으로 녹여내면 마음챙김과 일상이 자연스럽게 어우러질 수 있습니다.

매일 아침 일어날 때 활기찬 아로마 디퓨징으로 하루를 시작해보는 건 어떨까요? 베르가못이나 유칼립투스 같은 에센셜 오일은 진정된 분위기를 조성해 집중력 있고 중심 잡힌 하루의 토대를 마련해줍니다. 여기에 짧은 호흡 운동과 긍정의 말을 덧붙이면 긍정적인 마음가짐을 한층 더 강화할 수 있습니다.

업무 시간 내내 재충전과 집중력 회복을 위해 짧은 마음챙김의 휴식을 우선시하세요. 스트레스를 완화하고 집중력을 높이기 위해 짧은 가이드 명상이나 심호흡을 해보세요. 이런 실천과 함께 스파이시한 아프리카 루이보스 같은 아로마 차 한 잔은 이완과 정신적 맑음을 한층 더 촉진할 수 있습니다.

하루가 저물 때는 깊은 휴식과 편안한 수면을 돕는 취침 전 의식을 만들어보세요. 아로마 캔들을 켜거나 라벤더 같은 진정 효과 있는 향을 디퓨징해 마음과 몸에 휴식할 시간임을 알려주세요. 가이드 명상이나 호흡에 집중하며 남아있는 긴장을 풀고 마음을 맑게 하세요.

아침과 저녁으로 하는 일기 쓰기는 자기 성찰과 의도 설정에 강력한 도구가 됩니다. 생각을 종이에 쏟아내는 순간을 가지면 감정을 다스리고, 성취를 축하하며, 긍정적인 변화의 씨앗을 심을 수 있는 공간이 생깁니다.

이런 마음챙김의 순간들을 일상에 짜 넣으면서 자신과 주변 세계에 대한 깊은 존재감과 연결감을 키워나갈 수 있습니다. 의도적인 멈춤 하나하나, 아로마 에센스가 가진 잠재력을 일깨우는 순간마다 우리는 삶에 대한 새로운 시각과 평온함을 얻게 됩니다.

아로마 마음챙김 실천의 궁극적인 목표는 향기와 존재의 순간에 대한 깊은 주의력을 통해 자아에 대한 통찰을 얻는 것입니다. 이런 내적 깨달음이 쌓이면 삶의 모든 영역에 파급 효과를 미치게 됩니

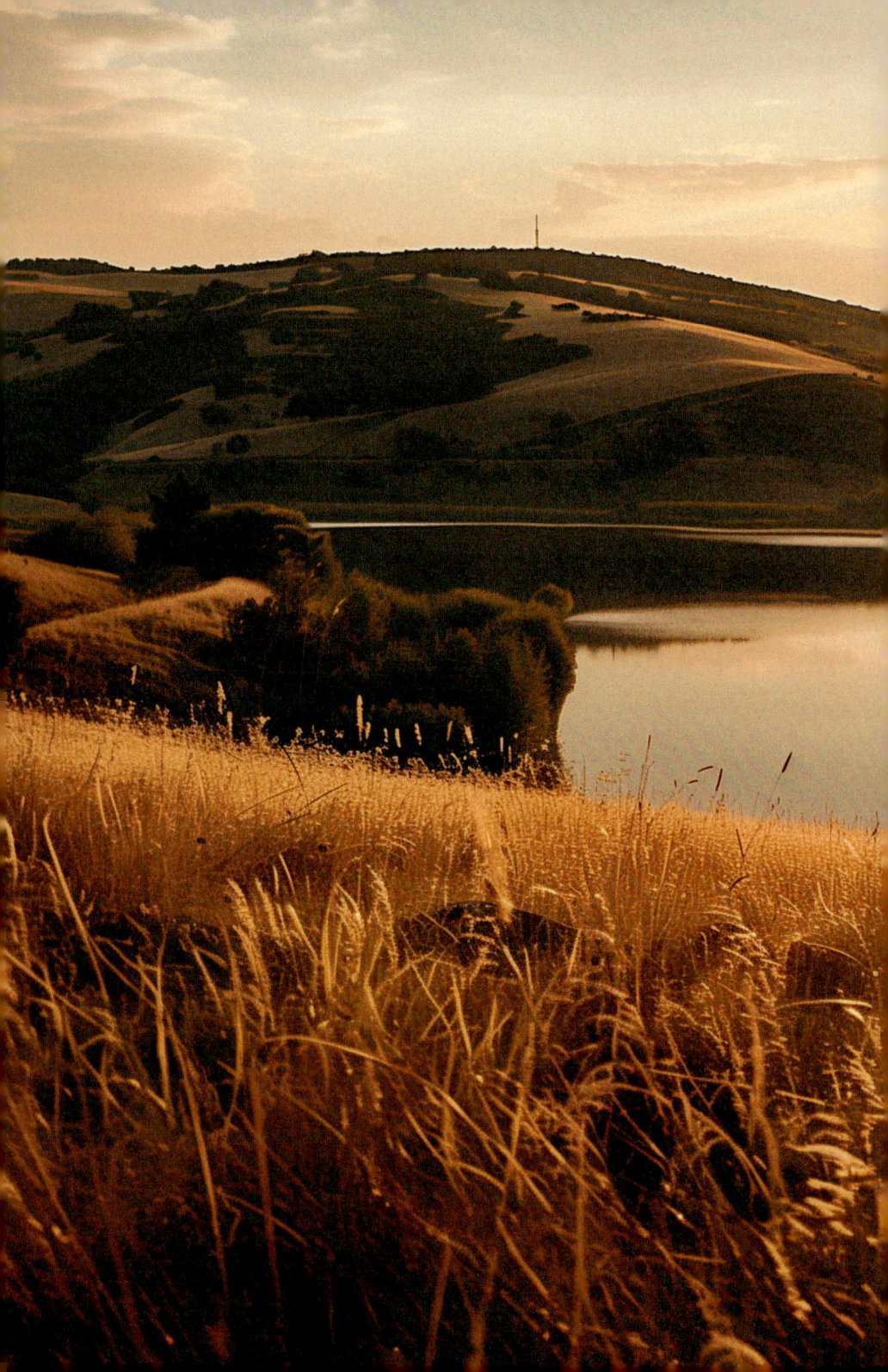

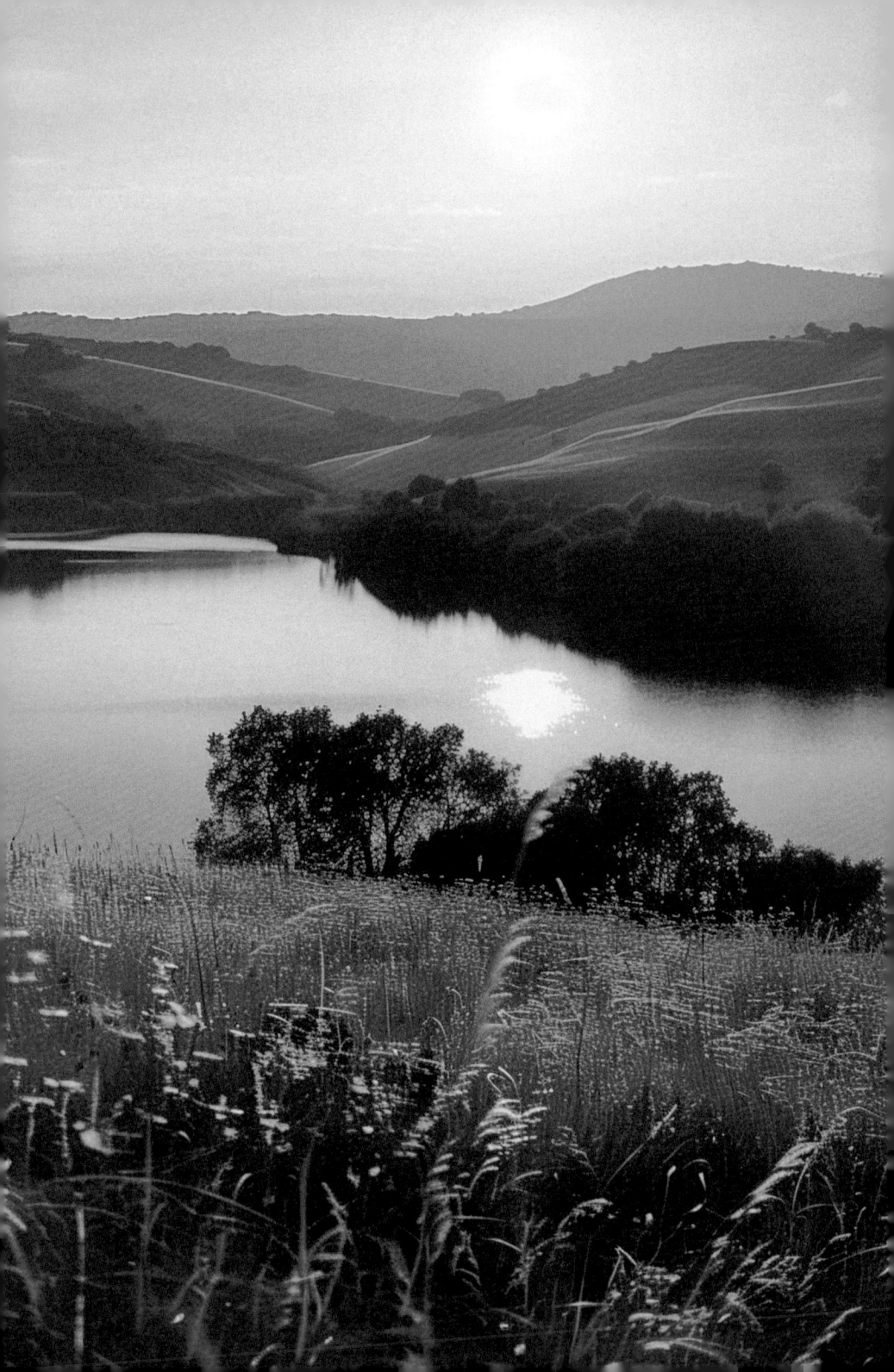

다. 스트레스에 대한 탄력성이 높아지고, 타인과 세계에 대한 연민이 깊어지며, 매 순간 삶의 감사함을 느끼게 되는 겁니다.

진정한 변화는 한순간에 이루어지는 게 아니라 작은 실천의 축적을 통해 서서히 일어납니다. 마음챙김과 아로마테라피의 힘을 빌려 매일 자신과 연결되는 시간을 가지다 보면 어느새 삶의 모든 순간이 기쁨과 의미로 가득 차 있음을 발견하게 될 것입니다. 이 여정의 모든 단계에서 자신에 대한 친절과 연민을 잊지 말고, 매 순간을 배움의 기회로 받아들이세요.

아로마 마음챙김을 통한 자기 발견과 성장의 길을 추구하는 모든 분께 깊은 평화와 기쁨, 지혜가 함께하기를 기원합니다. 우리 각자가 걷는 이 길이 내면의 빛을 발견하고, 서로를 이해하고 연결되는 따뜻한 세상을 만드는 데 보탬이 되기를 바랍니다.

함께 하니 더 좋은 마음챙김

따스한 햇살과 함께 은은하게 퍼지는 라벤더 향기가 공간을 감싸 안습니다. 마음챙김의 아로마가 가득 찬 이 순간, 사랑하는 이들이 모여 고요함과 연결감을 나누는 시간으로의 초대입니다.

아로마테라피는 영혼을 위로하고 정신을 고양시키는 힘으로, 마음과 정신을 하나로 이어주는 다리가 됩니다.

향기로운 마음챙김의 기쁨을 함께 나누는 것은 자기 발견과 성장의 길에 발을 내딛는 초대장과도 같습니다. 에센셜 오일로 향상된 마음챙김의 개념을 소개함으로써 우리는 무한한 가능성의 세계로 향하는 문을 엽니다. 영 리빙의 조이 에센셜 오일은 꽃과 감귤류의 매혹적인 블렌드로 이 여정의 완벽한 동반자가 됩니다. 그 상쾌한 향기는 순식간에 기분을 끌어올리고 긍정과 화합의 분위기를 만들어 냅니다.

이 공유된 경험을 시작하기 위해서는 편안함과 휴식을 느낄 수 있는 환영받는 분위기를 조성하는 것이 중요합니다. 에센셜 오일을 부드럽게 퍼뜨리는 디퓨저, 따스한 불빛을 발하는 촛불, 그리고 배경에서 흐르는 차분한 음악은 모두 마음챙김의 무대를 마련하는 데 기여합니다. 진행자로서 사랑하는 이들을 명상이나 마음챙김 연습으로 이끄는 것은 사랑과 보살핌의 행위가 됩니다. 개방적인 의사소통을 장려하고 생각과 감정을 공유할 수 있는 안전한 공간을 만드는 것은 참가자들 사이의 유대감을 강화하고, 서로에 대한 이해와 감사의 마음을 더욱 깊게 만듭니다.

일상의 가족생활에 녹아드는 마음챙김은 변혁의 힘이 됩니다. 마음챙김 호흡 연습이나 감각 놀이와 같은 단순한 활동에 아로마테라피를 도입하면 어린이와 성인 모두 현재의 순간에 온전히 참여할 수 있습니다. 진정시키는 에센셜 오일을 넣은 버블을 불면서 호흡에 집중할 수 있고, 향기 나는 재료를 탐색하면서 감각에 대한 인식을 높일 수 있습니다. 이러한 공유된 경험은 휴식과 집중력을 촉진할 뿐만 아니라 함께함과 기쁨의 감정도 키워줍니다.

아로마테라피는 또한 향기로운 소통을 통해 관계를 강화하는 힘을 가지고 있습니다. 향기는 기억과 감정을 불러일으키는 놀라운 능력으로 이해와 공감의 다리 역할을 합니다. 개인의 성격과 경험을 반영하는 맞춤형 향수를 만들면서 사랑하는 사람들은 독특하고 친밀한 방식으로 자신을 표현할 수 있습니다. 이 향기들은 그 자체로 하나의 언어가 되어 말로 표현되지 않은 감정을 전달하고 더 깊은 유대감을 형성합니다.

일상의 웰빙 의식에 기능성 향수를 도입하는 것은 마음챙김 생활의 잠재력을 한층 더 높여줍니다. 가족 식사 전에 좋아하는 에센셜 오일 블렌드를 바르거나 아로마테라피 마사지를 함께 하는 행위는 유대감과 자기 관리의 신성한 순간이 됩니다. 이러한 의식은 육체적, 정서적 웰빙을 증진시킬 뿐만 아니라 가족 구성원 내에서 단합과 소속감도 만들어냅니다.

향기로운 마음챙김의 실천이 뿌리내리면서, 그것은 모든 참여자에게 힘과 회복력의 원천이 됩니다. 스트레스나 불확실성의 시기에 익숙한 향기와 공유된 경험은 닻이 되어 우리를 둘러싼 사랑과 지지를 상기시켜 줍니다. 함께 시작한 마음챙김의 여정은 연결의 힘과 아로마테라피의 변혁적 본질에 대한 증거가 됩니다.

결국 마음챙김은 단순히 혼자만의 추구가 아닙니다. 그것은 소중한 사람들과 함께 현재의 아름다움과 경이로움을 나누는 초대장입니다. 에센셜 오일의 힘을 받아들이고 관계 속에서 마음챙김의 문화를 만들어감으로써, 우리는 사랑과 이해, 내적 평화의 유산을 가꾸어 나갑니다. 기쁨과 평온함의 향기가 우리의 삶을 가득 채우면서, 우리는 마음챙김이 열린 마음과 정신으로 함께할 때 더욱 빛난다는 사실을 발견하게 됩니다.

한 방울의 행복을 찾아서

한 방울의 에센셜 오일이 피부에 떨어지는 순간, 공기 중에는 향기로운 향연이 펼쳐집니다. 이 향기는 우리에게 잠시 멈추어 깊게 숨 쉬며 현재의 순간을 음미할 것을 권유하죠. 아로마테라피의 치유적 특성과 어우러진 이 단순한 마음챙김의 행위는 우리의 일상을 기쁨, 평화, 깊은 안녕감으로 가득 채울 수 있는 힘을 지니고 있습니다.

일상에서 행복의 한 방울 발견하기

현대 생활의 분주함 속에서 우리 주변에 존재하는 아름다움과 만족의 작은 순간들을 간과하기 쉽습니다. 하지만 마음챙김을 기르고 일상에 아로마테라피를 접목함으로써, 우리는 이러한 '행복의 한 방울'들을 인식하고 더 큰 성취감을 경험할 수 있게 됩니다.

이를 실천하는 한 가지 방법은 감사의 마음을 갖는 것입니다. 매일 작아 보일지라도 감사할 만한 일들을 되새기는 시간을 갖는 것은 전반적인 안녕감에 상당한 영향을 미칠 수 있죠. 얼굴에 느껴지는 햇살의 온기, 사랑하는 이의 웃음소리, 라벤더의 편안한 향기 등 이런 단순한 기쁨들을 인지하는 것만으로도 우리의 뇌를 행복과 회복력을 위해 재구성할 수 있습니다.

또 다른 강력한 도구는 경험 관리입니다. 의도적으로 기쁨과 성취감을 주는 활동들을 계획함으로써, 우리는 단순한 과제 완수에서 벗어나 긍정적인 정서적 경험 창출에 초점을 맞출 수 있습니다. 이런 접근법은 식료품 쇼핑이나 통근과 같은 일상적인 일조차도 성장과 만족의 기회로 탈바꿈시킬 수 있죠.

마음챙김 증진을 위한 아로마테라피의 역할

신체적, 정서적 안녕 증진을 위해 에센셜 오일을 활용하는 아로마테라피는 마음챙김 수련을 향상시키는 데 핵심적인 역할을 할 수 있습니다. 라벤더, 바닐라, 베르가못 같은 특정 향은 이완을 촉진하고 스트레스를 줄이며 기분을 좋아지게 하는 것으로 알려져 있죠. 일상에 이런 향을 도입함으로써 우리는 마음챙김 수련을 뒷받침하는 더욱 평화롭고 진정되는 환경을 조성할 수 있습니다.

일상에 아로마테라피를 접목하는 간단한 방법 중 하나는 에센셜 오일 디퓨저를 사용하는 것입니다. 이 기기는 에센셜 오일의 치유적 특성을 공기 중에 확산시켜 이완과 집중력을 증진하는 편안한 분위기를 만들어냅니다. 희석된 에센셜 오일을 손목이나 관자놀이 같은 피부에 직접 바르는 것도 하루 종일 그 효능을 경험할 수 있는 방법이죠.

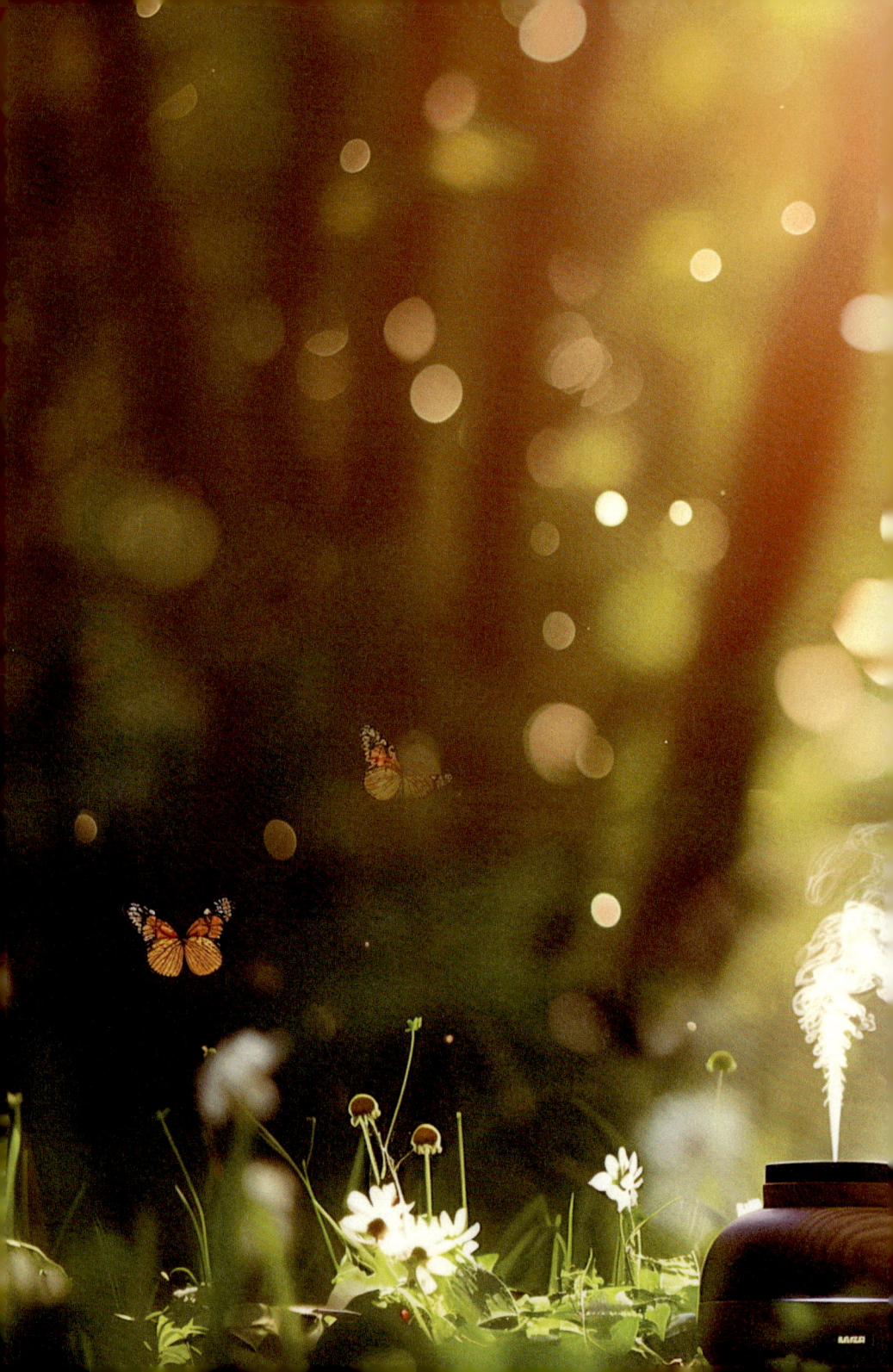

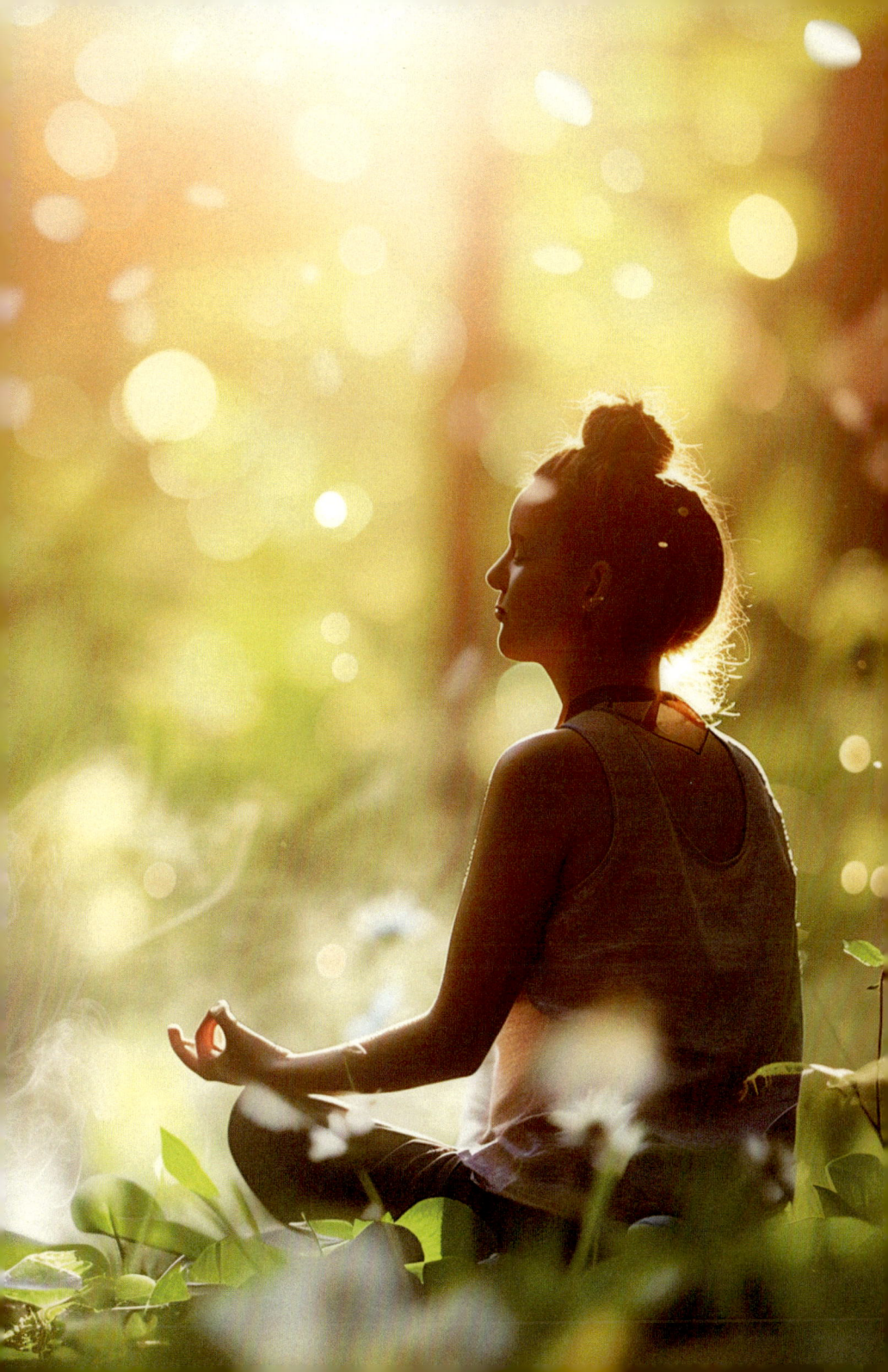

이완 촉진 외에도 아로마테라피는 집중력과 정신적 명료함을 높이는 데에도 활용될 수 있습니다. 페퍼민트, 로즈마리, 레몬 같은 향은 업무나 학습 시 이상적인 선택이 될 만큼 집중력과 기억력 향상에 도움이 되는 것으로 밝혀졌죠. 심호흡이나 명상 같은 마음챙김 기법과 이런 상쾌한 향을 조합하면 정서적, 인지적 안녕을 동시에 지원하는 강력한 시너지 효과를 만들어낼 수 있습니다.

향기롭고 마음챙김이 가득한 삶의 태도 기르기

아로마 마음챙김의 혜택을 진정으로 누리기 위해서는 이 수련법을 삶의 다양한 영역에 통합하는 것이 중요합니다. 이런 전일적 접근은 셀프케어, 대인관계, 업무, 여가 활동 등을 향상시켜 균형과 성취감을 고취할 수 있죠.

셀프케어 영역에서 마음챙김 명상과 에센셜 오일을 결합하면 매우 소생되고 회복되는 경험을 창출할 수 있습니다. 매일 시간을 내어 호흡, 신체 감각, 프랑킨센스나 샌달우드 같은 향의 치유적 특성에 집중하는 것만으로도 더 큰 내적 평화와 정서적 회복력을 기를 수 있습니다.

아로마 마음챙김은 대인관계를 강화하고 타인과의 더 깊은 유대감을 조성하는 데에도 활용될 수 있습니다. 함께 요리를 하거나 공예 활동을 하는 동안 공유된 추억이나 감정을 불러일으키는 향을 도입하면 일체감과 친밀감을 느낄 수 있죠. 유사하게 가족 모임이나 사교 행사 시 향초나 디퓨저를 사용하면 열린 소통과 공감을 장려하는 따뜻하고 초대하는 분위기가 조성됩니다.

직장에서 아로마 마음챙김은 집중력, 생산성, 협업을 증진하는 강력한 도구가 될 수 있습니다. 페퍼민트나 유칼립투스 같은 상쾌한 향을 활용하면 정신적 명료함이 높아지고 스트레스가 감소하여 업무 성과와 직무 만족도가 향상되죠. 여기에 정기적 휴식과 심호흡 같은 마음챙김 기법을 더하면 소진을 예방하고 긍정적인 근무 환경 조성에 일조할 수 있습니다.

끝으로 아로마 마음챙김은 여가 활동의 즐거움과 휴식을 증대하는 데에도 쓰일 수 있습니다. 책을 읽거나 목욕을 하거나 취미 생활을 즐길 때 바닐라나 라벤더 같은 편안한 향을 접목하면 안락함과 만족감을 느낄 수 있죠. 이런 활동 중에 감각에 주목하고 지금 이 순간에 집중하는 마음챙김을 실천하면 한층 더 깊은 몰입과 성취감을 경험할 수 있습니다.

마음챙김의 정수 전파하기

아로마 마음챙김이 당신 삶에 가져다주는 깊은 혜택을 경험하기 시작하면, 이 수련법을 다른 이들과 공유하고 싶은 영감을 받게 될 것입니다. 가족, 친구, 지역사회에 마음챙김의 원리와 에센셜 오일의 치유적 특성을 소개함으로써 당신 개인의 성장을 넘어서는 긍정적인 파급 효과를 만들어낼 수 있습니다.

가족과 마음챙김을 나누는 간단한 방법 중 하나는 식사 전 감사 나누기입니다. 각자 감사한 일을 표현하도록 장려하는 것은 감사와 유대감을 북돋우고 마음챙김 먹기 습관 형성에도 도움이 됩니다. 시각, 청각, 촉각, 후각, 미각을 통해 주변 환경을 탐색하는 감각 활동을 아이들과 함께하는 것도 현재에 대한 자각을 기르는 데 효과적이죠.

지역사회와 우정 관계에서는 마음챙김 산책이나 그룹 명상 모임을 열어 마음챙김의 정수를 전파할 수 있습니다. 이런 활동에서 참가자들은 주변의 색감, 소리, 향기를 온전히 느끼며 환경에 깊이 몰입하는 데 주력하게 됩니다. 각 음식의 질감, 풍미, 향을 음미하며 한 입 한 입을 만끽하는 마음챙김 먹기 모임을 주최해 볼 수도 있겠죠.

당신의 경험과 통찰을 꾸준히 나누다 보면 어느새 아로마 마음챙김이 대화와 교류의 자연스러운 일부가 되어 있음을 발견하게 될 것입니다. 에센셜 오일과 마음챙김 기법의 효능에 관해 이야기를 나누면서 타인이 이런 수련을 직접 탐구하도록 영감을 줄 수 있습니다. 이는 정서적 안녕과 개인적 성장을 중시하는 지지적 공동체 형성으로 이어질 수 있죠.

결론적으로 아로마 마음챙김은 일상 곳곳에 기쁨, 평화, 목적의식을 불어넣을 수 있는 강력한 통로를 제공합니다. 우리 주변에 존재하는 아름다움과 만족의 작은 순간들을 인식하는 법을 배우고, 에센셜 오일의 치유적 특성을 일상에 접목함으로써 우리는 한층 깊은 마음챙김과 정서적 회복력을 기를 수 있습니다.

아로마테라피와 마음챙김의 시너지를 탐구해 나가며 우리는 가능성과 잠재력의 세계로 우리 자신을 개방하게 됩니다. 깊은 호흡과 에센셜 오일의 한 방울 한 방울이 선사하는 자각, 연민, 연결의 감각은 우리 삶에 깊이 스며들 것입니다. 그리고 이 수련법을 타인과 공유하며 우리는 진정성, 목적의식, 기쁨을 가지고 살아가기로 결심한 개인들의 성장하는 공동체에 기여하게 되는 것이죠.

이제 아로마 마음챙김의 힘을 받아들이고, 그 정수가 우리 삶의 모든 영역에 스며들게 합시다. 마음챙김의 한 순간 한 순간, 치유의 향 한 방울 한 방울이 우리를 모두의 내면에 깃든 깊은 행복과 성취감의 발견으로 한 걸음 더 다가가게 할 테니까요.

PART 8
아로마 마음챙김으로 만드는 작은 변화

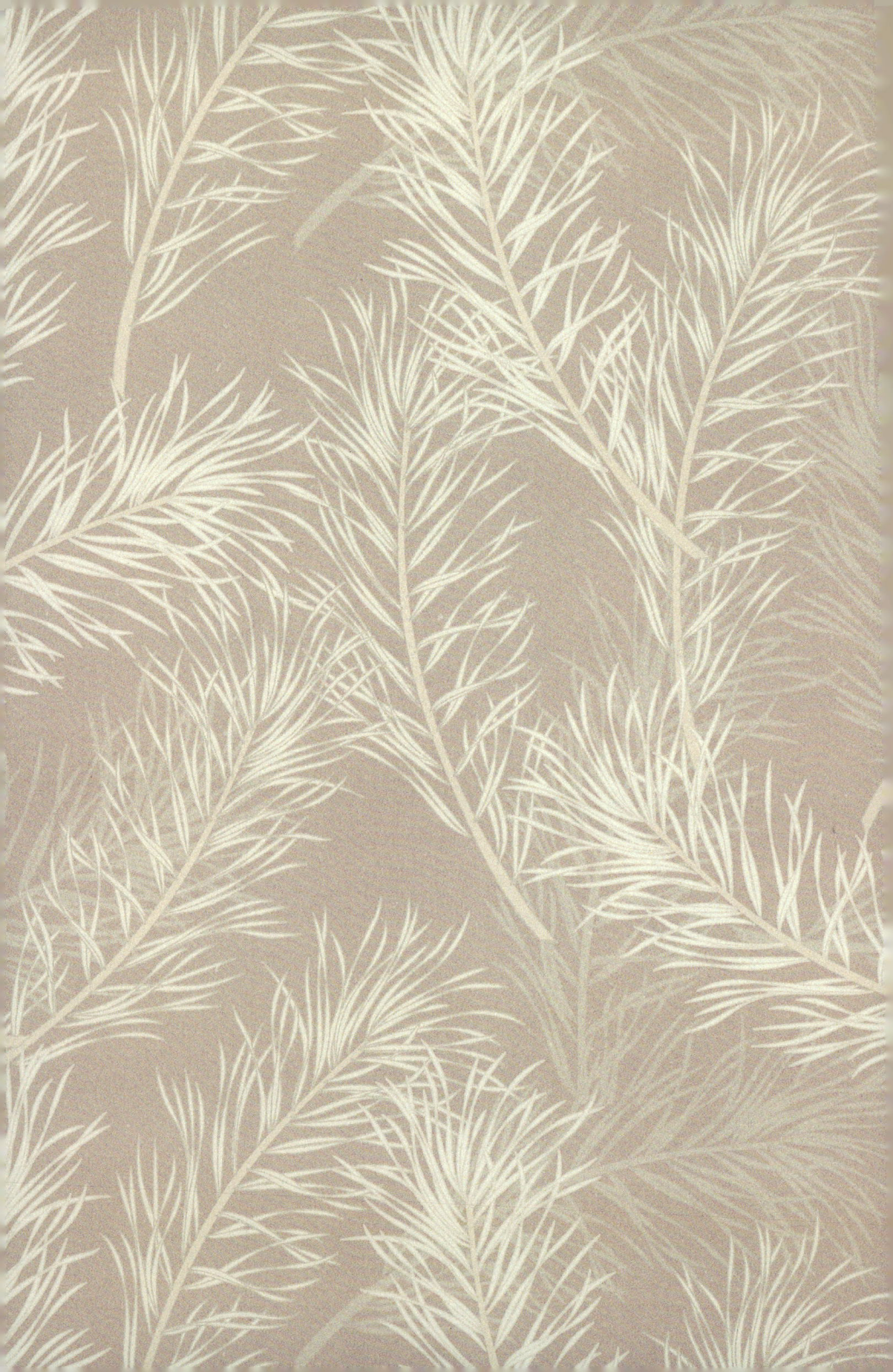

늦여름 오후, 라벤더 향이 은은하게 퍼지는 명상 방석에 앉아 익숙한 의식을 시작합니다. 에센셜 오일이 우리의 몸과 마음에 깊은 영향을 미친다는 사실은 아로마테라피 전문가로서 오랫동안 알고 있었지만, 마음챙김 수련에 에센셜 오일을 접목시키기 시작하면서야 비로소 그 변화의 힘을 진정으로 깨닫게 되었습니다.

아로마 마음챙김으로의 여정은 작고 의도적인 변화로부터 시작되었습니다. 한낮의 나른함을 깨우는 페퍼민트 오일 한 방울, 명상 시 집중력을 높여주는 프랑킨센스 한 방울. 이 두 가지 기법의 시너지 효과를 탐구하면서 마음챙김과 동기부여를 흔들림 없이 유지하는 비결이 체계와 유연성 사이의 균형에 있음을 발견했습니다.

동기가 떨어지는 날이면 명상에 전념할 시간을 따로 마련하고, 기대나 판단에서 자유로운 초심으로 임하며, 마음챙김과 아로마테라피에 열정을 가진 이들의 지지를 구하는 등 수련의 기본 원칙으로 돌아가곤 했습니다. 그 과정에서 에센셜 오일이 타인과의 소통 기술을 향상시키고 더 깊은 유대감을 형성하는 데 기여할 수 있음을 알게 되었죠.

감정과 기억을 관장하는 변연계(邊緣系)는 후각과 밀접하게 연관되어 있어, 아로마테라피는 우리의 기분과 행동에 영향을 미치는 강력한 도구가 됩니다. 실제로 라벤더와 베르가못 같은 특정 에센셜 오일이 불안과 스트레스를 크게 줄여 더욱 편안하고 개방적인 소통 환경을 조성한다는 임상 연구 결과가 있습니다.

아로마 전문강사로 일하면서도 이런 오일을 활용해 내담자가 더 마음 놓고 진솔한 대화를 나눌 수 있도록 도왔습니다. 대인관계를 넘어, 증상 관리와 자기표현에서도 아로마테라피가 중요한 역할을 할 수 있음을 깨달았습니다. 소통과 자기표현을 관장하는 목 차크라에 제라늄, 히솝, 레몬그라스 등의 오일을 사용한 "소통의 파우더"나 "소통의 목욕"으로 진실된 목소리를 내는 명료함과 자신감을 북돋을 수 있었죠.

아로마 마음챙김의 여정을 돌아보며, 이 과정에서 얻은 깊은 통찰과 개인적 성장에 감사함을 느낍니다. 현재를 받아들이고 존재감과 감사함을 기르면서 장미 한 송이의 섬세한 향기부터 사랑하는 이의 따뜻한 포옹까지 삶의 소소한 기쁨을 음미하는 법을 배웠습니다.

이런 수련은 자각의 폭을 넓혀 스트레스와 불안에 대한 습관적 반응을 더 능숙하고 자비롭게 인식하고 대응할 수 있게 해주었고, 관계에서는 더 귀 기울여 듣고 진실되게 소통할 수 있게 만들었습니다. 무엇보다 순수한 행복의 순간들을 선사했죠. 몸과 마음, 영혼 사이의 깊은 연결을 느끼고, 감각이 고양되어 현재에 온전히 몰입하는 그런 순간 말입니다.

앞으로도 아로마 마음챙김의 길을 걸으며, 이 수련법의 변화의 힘을 더 많은 이들과 나누고 싶습니다. 작고 의도적인 변화를 만들어내고 아로마테라피와 마음챙김의 자연스러운 조화를 받아들임으로써, 우리 모두 삶에서 더 큰 안녕과 명료함, 기쁨을 가꿔갈 수 있으리라 믿습니다.

지치지 않는 마음챙김으로 가는 길

향기로운 숨결처럼 가볍고, 습관처럼 자연스러운 마음챙김의 길을 향해 발걸음을 내딛는 순간, 우리는 내면의 평화를 향한 여정을 시작합니다. 흔들림 없는 마음챙김의 경지에 이르는 길에서 향기의 변혁적인 힘을 탐구하며, 자기동기부여와 개인적 성장의 촉매제로 삼아봅시다.

내면의 힘을 키우는 것은 마음챙김의 여정에서 필수적인 요소입니다. 아로마테라피는 회복탄력성, 인내심, 흔들리지 않는 집중력을 기르는 부드럽지만 강력한 수단을 제공합니다. 클라리 세이지, 카다멈, 프랑킨센스의 블렌드로 위로의 포옹이 되어주며, 정신을 풀어주고 자신감을 높여줍니다. 이 블렌드는 공동설립자 제럴딘 하워드가 자신의 암 치료 과정에서 가장 강력한 오일을 모아 정성스레 만든 것으로, 역경의 순간에 우리에게 필요한 힘을 선사합니다.

진정 효과가 있는 클라리 세이지, 안정감을 주는 샌달우드, 보살피는 제라늄이 조화를 이루는 이너 스트렝스 블렌드는 가장 필요한 순간에 안도감과 위안을 주는 '병에 담긴 포옹'을 만들어냅니다. 이러한 특정 아로마를 일상에 녹여내면 정서적, 신체적 안녕을 증진시켜 마음챙김의 길을 우아하고 단호하게 헤쳐나가는 데 필요한 회복탄력성을 기를 수 있습니다.

아로마 앵커링은 에센셜 오일과 마음챙김 상태 사이에 강력한 감각적 연결고리를 만드는 실천법으로, 하루 종일 현재의 순간으로 돌아오게 하는 등대 역할을 합니다. 의도적으로 기분을 선택하고, 에센셜 오일을 고르며, 향기와 연결된 긍정적인 기억을 만들면 생각과 감정을 더 잘 통제할 수 있게 되어 매일 최고의 자신이 될 수 있습니다.

아로마 앵커링의 이점은 다양합니다. 감정 조절력 향상, 마음챙김 개선, 전반적인 안녕감 증대 등이 그것입니다. 멜린다 브레치젠의 "아로마틱 앵커링" 소책자 같은 자료는 이 혁신적 실천법에 대한 로드맵을 제공하며, 상세한 단계와 개인의 성찰을 위한 공간을 마련해 발전 과정을 추적할 수 있게 해줍니다. 더 나아가 아로마 앵커링은 어린이들에게 맞게 조정될 수 있어, 어릴 때부터 마음챙김과 감정 조절을 증진하는 운동과 팁을 제공할 수 있습니다.

개인 맞춤형 향기로운 의식을 만드는 것은 친밀하고 변화를 일으키는 경험이 될 수 있습니다. 이를 통해 우리만의 고유한 필요와 선호에 부합하는 일상의 아로마 마음챙김 실천법을 설계할 수 있습니다. 점성술과 아로마테라피를 통합함으로써 삶의 목적을 강화하고, 매 호흡마다 의도와 목표를 뒷받침하는 맞춤형 향기를 만들 수 있습니다.

연금술사와 일대일로 작업하면서 우리는 가장 깊은 욕구를 확인하고, 맞춤형 향수, 의식용 입욕제, 성물 등으로 구성된 개인 맞춤 의식 키트를 만들 수 있습니다. 이 키트는 변화와 개인적 성장의 촉매제가 되어 자기 발견의 여정을 지지합니다.

맞춤형 향기 블렌딩 의식에 참여하면 다양한 아로마를 탐색하며 우리 영혼에 말을 거는 독특한 향기를 만들 수 있습니다. 이 의식은 개인의 선호와 필요를 깊이 탐구할 기회가 되어, 우리 존재의 연장선이 되는 향기를 만들어냅니다.

아로마를 활용한 일상의 의식을 통합하면 기분 개선과 균형감 조성부터 회복탄력성 함양, 불균형 상태에서의 즉각적인 안정에 이르기까지 우리의 삶을 심오하게 향상시킬 수 있습니다. 이 의식들은 아무리 단순할지라도 자기 돌봄의 신성한 순간이 되어 우리의 몸과 마음, 영혼을 살찌웁니다.

개인 맞춤형 웰니스 선물 상자는 특별히 재단된 제품들의 엄선된 선택지를 제공하여 우리 고유의 건강 목표와 선호를 지지합니다. 이 상자들은 여정의 소중한 동반자가 되어 자기 돌봄과 마음챙김에 대한 우리의 헌신을 상기시켜 줍니다.

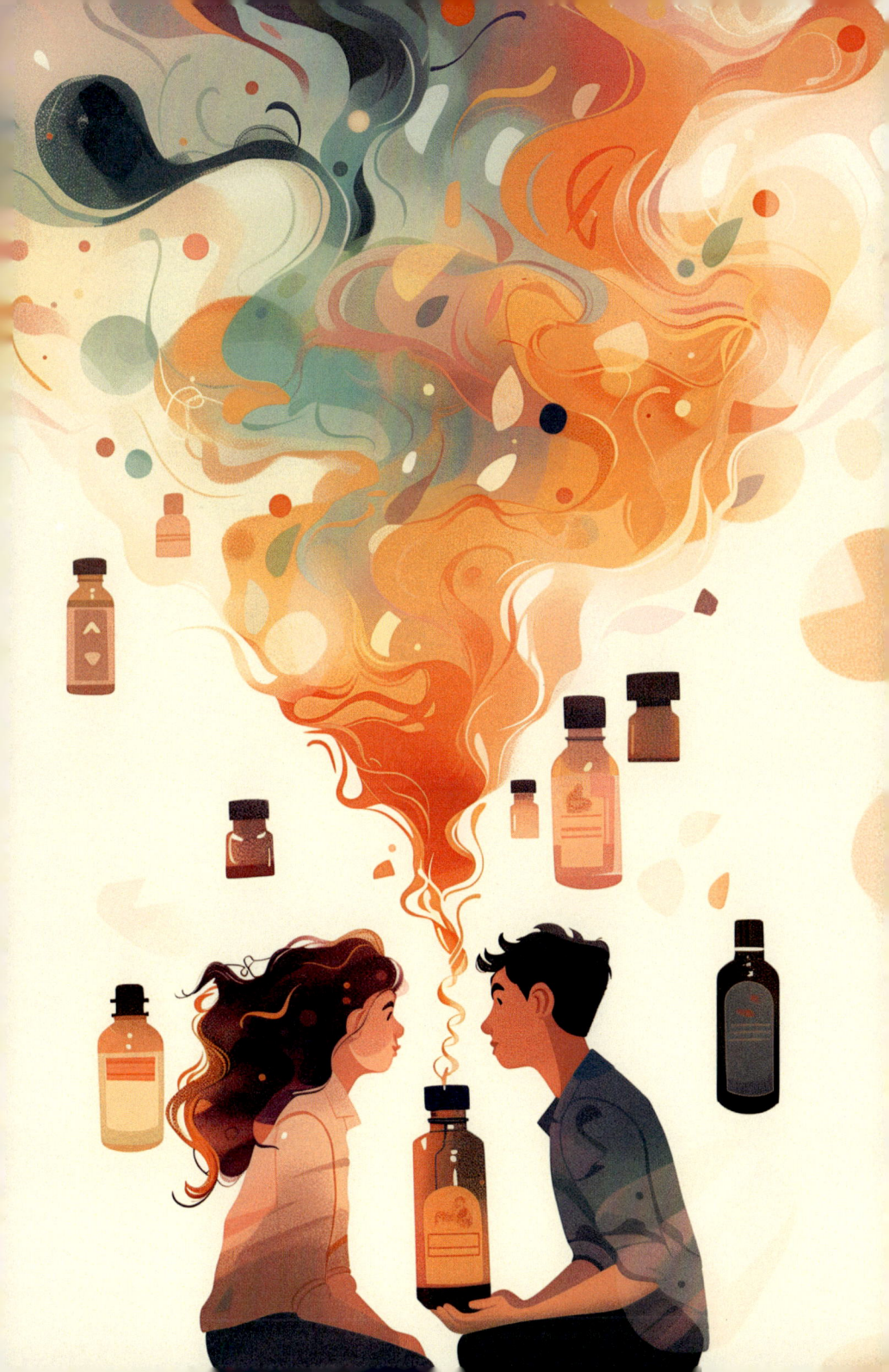

흔들림 없는 마음챙김의 길을 걸어가면서 부드러운 안내자로서 향기의 힘을 받아들입시다. 향기는 우리의 삶을 자기 동기부여와 개인적 성장의 달콤한 아로마로 채워줄 것입니다. 깊이 숨을 들이마실 때마다 우리는 현재의 순간에 닻을 내리고, 내면의 힘을 기르며, 삶의 도전에 우아함과 단호함으로 맞서는 데 필요한 회복탄력성을 배양할 수 있습니다.

들숨과 날숨 사이의 신성한 공간에서 우리는 아로마 마음챙김의 변혁적 잠재력을 발견하게 됩니다. 이는 숨결처럼 가볍고 습관처럼 자연스러운 실천법입니다. 그러니 향기로운 발걸음을 한 번에 하나씩 내딛으며 함께 이 여정을 시작합시다. 우리 모두 내면에 존재하는 끝없는 아름다움과 힘을 발견하게 될 것입니다.

스트레스 SOS!

스트레스는 우리의 바쁜 일상, 끝없는 책임감, 그리고 끊임없는 연결성의 그림자에 도사리고 있는 현대인의 영원한 동반자입니다. 그 교활한 손아귀는 근육을 뭉치게 하는 신체적 긴장에서부터 판단력을 흐리게 하는 정신적 안개까지 다양한 방식으로 나타납니다. 그러나 이 혼돈 속에서도 희망의 등불이 있습니다.

바로 아로마테라피의 고대 지혜와 마음챙김의 변혁적 실천이 만들어내는 강력한 시너지 효과입니다.

스트레스의 미묘한 신호를 인식하는 것이 우리의 행복을 되찾는 첫걸음입니다. 우리 몸은 긴장성 두통, 근육통, 수면 장애 등으로 어깨에 너무 많은 짐을 지고 있다는 명백한 신호를 보냅니다. 변비나 복통 같은 소화기 문제 역시 과부하가 걸린 시스템을 가리킵니다. 이러한 신체적 증상은 무시해서는 안 되는데, 그것은 우리 몸이 휴식을 간청하는 방식이기 때문입니다.

스트레스의 정신적 징후는 파악하기 더 어려울 수 있지만 그만큼 중요합니다. 불안과 우울은 우리의 생각과 감정에 그림자를 드리울 수 있습니다. 짜증과 감정 기복이 잦아지면서 일상의 도전에 대처하는 능력이 떨어질 수 있습니다. 이러한 정신적 신호는 우리에게 잠시 멈추어 숨을 돌리고 아로마테라피와 마음챙김이 제공하는 위안을 찾으라고 알려주는 경종입니다.

아로마테라피의 힘은 자연의 보물에서 추출한 농축된 에센셜 오일의 치유 특성을 활용하는 능력에 있습니다. 라벤더, 카모마일, 베르가못은 스트레스 해소에 탁월한 효과로 잘 알려져 있으며, 지친 신경을 달래고 깊은 이완감을 줍니다. 이 오일들을 흡입하거나 국소적으로 발라주면 우리 몸의 신경계와 상호작용하여 차분한 상태로 부드럽게 유도합니다.

후각은 뇌의 감정과 기억을 관장하는 변연계로 직행하는 통로입니다. 우리가 에센셜 오일의 편안한 향기를 들이마시면, 세로토닌과 같은 기분 좋은 호르몬을 분비하도록 자극하는 일련의 화학 반응이 촉발됩니다. 향기와 뇌 사이의 이 복잡한 상호작용이 아로마테라피의 효능의 핵심이며, 스트레스를 완화하고 더 균형 잡힌 상태를 만드는 자연적이고 비침습적인 방법을 제공합니다.

아로마테라피의 다재다능함은 개인의 취향과 라이프스타일에 맞는 다양한 제품과 기술을 제공한다는 점에서 가장 큰 강점 중 하나입니다. 스트레스 해소에 효과적인 에센셜 오일이 함유된 롤온 제품은 주머니나 지갑에 쉽게 넣고 다닐 수 있어, 일상의 혼란 속에서 빠르고 은밀하게 평온을 찾을 수 있는 방법을 제공합니다. 이 향기로운 오일이 풍부하게 함유된 바디 로션과 크림은 단순한 보습 행위를 자기 관리와 휴식의 의식으로 바꿀 수 있습니다.

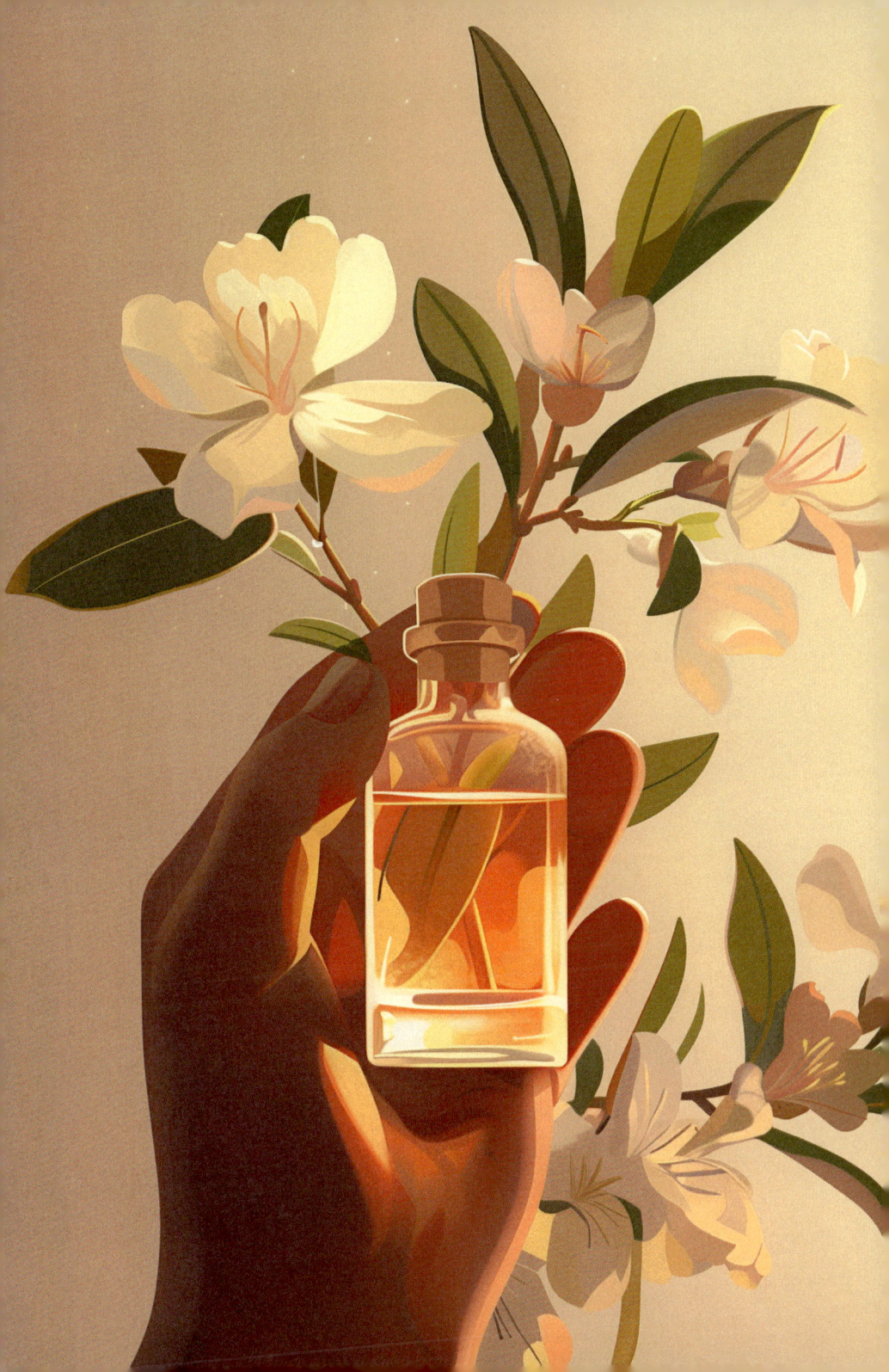

향초부터 핸드숍, 버블 배스에 이르기까지 목욕 및 바디 제품은 우리의 집을 고요한 성소로 변화시켜, 하루의 스트레스를 내려놓고 아로마테라피의 치유력에 몸을 맡길 수 있게 합니다. 이런 제품들을 일상 속에 통합함으로써 우리는 마음챙김의 기회를 만들고, 평범한 순간을 우리의 행복을 키우는 신성한 휴식으로 전환할 수 있습니다.

스트레스에 맞서 회복력을 기르는 것은 지속적인 여정이며, 에센셜 오일은 이 길에서 강력한 동반자가 될 수 있습니다. 차분함, 적응력, 정신적 강인함을 증진하는 특정 오일과 블렌드는 우리에게 인생의 도전을 더 쉽고 우아하게 헤쳐 나갈 수 있는 도구를 제공합니다.

아로마테라피 세계에서 변함없는 고전인 라벤더는 불안을 가라앉히고 편안한 수면을 돕는 것으로 유명합니다. 햇살 가득한 감귤 노트를 지닌 베르가못은 기분을 좋게 하고 스트레스의 무게를 덜어줍니다. 부드럽고 진정 효과가 있는 캐모마일은 긴장 완화와 감정적 균형을 유도합니다. 이국적인 꽃향기를 지닌 일랑일랑은 몸과 마음을 진정시키는 효과가 있으며, 고대의 지혜가 깃든 프랑킨센스는 접지력과 내적 평화를 증진합니다.

에센셜 오일의 레퍼토리에서 덜 알려진 보석인 메이저램과 패출리도 스트레스 관리에 고유한 기여를 합니다. 따뜻하고 매콤한 향을 지닌 메이저램은 긴장과 불안을 녹여주고, 흙 냄새가 나는 풍부한 패출리는 전통 의학에서 오랫동안 불안을 완화하고 마음을 진정시키는 데 사용되어 왔습니다.

어댑티브 Adaptiv 같은 블렌드는 여러 오일의 시너지 효과를 활용하여 회복력과 적응력을 증진하는 향기로운 조화를 만들어냅니다. 이 신중하게 제작된 조합은 우리의 정서적, 정신적 웰빙을 지원하기 위해 조화롭게 작용하여, 더 큰 평온함과 명료함으로 삶의 도전에 맞설 수 있게 도와줍니다.

아로마테라피의 아름다움은 그 접근성과 다재다능함에 있으며, 개인의 선호도와 필요에 맞는 다양한 방법을 제공합니다. 인기 있는 선택인 디퓨저는 에센셜 오일이 공기 중에 퍼져 평온과 휴식의 분위기를 조성합니다. 오일을 캐리어 오일에 희석하여 피부에 바르는 국소 도포는 피부를 통해 흡수되어 평온과 편안함의 국소적 느낌을 제공합니다. 직접 흡입이나 아로마테라피 목욕의 즐거움을 통한 향기 사용은 우리가 감각적 경험에 완전히 몰입하게 하여, 향기가 우리의 몸과 마음에 마법을 걸 수 있도록 초대합니다.

모든 자연 요법과 마찬가지로 안전 예방책이 무엇보다 중요합니다. 에센셜 오일은 피부 자극이나 민감성을 피하기 위해 항상 피부에 바르기 전에 희석해야 하는 강력한 농축액입니다. 평판이 좋은 브랜드에서 고품질의 오일을 선택하는 것이 중요한데, 이 산업에 대한 FDA의 규제가 부족하여 변질되거나 품질이 낮은 제품이 나올 수 있기 때문입니다. 올바른 사용법과 공급처에 대해 스스로 교육함으로써 우리는 웰빙을 보장하면서 아로마테라피의 잠재력을 최대한 활용할 수 있습니다.

아로마테라피와 마음챙김의 진정한 연금술은 이 실천법들이 서로 얽혀 각각 다른 것을 높이는 아름다운 자기 발견과 치유의 춤에서 드러납니다. 마음챙김의 기본이 되는 깊은 호흡은 라벤더, 베르가못, 일랑일랑의 진정 효과와 어우러질 때 새로운 차원을 갖게 됩니다. 숨이 우리 몸을 통과하는 감각에 집중하면서 방향 분자들이 마법을 발휘하여 우리를 부드럽게 이완과 현재에 머무르게 합니다.

내면의 평화를 기르는 강력한 도구인 명상은 프랑킨센스, 샌달우드, 네롤리의 접지력 있는 향기와 함께할 때 더욱 깊어집니다. 우리가 고요함 속에 앉아 하늘의 구름처럼 생각이 지나가도록 내버려 둘 때, 향기는 우리를 현재에 고정시켜 과거의 긴장과 미래의 걱정을 내려놓도록 초대합니다.

우리의 상상력의 힘을 이용하는 기술인 시각화는 레몬, 캐모마일, 시더우드의 고양시키는 향기로 한 단계 높아질 수 있습니다. 우리가 마음속으로 평화로운 환경으로 이동할 때, 에센셜 오일은 감각적 신호로 작용하여 우리가 진정되는 심상에 더 깊이 몰입하도록 돕습니다.

단순하지만 효과적인 마음챙김 실천법인 사각형 호흡은 베티버, 일랑일랑, 라벤더의 균형 잡힌 향기와 결합될 때 새로운 수준의 효능을 발휘합니다. 4단계 호흡 주기를 거치면서 향기는 우리가 중심을 잡고 현재에 집중할 수 있도록 부드럽게 안내합니다.

앱과 온라인 자료를 통해 쉽게 접할 수 있는 가이드 명상은 종종 아로마테라피를 통합하여 체험을 향상시킵니다. 우리가 가이드의 진정되는 목소리를 따라갈 때, 신중하게 선택된 향기는 스트레스를 내려놓고 깊은 이완 상태를 받아들이도록 초대하는 다

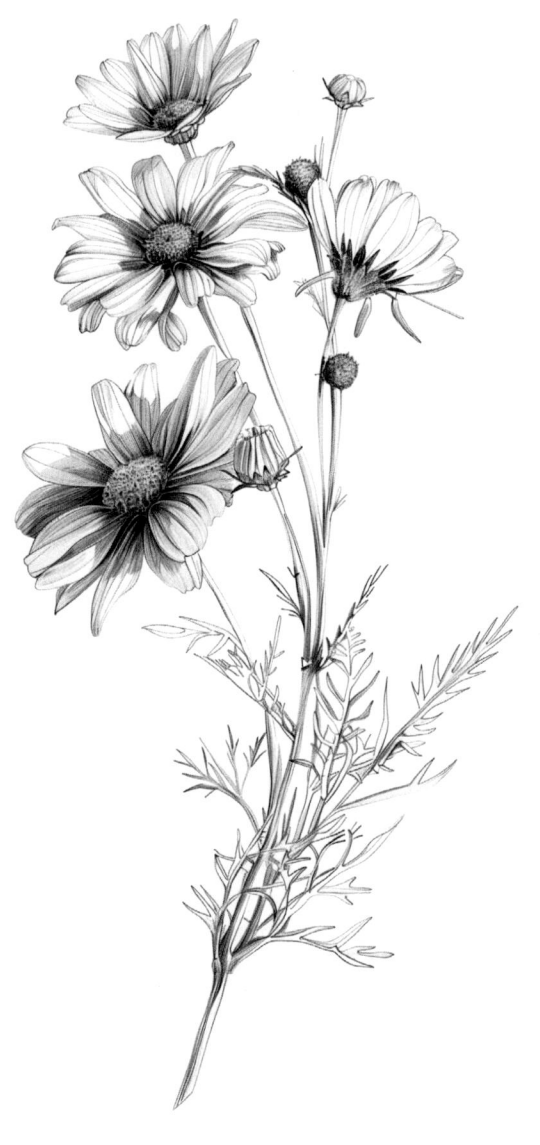

감각적 여정을 만들어냅니다.

 요구와 주의 산만이 소용돌이치는 세상에서 아로마테라피와 마음챙김의 융합은 평화와 회복력의 성소를 제공합니다. 신체적, 정신적 스트레스 징후를 인식하고 에센셜 오일의 힘을 활용함으로써 우리는 더 큰 균형과 웰빙을 기를 수 있습니다. 아로마테라피 제품의 의도적 사용과 마음챙김 실천의 통합을 통해 우리는 삶의 도전을 우아하고 평정심 있게 헤쳐 나가는 데 필요한 정신적 근육을 기를 수 있습니다.

 자기 돌봄과 자기 발견의 이 여정을 시작할 때, 아로마테라피와 마음챙김에 열린 마음과 호기심을 가지고 접근하는 것이 중요합니다. 각 개인의 행복으로 가는 길은 독특하며, 한 사람에게 효과가 있는 것이 다른 사람에게는 그렇지 않을 수 있습니다. 다양한 에센셜 오일, 블렌드, 마음챙김 기술을 시도해 봄으로써 스트레스 관리와 회복력 구축을 위한 맞춤형 도구 상자를 만들 수 있습니다.

 결국 아로마테라피와 마음챙김의 진정한 선물은 스트레스를 완화하는 능력뿐만 아니라 우리 내면의 자아와 다시 연결해주는 능력에 있습니다. 치유의 향기를 들이마시고 현재에 자신을 고정시킬 때, 우리는 항상 내면에 자리 잡고 있던 평화와 힘을 재발견합니다. 우리는 더 큰 평온함, 적응력, 회복력으로 삶의 도전에 맞서는 법을 배웁니다. 어떤 폭풍도 견딜 수 있는 도구를 가지고 있다는 것을 확신하며 말입니다.

그러니 아로마테라피와 마음챙김의 힘을 받아들이고, 자기 발견과 치유의 여정을 시작해 봅시다. 에센셜 오일의 지혜를 들이쉬고 세상의 스트레스를 내쉬어 봅시다. 어떤 도전에도 번성할 수 있는 내적 자원이 있다는 것을 알면서, 회복력과 적응력의 마음가짐을 기릅시다. 그리고 마음챙김의 호흡과 방향 에센스의 한 방울마다 우리가 더 큰 행복, 균형, 기쁨을 향해 한 걸음 내딛고 있다는 것을 기억합시다.

향기로운 소통의 기술

우리는 살랑이는 바람에 실려 오는 라벤더의 부드러운 속삭임, 상큼한 오렌지의 활기찬 생기, 그리고 제라늄의 온화한 손길을 느낍니다. 이 향기로운 노트들은 공기 중에서 춤을 추며, 우리의 마음과 정신을 열어 향기로운 대화의 변혁적인 힘을 경험하게 합니다. 말로는 종종 부족할 때가 있는 세상에서, 향기의 언어는

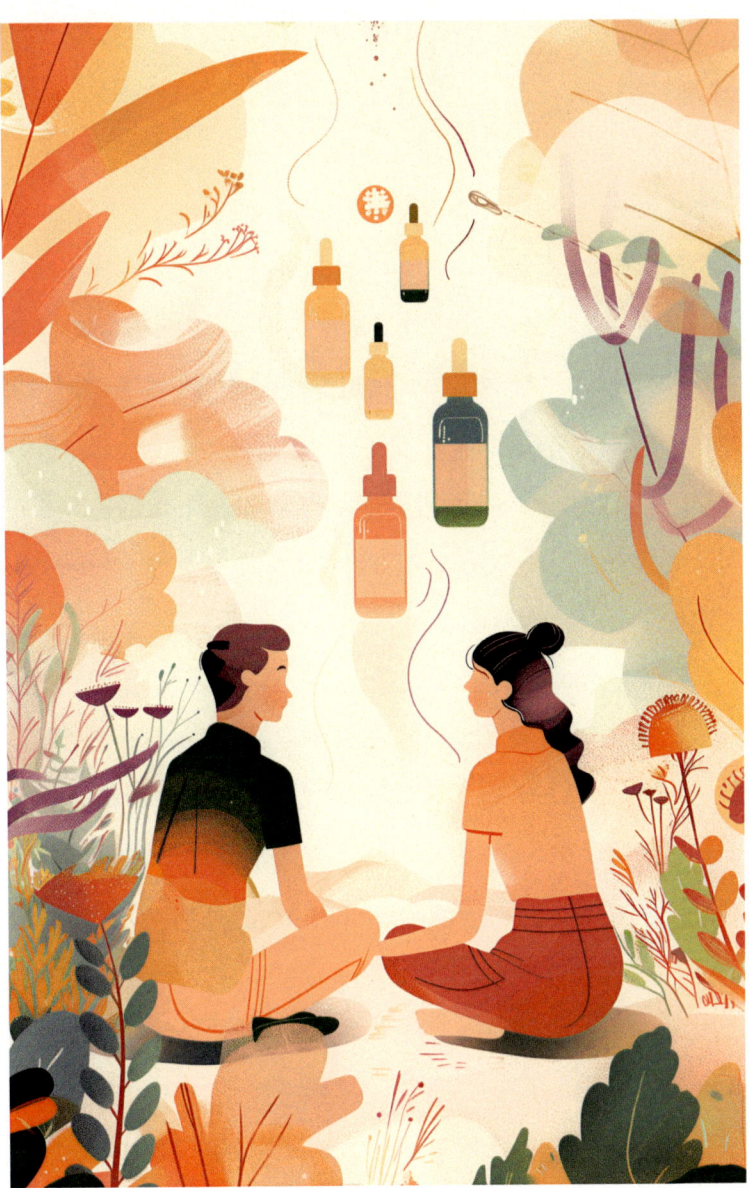

타인 및 자신과 깊이 있게 소통할 수 있는 심오하고 친밀한 방법을 제공합니다.

효과적인 의사소통의 기반인 마음챙김 경청은 아로마테라피에서 자연스러운 동맹군을 찾습니다. 라벤더, 스위트 오렌지, 제라늄, 로즈 오토와 같은 에센셜 오일을 확산시킴으로써 우리는 적극적인 경청과 연민 어린 반응을 촉진하는 차분하고 공감적인 분위기를 조성합니다. 이런 오일들의 치료적 특성은 스트레스, 불안, 주의산만을 줄이는 마음챙김 명상 기법과 조화를 이루어 화자에게 온전히 존재하고 주의를 기울일 수 있게 해줍니다.

부드러운 아로마를 들이마시면서 우리의 몸과 마음은 이완되고, 개방성과 수용성의 감각이 키워집니다. 우리는 화자의 말, 어조, 몸짓의 뉘앙스에 더 잘 집중할 수 있게 되고, 더 큰 공감과 이해심으로 반응하게 됩니다. 아로마테라피의 힘으로 향상된 마음챙김 경청의 기술을 통해 우리는 주변 사람들과 더 깊고 의미 있는 유대감을 형성해 나갑니다.

하지만 소통의 향기로운 여정은 경청에서 끝나지 않습니다. 그것은 또한 우리 자신의 감정과 생각을 표현하는 것까지 포괄합니다. 아로마테라피는 말 없이도 우리의 내면 세계를 전달할 수 있는 독특하고 강력한 도구를 제공합니다. 각각의 에센셜 오일은 고유의 감성적 특징을 지니고 있어, 기억, 연상, 감정을 불러일으켜 다른 사람과 공유할 수 있습니다.

개인 맞춤형 에센셜 오일 블렌드를 만들면서 우리는 마음을 직접 사로잡는 향기로운 언어를 창조할 수 있습니다. 로즈 오토 한 방울이 사랑과 연민에 대해 속삭인다면, 제라늄의 살짝 스친 향기는 균형과 이해의 감각을 전달할 수 있습니다. 이런 향기의 메시지들은 의도와 배려를 담아 공유될 때 장벽을 허물고 진실되고 진심 어린 상호작용을 촉진하는 힘을 발휘합니다.

향기로운 소통의 잠재력을 진정으로 활용하기 위해서는 진실성과 연약함이 꽃피울 수 있는 안전하고 따뜻한 공간을 조성해야 합니다. 우리의 환경에 진정시키고 위로하는 에센셜 오일을 불어넣음으로써, 우리는 다른 사람들이 방어를 내려놓고 열린 마음으로 솔직한 대화에 참여하도록 초대합니다. 라벤더의 부드러운 포옹, 캐모마일의 위안을 주는 손길, 프랑킨센스의 안정감 있는 존재감이 어우러져 신뢰와 수용의 분위기를 만들어 냅니다.

이 아로마 성소에서 우리는 감정의 깊이를 탐구하고, 이야기를 나누며, 열린 마음으로 경청할 수 있습니다. 은은한 조명, 편안한 좌석, 평화로운 색감은 에센셜 오일의 진정 효과를 더욱 강화하여 편견이 사라지고 공감이 넘치는 공간을 만듭니다.

향기로운 대화의 기술을 탐색하면서 우리는 마음챙김과 존중심을 가지고 아로마테라피에 접근해야 합니다. 항상 안전 지침을 준수하고, 오일을 적절히 희석하며, 개인의 민감도를 인식해야 합니다. 아로마테라피를 명상이나 일기 쓰기와 같은 다른 마음챙김 수련법과 결합함으로써 우리는 감정적 자각을 심화하고 진실된 자기 표현 능력을 향상시킬 수 있습니다.

향기로운 대화의 춤사위 속에서 우리는 영혼에 직접 말을 거는 새로운 언어를 발견합니다. 향기의 힘을 통해 우리는 마음을 열고, 연민으로 경청하며, 가장 참된 자아를 표현합니다. 에센셜 오일의 부드러운 속삭임을 들이마시면서 우리는 말을 초월하고 존재의 본질을 어루만지는 심오하고 친밀한 방식으로 연결됩니다. 이렇게 이루어진 유대감은 단순한 언어를 넘어 우리 삶의 진수에 닿습니다.

이제 향기로운 의사소통의 예술을 수용하고, 아로마테라피의 부드러운 숨결이 우리를 개방성, 공감, 진실한 연결의 여정으로 인도하게 합시다. 향기와 영혼이 교차하는 이 공간에서 우리는 마음으로 귀 기울이고 내면 깊은 곳에서 말하는 것의 변혁적인 힘을 발견합니다. 매 숨을 들이쉴 때마다 우리는 다른 이들도 이 향기로운 이해의 춤사위에 동참하도록 초대하여, 연민과 진정한 유대감이 꽃피는 세상, 한 번에 한 호흡씩 그려갑니다.

사랑 가득한 향기 포옹

아이와 함께하는 시간, 그 속에서 우리는 사랑을 느끼고 행복을 경험합니다. 하지만 바쁜 일상에 치여 정작 소중한 순간을 놓치기 쉽죠. 마음챙김 양육은 아로마테라피와 결합하여 사랑 가득한 존재감을 키우고, 우리 아이들의 정서적 안녕을 키우는 길잡이가 되어줍니다.

에센셜 오일은 진정과 안정의 특성으로 마음챙김 양육의 든든한 조력자입니다. 라벤더의 평온한 향기는 스트레스를 줄이고 이완을 도와 아이에게 평화로운 분위기를 선사하죠. 항우울, 마음챙김 유도 효과로 알려진 프랑킨센스는 마음과 정신을 열어 더

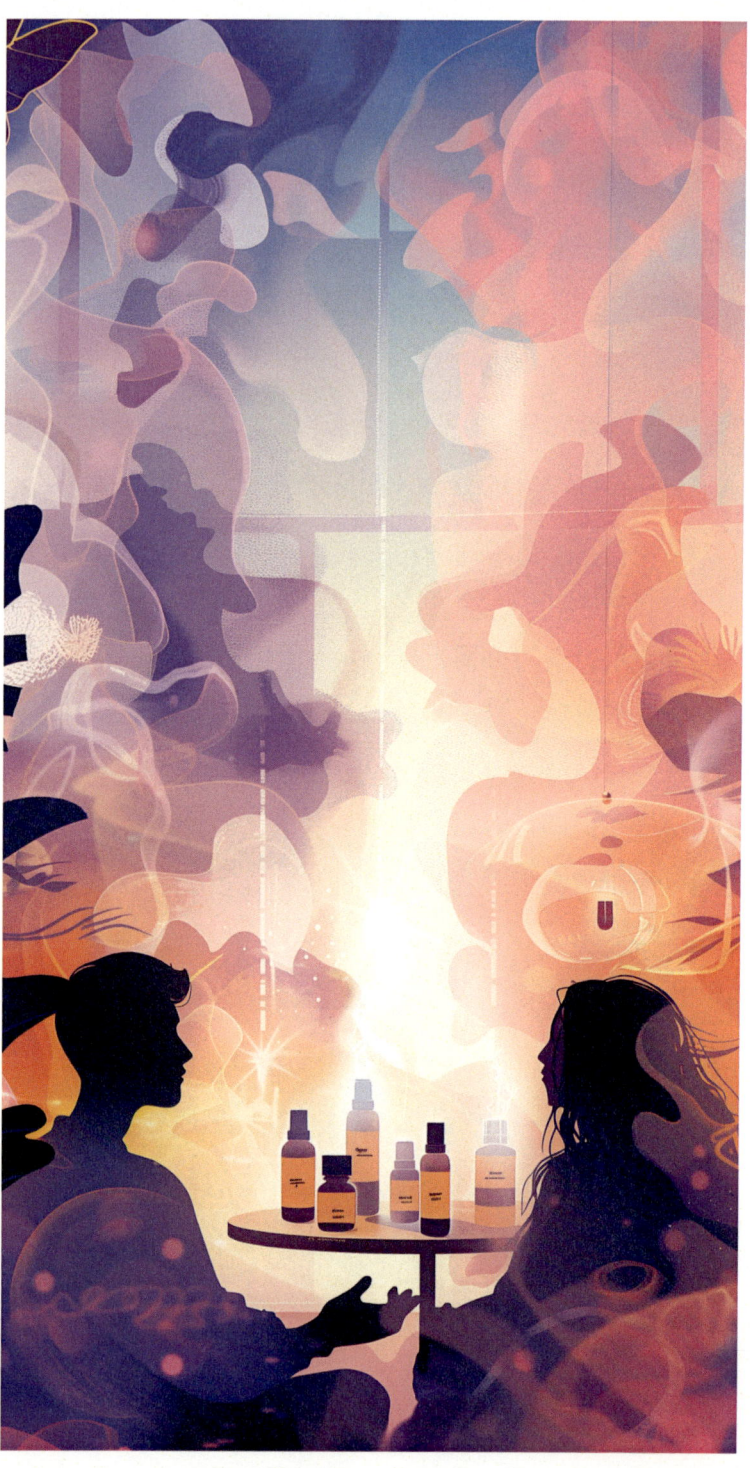

욱 세심하고 함께하는 시간을 만듭니다. 로즈마리의 자극적인 아로마는 집중력과 자각을 높여 아이의 필요에 민감해지게 해주고요. 우디하고 허브 느낌의 몰약 향은 작은 기쁨과 교감의 순간을 음미하게 만듭니다.

이런 에센셜 오일을 일상에 적용하는 건 마음챙김 스프레이를 만드는 것처럼 간단합니다. 잠시 멈추고 주변과 생각, 감정에 주의를 기울이는 시간, 작은 것에서 기쁨을 찾고 아이와의 유대를 깊게 하는 기회가 되죠. 캐리어 오일과 섞어 맥박이 뛰는 곳에 부드럽게 마사지하며 에센셜 오일을 피부에 바르는 것도 현재에 집중하고 함께하는 데 도움이 됩니다. 안정과 평온을 주는 향을 확산시키면 아이가 건강하게 자랄 수 있는 안식처도 만들어집니다.

하지만 마음챙김 양육은 우리 자신의 존재감을 넘어, 아이의 정서지능을 키우는 일이기도 합니다. 아로마테라피는 참여를 유도하는 활동과 대화를 통해 아이가 정서 자각, 공감, 자기조절 기술을 발달시키는 데 값진 도구가 되어줍니다. 다양한 향에 집중하고 그 향이 자신에게 어떤 느낌을 주는지 이야기하는 '냄새 맡고 말하기' 놀이는 정서 자각과 소통을 촉진합니다. 라벤더, 바닐라 같은 진정 향은 아이가 긴장을 풀고 불안을 줄이는 데 도움이 되고, 레몬이나 페퍼민트 같은 기분 좋은 향은 기민함과 에너지를 높여줍니다.

진정 향을 들이마시며 호흡에 집중하는 것처럼 마음챙김 훈련과 아로마테라피를 결합하면 아이가 분주한 마음을 다스리고 내적 평화를 찾을 수 있습니다. 다양한 질감과 색상, 냄새를 활용한 감각 탐색은 아이를 현재에 머무르게 하는 접지 연습이 됩니다. 향초, 향, 에센셜 오일로 가득한 대처 상자는 감정 조절과 자기조절 기술을 발달시키는 소중한 도구가 되어주죠. 아로마테라피를 출발점 삼아 이끄는 대화는 아이가 자신의 감정을 성찰하고 감정에 대한 깊은 이해를 쌓도록 격려합니다.

그러나 마음챙김 양육은 개별적 순간을 넘어, 가족이 마음챙김과 유대감의 문화를 만드는 일이기도 합니다. 일상에 향기로운 마음챙김 의식을 도입하는 건 가족 간 유대를 강화하고 안녕을 증진하죠. 라벤더, 캐모마일 향이 감도는 잠들기 전 부드러운 스트레칭과 깊은 호흡 루틴은 아이가 편안한 잠자리를 준비하는 데 도움이 됩니다. 베르가못, 일랑일랑 같은 안정 향이 더해진 가족 명상 시간은 내적 평화와 연결의 공유 경험을 만들어내고요.

부드러운 물건과 다양한 질감을 활용한 마음챙김 터치와 감각 탐색은 함께 있음과 안정감을 북돋습니다. 가족 구성원 각자가 감사한 것을 나누는 고마움과 반추 의식은 감사와 긍정의 정서를 키워내죠. 자연 속에서 시간을 보내며 산책, 소풍을 하거나 그저 주변의 아름다움을 관찰하는 건 세상 및 서로와의 연결감을 높여줍니다.

양육의 기쁨과 도전을 헤쳐 나가며, 우리는 마음챙김과 아로마테라피의 힘을 기억해야 합니다. 사랑 가득한 존재감을 가꾸고, 아이의 정서지능을 키우며, 마음챙김 가족 의식을 만들어 감으로써 우리는 평생 지속될 안녕과 유대의 기반을 다질 수 있습니다. 그러니 깊은 숨을 들이쉬고, 평온한 향기가 감각을 가득 채우게 한 뒤, 마음챙김 양육의 아름다움을 껴안읍시다. 향기로운 순간, 하나하나를 온전히 느끼며 말이죠.

마음챙김 양육, 그것은 바로 우리 아이에게 건네는 사랑 가득한 향기로운 포옹입니다. 순간순간 온전히 함께하며, 정서적 안녕을 일구어 가는 아름다운 과정이죠. 우리 가족에게 내려앉은 평온함 속에서, 우리는 마음챙김의 향기로운 선물을 나누며 사랑의 유대를 끈끈하게 다져갑니다.

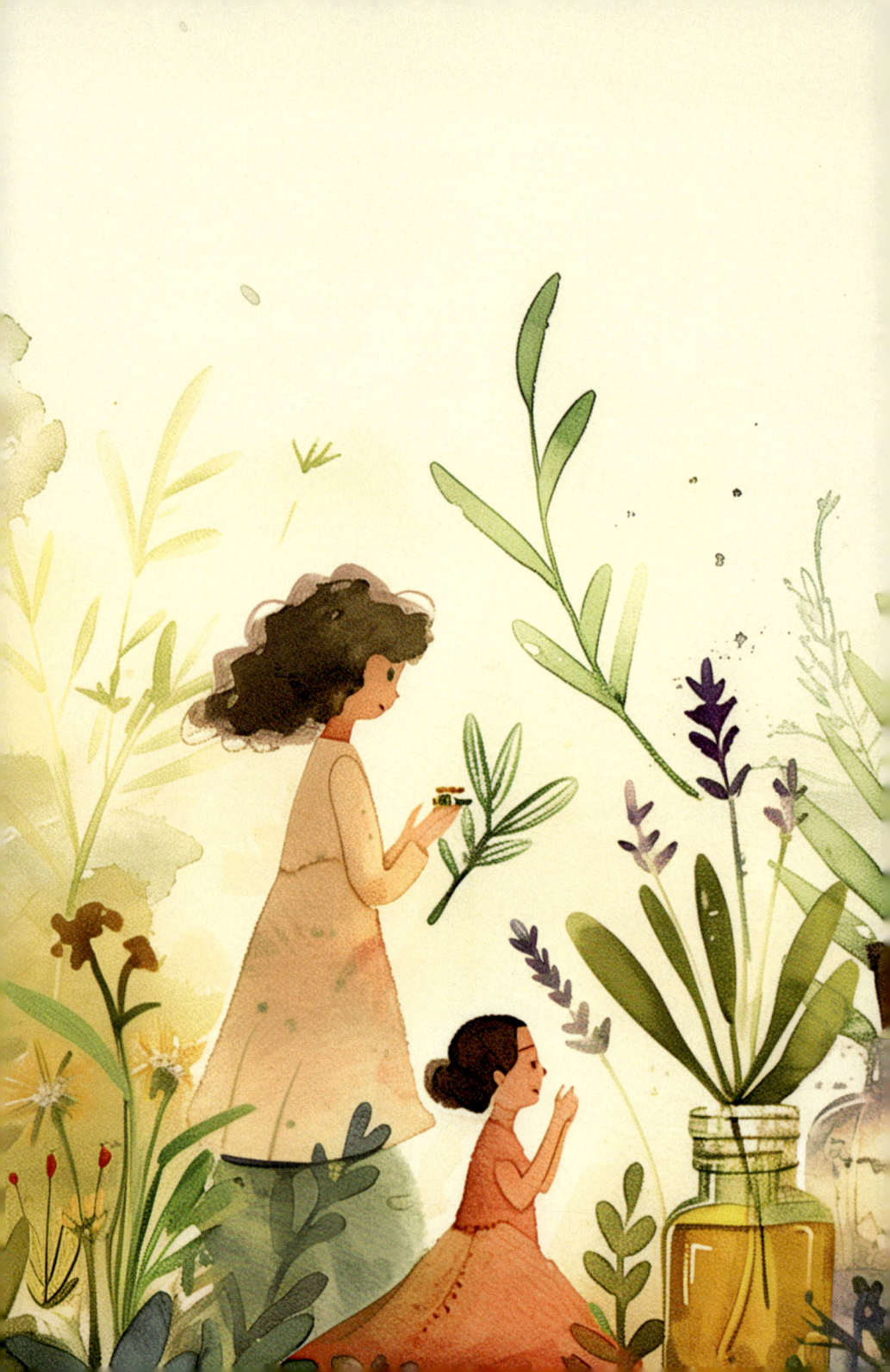

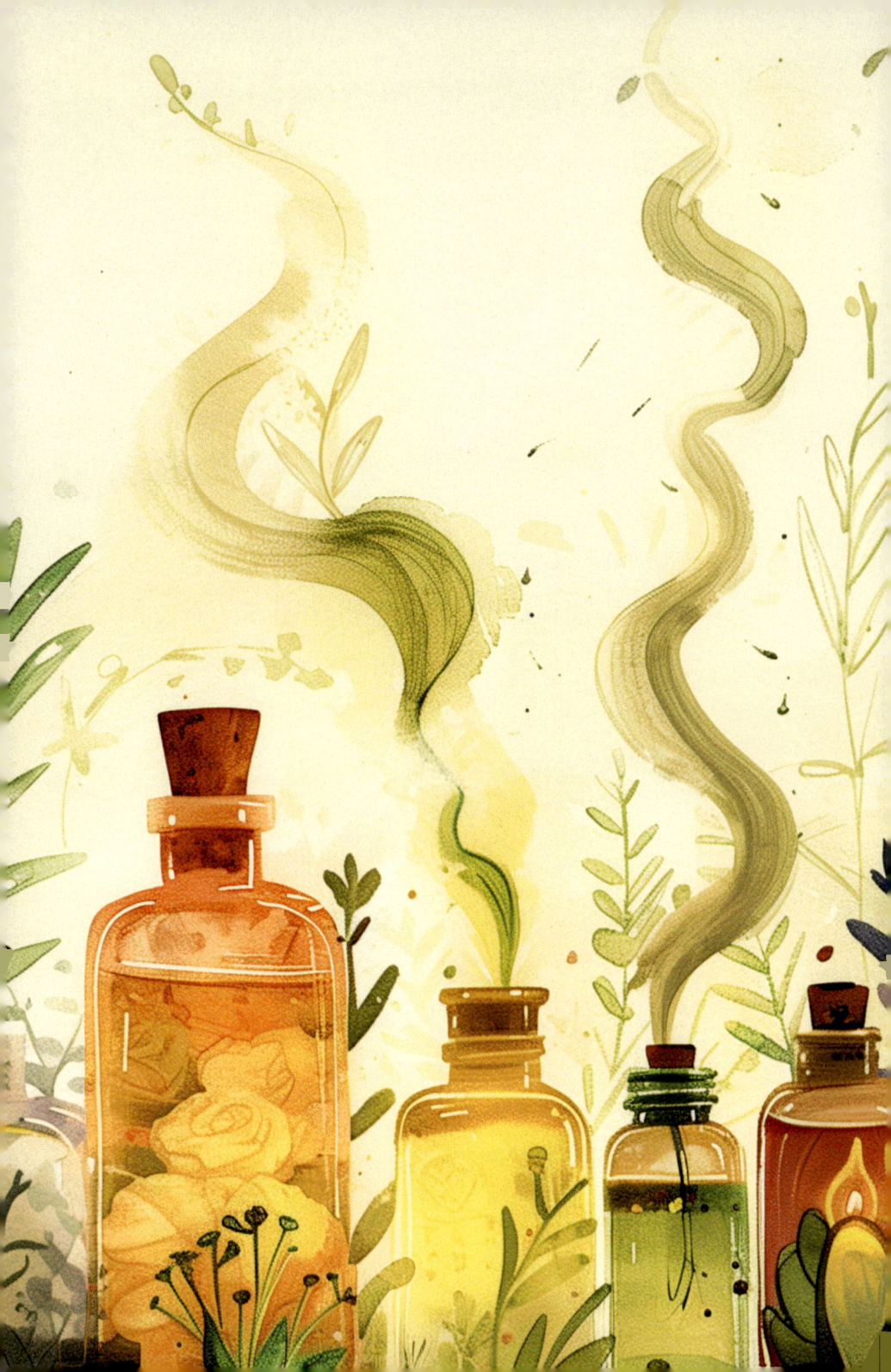

삶의 균형을 찾아가는 아로마 리더

아로마 리더가 된다는 것은 단순히 향기로운 삶을 사는 것 이상의 의미를 지닙니다. 향기는 우리 자신과 타인을 이해하는 강력한 도구이자, 삶의 균형을 찾아가는 나침반과 같습니다.

라벤더의 부드러운 속삭임, 페퍼민트의 상쾌한 기운, 시더우드의 땅을 내려다보는 포옹. 이것들은 단순한 냄새 그 이상입니다. 향기는 우리 내면 깊숙이 자리 잡은 감정과 기억을 끌어내는 매개체이죠. 각각의 향은 우리가 살아온 경험들로 직조된 독특한 이야기를 품고 있습니다. 이 향기로운 이야기를 탐구하다 보면 어느새 자아 발견의 길로 접어들게 됩니다. 후각 시스템은 뇌의 변연계 limbic system 와 직접 연결되어 감정의 핵심부로 통하는 관문 역할을 하기 때문이죠.

우리에게 공감대를 형성하는 향을 만났을 때, 위안, 기쁨, 활력 같은 연쇄 반응이 일어납니다. 이 감정적 교감이 자기 인식을 높이고 개인적 성장의 토대가 되는 것입니다. 하지만 향기의 힘은 자기 이해의 영역에 국한되지 않습니다. 향은 우리를 타인과 연결해주는 다리이기도 합니다.

스위트 오렌지, 라벤더, 로즈 오또로 사랑과 연민의 블렌드를 만들어 정서적 안녕을 도모할 수 있습니다. 이는 서로를 따뜻하게 이해하는 공간으로 초대하는 것과 같죠. 직장에서는 블랙 스프루스나 캐모마일 같은 안정과 진정의 오일로 스트레스와 불안을 줄이고, 의사소통과 협업을 원활히 할 수 있습니다.

일상에 향기 명상을 접목하는 것은 우리 존재의 모든 측면에 조화와 균형을 가져다주는 혁신적인 실천법입니다. 명상과 마음챙김에 에센셜 오일을 활용하면 감정에 대한 자각이 높아지고 현재에 더 깊이 연결될 수 있습니다. 향수를 바르는 행위 자체가 거룩한 의식이 됩니다. 삶의 혼란 속에서도 자신을 중심으로 모으고, 새로운 깨달음과 목적 의식을 가지고 세상과 마주할 수 있게 해주는 것이죠.

우리는 일, 관계, 개인적 행복이라는 복잡한 풍경을 헤쳐 나가야 합니다. 이때 향기 명상은 인도하는 빛이 되어 균형 잡힌 삶의 길로 안내합니다. 온전히 현재에 머물고, 연민의 자리에서 타인과 소통하며, 우리 주변의 소소한 기쁨에 감사하는 법을 가르쳐줍니다. 이 수련을 일상에 스며들게 하면 내적 평화와 회복력의 샘물을 발견하게 됩니다. 인생의 풍랑이 닥쳐와도 우아함과 평정

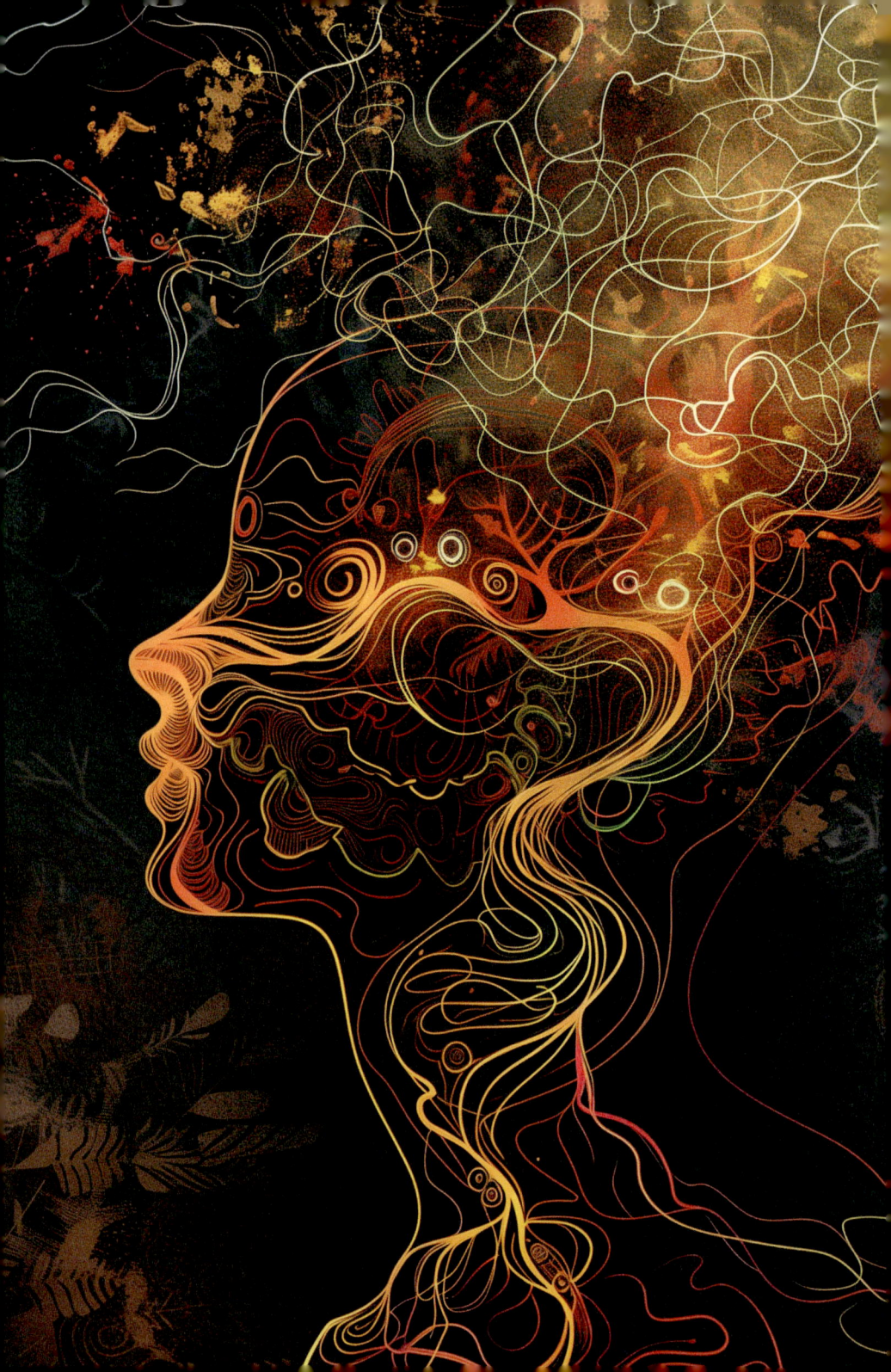

심으로 헤쳐 나갈 수 있는 힘을 얻는 것이죠.

아로마 리더로서의 여정은 끊임없는 성장과 자기 발견의 연속입니다. 우리 존재의 깊이를 탐구하고, 타인과 깊은 수준에서 교감하며, 삶에 의미와 목적이 가득한 인생을 만들어가는 과정인 것입니다. 호흡마다, 향기를 깨어있게 적용할 때마다 우리는 잠재력을 꽃피우고 진정한 리더십의 본질에 다가서게 됩니다.

이제 함께 이 향기로운 모험을 떠나봅시다. 모든 향이 변화, 치유, 영감을 주는 힘을 지니고 있음을 알기에 두려움은 없습니다. 깊이 호흡하고 알아차림 속에 살아가며, 연민으로 이끄는 리더가 되어봅시다. 우리 자신과 타인을 이해하는 열쇠가 향기라는 미묘하지만 심오한 언어 안에 있음을 늘 기억하면서 말이죠.

내 마음에 아로마 보물지도 그리기

라벤더의 부드러운 속삭임, 레몬의 상쾌한 향, 캐모마일의 편안한 손길이 공중에서 춤을 춥니다. 우리는 잠시 멈춰 서서 깊게 숨을 들이쉬고, 현재의 순간에 온전히 빠져듭니다. 이 향기로운 여행을 시작하면서 우리는 작은 기쁨과 깊은 통찰력이라는 보물 상자를 발견하게 되고, 마음챙김과 조화, 그리고 개인적인 성장으로 가득 찬 삶으로 이끌립니다.

향기와 마음챙김의 절묘한 융합인 아로마 마음챙김은 우리에게 속도를 늦추고 일상의 바쁨 속에서 종종 간과되는 단순한 즐거움을 음미할 것을 권합니다. 우리를 둘러싼 향기에 의식적으로 참여함으로써 우리는 감정적 연결과 기억이라는 샘에 다가가 편안함, 기쁨, 그리고 향수를 불러일으킵니다. 이러한 작은 기쁨의 힘은 과소평가될 수 없습니다. 그것들은 우리를 더욱 긍정적이고 회복력 있는 마음가짐으로 이끄는 빛나는 등대 역할을 하기 때문입니다.

아로마 마음챙김의 실천을 더 깊이 탐구할수록 향기와 마음챙김의 시너지 효과가 단순한 감각적 즐거움을 넘어선다는 것을 발견하게 됩니다. 신중하게 선택한 에센셜 오일을 들이마시는 것은 내면으로 향하는 초대장이 되어, 호기심과 연민으로 우리의 마음과 가슴의 풍경을 탐험하게 합니다. 라벤더는 그 진정시키는 포옹으로 지친 신경을 달래고 쉴 새 없이 달리는 생각을 잠재웁니다. 반면에 시트러스의 밝고 고양시키는 노트는 우리에게 기다리고 있는 활기찬 가능성을 상기시키며 에너지를 불어넣고 영감을 줍니다.

우리의 명상과 마음챙김 수행에서 향기를 의도적으로 사용함으로써, 우리는 더 높은 수준의 자각과 집중력을 기를 수 있습니다. 이는 우리의 감정의 흐름을 더 큰 수월함과 명료함으로 탐색할 수 있게 해줍니다. 일상의 의식과 습관에 향기를 접목시킴에 따라 우리는 매 순간에 의도와 존재감을 불어넣어, 자신과 주변 세계와의 더 깊은 연결을 육성합니다.

아로마 마음챙김의 실천은 우리에게 선택의 폭넓은 영향을 고려할 것을 권유하며, 윤리적으로 조달되고 지속 가능한 에센셜 오일을 찾도록 격려합니다. 우리의 향기 여행을 가치관과 일치시킴으로써 우리는 책임감과 상호 연결성을 함양하고, 개인의 웰빙이 지구와 그 안에 사는 모든 존재의 안녕과 밀접하게 연관되어 있음을 인식하게 됩니다.

향기로운 미래를 그려보면서 우리는 지속적인 행복과 웰빙을 향한 개인적인 보물 지도를 만들기 시작합니다. 매 순간 마음챙김으로 숨을 들이쉬고 내쉬면서 우리는 우리의 의도를 확인하고, 우리의 영혼을 고양시키고 영감을 주며 위로하는 향기로 둘러싸인 이상적인 자아를 시각화합니다. 우리는 감각적인 기쁨으로 보물지도를 장식합니다. 좋아하는 에센셜 오일 한 병, 부드럽고 향기로운 직물 등은 앞으로 펼쳐질 향기로운 여행을 상기시키는 만질 수 있는 기념물이 됩니다.

그 과정에서 우리는 작은 승리, 존재와 기쁨의 각 순간을 축하합니다. 이러한 긍정의 작은 순간들이 우리의 삶을 변화시킬 수 있는 힘을 지니고 있음을 알기에 말이죠. 아로마 마음챙김을 우리의 안내자로 삼아, 우리는 우리의 나날을 은혜롭게 하는 단순한 즐거움과 행복의 순간에 대한 깊은 감사를 키워갑니다. 그리고 진정한 보물은 먼 곳의 잡기 힘든 미래에 있는 것이 아니라, 바로 지금 여기, 우리가 마음챙김의 호흡으로 경험할 수 있는 곳에 있음을 발견하게 됩니다.

향기로운 보물 지도를 펼치며 우리는 작은 행복의 소중함을 깨닫게 됩니다. 아로마 마음챙김의 연습을 통해 우리는 한순간 한순간을 음미하는 법을 배웁니다. 그 과정에서 우리는 향기와 마음챙김이 완벽한 조화를 이룰 때 얻게 되는 깊은 통찰과 성찰의 기회 또한 선물로 받습니다.

이 향기로운 삶의 항해에는 정해진 목적지가 없습니다. 그보다는 매 순간 마주하는 작은 기쁨과 소중한 배움의 연속입니다. 우리 각자가 자신만의 보물 지도를 그려나가면서 꿈꾸는 향기로운 미래를 향해 항해하는 거죠.

여러분도 이 아름다운 항해에 함께 하시길 초대합니다. 향을 통해 발견하는 작은 행복과 소중한 깨달음이 가득한 여러분만의 향기로운 보물 지도를 그려보시는 건 어떨까요? 향기와 마음챙김이 선사하는 경이로운 순간들이 여러분의 일상을 아름답게 수놓을 거예요. 바로 지금, 이 순간부터 시작해 보세요.

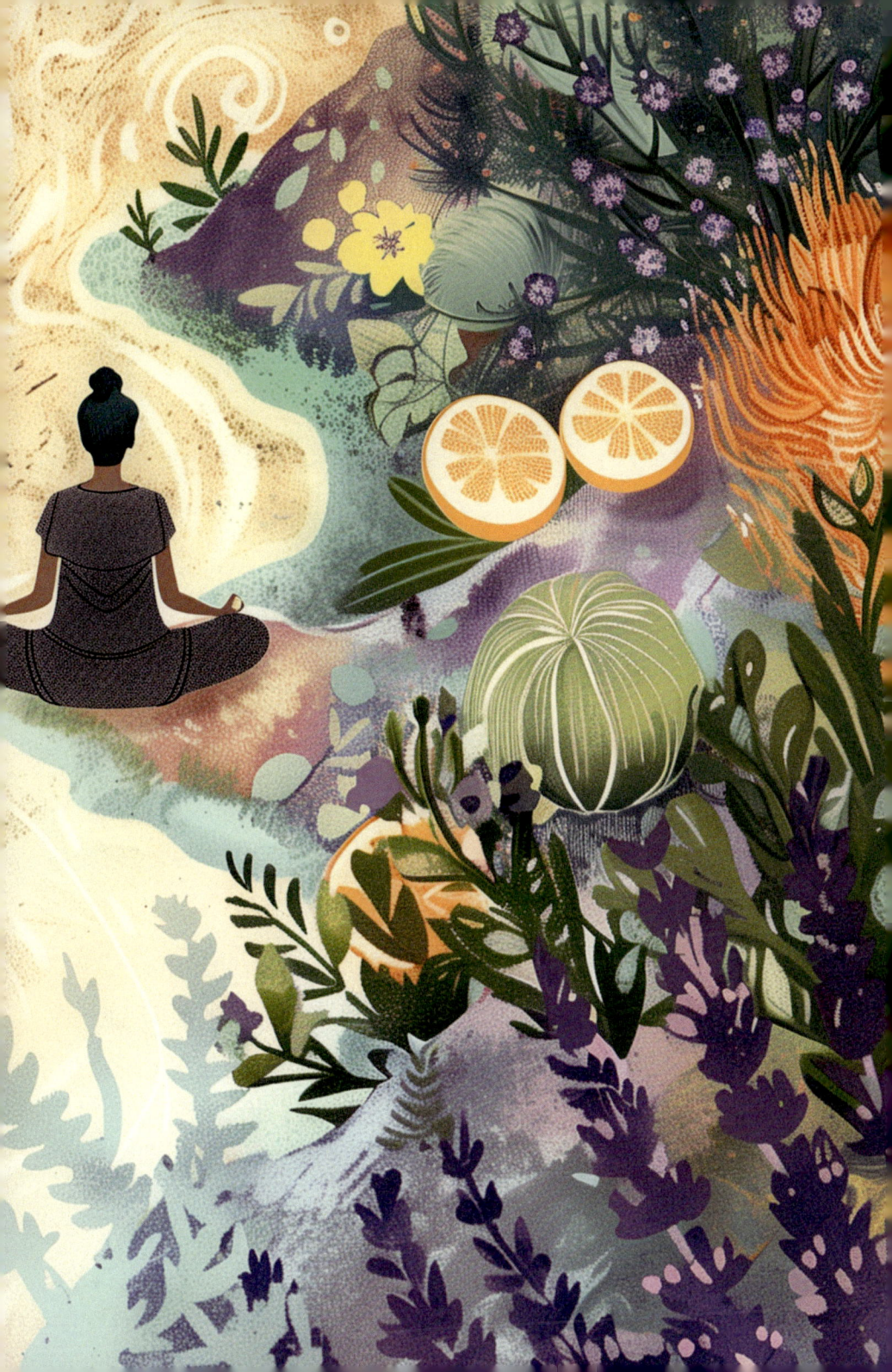

마치며

아무리 사소한 순간이라도 결코 우연이 아니에요. 바로 그 찰나의 향기 속에서 우리는 소중한 무언가를 만나게 됩니다. 아로마의 은은한 속삭임에 귀 기울이고 마음을 열어보세요. 당신의 숨결과 어우러진 에센셜 오일은 어느새 마음챙김의 촉매제가 되어 내면의 변화를 이끌어낼 거예요. 페이지를 넘기는 손길에 녹아든 향은 어쩌면 당신이 잊고 있던 감정의 편린일지도 모릅니다. 라벤더가 전하는 기억의 파편들, 로즈마리의 상쾌한 각성, 그리고 프랑킨센스의 신비로운 깨달음까지. 향기로 빚은 추억과 깨우침의 향연이 펼쳐질 거예요.

오롯이 나에게 향하는 이 시간은 결코 사치가 아닙니다. 잠시 멈추어 서서 내 안의 평화를 만끽하는 것, 그것이 바로 아로마 마음챙김이 선사하는 선물이에요. 숨 쉬는 것처럼 자연스럽게, 또 습관처럼 꾸준히 이어가 보세요. 아로마 명상은 우리에게 삶의 초점을 유지할 수 있는 나침반이 되어줄 테니까요. 향기로 빚은 평온함이 우리의 존재를 감싸 안을 때, 우리는 비로소 일상의 소음을 걷어내고 내면의 목소리에 귀 기울일 수 있게 됩니다. 바쁘게 흘러가는 하루 속에서도 자신과 연결되는 그 짧은 찰나가 마음의 오아시스가 되어 주겠죠.

이 책과 함께하는 여정 내내 아로마는 우리의 앎의 지평을 넓혀주는 스승이자, 치유의 손길을 내미는 따뜻한 동반자가 될 거예요. 에센셜 오일 한 방울이 튀어 오르는 순간, 우리 삶에 스며드는 행복도 곧 싹틀 거라 믿어 의심치 않습니다. 이제 아로마 마음챙김으로 이어지는 향기로운 길목에 들어서 볼까요? 숨결처럼 가볍게, 습관처럼 자연스럽게 이어갈 이 여정의 끝에서 우리 모두 더 나은 자신과 만날 수 있기를. 당신의 아로마 마음챙김 스토리가 향기로운 별빛으로 반짝이기를 기원합니다.

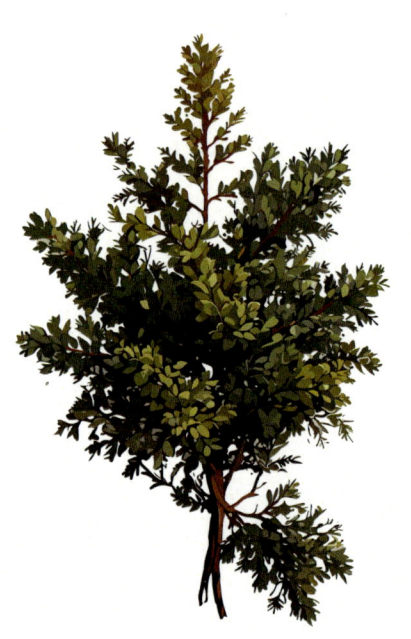